U0244529

中华名医传世经典名著大系

金子久传世名著

〔清〕金子久　著

黄琬婷　点校

天津出版传媒集团

天津科学技术出版社

图书在版编目（CIP）数据

金子久传世名著 /（清）金子久著；黄琬婷点校
. -- 天津：天津科学技术出版社，2023.4
（中华名医传世经典名著大系）

ISBN 978-7-5742-1064-6

Ⅰ.①金… Ⅱ.①金… ②黄… Ⅲ.①中医典籍—中
国—清代 Ⅳ.①R2-52

中国国家版本馆CIP数据核字(2023)第058710号

金子久传世名著

JINZIJIU CHUANSHI MINGZHU

策划编辑：曹　阳

责任编辑：梁　旭

责任印制：兰　毅

出　　版：天津出版传媒集团
　　　　　天津科学技术出版社

地　　址：天津市西康路 35 号

邮　　编：300051

电　　话：（022）23332392（发行科）23332377（编辑部）

网　　址：www.tjkjcbs.com.cn

发　　行：新华书店经销

印　　刷：河北环京美印刷有限公司

开本 710×1000　1/16　印张 22.5　字数 271 000

2023 年 4 月第 1 版第 1 次印刷

定　　价：159.00 元

中华名医传世经典名著大系专家组

读名家经典
悟中医之道

扫描本书二维码，获取以下**正版专属资源**

本书音频 畅享听书乐趣，让阅读更高效

走近名医 学习名家医案，提升中医思维

方剂歌诀 牢记常用歌诀，领悟方剂智慧

● **读书记录册**
记录学习心得与体会

● **读者交流群**
与书友探讨中医话题

● **中医参考书**
一步步精进中医技能

扫码添加智能阅读向导
帮你找到学习中医的好方法！

操作步骤指南

① 微信扫描上方二维码，选取所需资源。

② 如需重复使用，可再次扫码或将其添加到微信"📑收藏"。

总目录

金子久医案

序

吾师金子久先生，德清大麻人也，自南宋以来，世以医传，至吾师而道乃大行，名震南北。曾应燕京袁世凯、厦门童保暄、皖督倪嗣冲、浙督朱介人、杨善德之聘。沪、杭、嘉、湖，缙绅之患疾，驰书敦请者，累积盈尺，几无以应命。良由吾师辨症精确，处方得当，如洞见脏腑，故能着手成春。其赏盛名，非无自也，从此积劳过甚，遽归道山。后之学子，欲登门墙而沐春风，恨为时之已晚者，实繁有徒（益华）常侍绛帐，随诊浙沪，集经验诸方，手录而珍藏之，视为活人秘宝。今春沈君少衡偶过余，见案头置有吾师方案，请以付梓，以慰世之慕吾师名而未获亲炙者，并以惠医林，亦盛德之举也。爰从其请，分类编纂，并录其特点，以为读者告焉。

乙丑孟冬上旬益华姚濬序于禹航居易堂医室

八大特点

（一）分门别类，研求检查均甚便利。其特点一。

（二）重要险症自初起以迄治愈，其间病之变化药之加减，靡不详备。其特点二。

（三）吾国医书汗牛充栋，聚讼纷纭，莫衷一是，学者苦之，读此则各症治法自有所适从。其特点三。

（四）综观各症治法，可知药有特性专长，胜读本草。其特点四。

（五）察症辨脉，能决生死，读者悟此，可以见微知著。其特点五。

（六）案语多发前人所未发，读者得此无异亲炙远胜读书十年。其特点六。

（七）全系经验之方，读者熟此即能致用。其特点七。

（八）案记病者年龄，立方月日，读者对于老幼时令，用药自有准绳。其特点八。

目　录

金子久医案卷一

温 病

【张左（正月）】

向有哮病，素体阴亏，去冬两足发现风块。现在忽患寒热如战，旋即太阳动痛，经掣一月。烦疼转侧不安，卧欠宁贴，脘有气闷，口觉干燥，味觉苦气。前半舌绛，后半舌糙。左脉浮小，右脉弦数。外风引动内风，伏气乘机窃发，津液为火所烁。治法甘凉潜育。

西洋参 知母 滁菊 桑叶 连翘 山栀 石决明 钩钩 忍冬藤 丝瓜络 丹皮 茯神

【赵左（三月）】

喜嗜酒醴，肝胆必有伏火，恣嗜肥浓，脾胃必多湿痰。近来风湿杂受，益以饮食停滞，争表不为汗解，争里不为下夺，邪郁化火，湿郁化痰，旬余日来，变态迭出，前此神识昏糊，现在神识清爽，咽喉呼吸有痰，腹笥肠鸣响有声，面红状如戴阳，目赤犹如火焰，上焦汗出，齐颈而止，下焦腹胀，按摩而舒，舌质中间绛燥，口渴欲须汤饮。左脉数而无神，右脉数而无力，六部统按，皆有滑势。气津阴液，皆为戕耗，风阳痰火，自见剧烈，最关系者，力有不逮，内涸外脱，预宜防微，养正则碍邪，清邪则碍正，调治为难，已见一班。仿用喻氏清燥救肺，使正气不为清而致虚，而邪气不为补树帜。

西洋参 辰麦冬 石膏 蒌仁 淡草 茯神 枇杷叶 桑

叶 滁菊 橘红盐水炙 川贝 姜竹沥

【又】

风寒已从火化，陈腐亦从痰化，面红如醉，目赤如火，舌根白腻，舌中绛燥，左脉重按数而无神，右脉重取滑而有力。上焦气津已被邪耗，肺胃痰火膠固，肝胆风阳互煽，身体有时蒸蒸发热，肢末有时洒洒觉冷，昨夜汗泄不多，今朝仍未更衣，阳不外泄，阴已内夺，古稀外年，涸脱宜防。治法仍宜清燥救肺，参入咸寒滋液柔肝。

冰糖煅石膏 淡草 西洋参 滁菊 桑叶 枇杷叶 盐水炙橘红 川贝 鲜生地 麦冬 元参 竹沥

【又】

火为无形之邪，痰为有形之物，火愈炎愈上，痰益聚益多，上焦肺居为火所刑，下焦肠部为痰所阻，面红目赤虽减，舌燥苔绛如昨，左脉弦数，右脉软大，统按仍见流滑情状，咽喉呼吸无漉漉之痰声，腹筒转侧有汩汩之鸣响，身体有时罩热，肢末有时清冷。论脉正气已受戕伤，察舌正气亦见消耗。就其脉滑而论，其中浊痰尚伙，七十余之年齿，两星期之病扰，虚实舛乱，正邪混淆，治法颇难着手，用药亦多窒碍，温邪以津液为材料。故立方以津液为扼要，涤痰潜阳，犹其余事。

大生地 鲜生地 麦冬 元参 西洋参 石膏 炙草 盐水炙橘红 桑叶 枇杷叶 滁菊 竹沥

【又】

昨宵大便下而甚伙，顷刻腹筒尚觉鸣响，其间留垢，未能一扫而尽，邪气一日不下夺，津液一日不来复，脉象虽见滑大，重按颇形敛聚，津液固然告乏，根本尚可支持，面红渐退，目赤亦减，肝胆之风阳日渐退舍，舌边糙白，舌中干绛，肺胃之气火仍形炽盛，有年脏真已亏，亏则尤易生火，火能消铄，津液愈难恢复，火能食气，肢力愈觉疲倦，热病注重津液。仍用甘凉咸寒，使津液复得一分，则病邪退得一分。

鲜生地　麦冬　元参　佛兰参　阿胶　秋石　炙草　川贝　枇杷叶　芦根

【又】

两进气营之法，今夜再进一筹。

前方去秋石　元参　川贝　枇杷叶　加丹皮　连翘　银花　犀角汁

【又】

左脉来盛去衰，右脉如滑若代，舌质底见垢腻，舌中仍见干绛，咽喉起腐，面目仍赤，大便仍未更衣，小溲不甚短赤，口中自觉干燥，声音颇觉清灵，外因风湿之余波，氤氲于肺胃，内因风阳之炽盛，原出于肝胆，年齿已高，病日已多，气伤津竭，阴伤液枯。故立方以存津液为第一，仿仲景复脉汤为宗旨，厥阴之阳内燃，参入桑菊丹皮，阳明伏火内炽，加入扼翘犀角。

西洋参　阿胶　鲜生地　麦冬　元参　粉丹皮　桑叶　滁菊　山栀　连翘　犀角　竹沥金汁

【又】

脉象早暮有更，舌质旦夕不变，昨夜诊得脉象左部洪大，右部滑大，顷刻诊得脉形左部柔软，右部亦和滑，大势依然如昨，滑者为痰，大者为火，舌质根边垢腻，舌中仍形干绛，大便二日不更衣，身热蒸蒸如日上，痰火胶固难删，津液悉耗所恃，风阳未动，神识尚清。治法保救津液，清肃痰火。

大鲜生地　麦冬　元参　风化硝　金汁　竹沥　连翘　佛兰参　阿胶　犀角汁　滁菊　丹皮　桔梗　山栀

【又】

脉象仍见滑大，至数亦见带代，滑大总是痰火有余，代止显是气阴不足，舌质虽见厚腻，中间略形润泽，津液恒少来复之象，浮阳仍有升腾之势，面颧尚红，目窍又赤，大便已有三日不解，腑气因之窒塞不宣，寐醒之后，辗转反侧，肢体并不动跃，神识又见清爽，肝风蒙蔽，或可无虞，正虚邪盛，是为吃紧。治法仍用救津涤邪，目前最为第一要图。

鲜生地　麦冬　元参　蒌仁　知母　丹皮　桔梗　西洋参　阿胶　金汁　犀角汁　竹沥　橘红络　滁菊

【又】

左脉仍见数大，右脉亦见滑大，数为真阴不足，滑为痰火有余，惟火独盛右关，显然在于阳明，燎原之势，蒸蒸于外，颈项累累如痞，胶固之痰，氤氲于内，则神识时常，昏昏欲寐，寐则手指并不动跃，醒则身体殊多展侧，大便四日未见更衣，舌质满苔仍见如昨，有限之津液益病益虚，无穷之痰火愈聚愈多，正值虚而挟实，何所恃而无恐。用救肺汤清上燥而保气津，参复脉法滋下燥而存阴液；入栝蒌竹沥，涤胃中有质之浊痰；加桑叶菊花，泄肝中无形之风热。照前方加熟石膏、桑叶、芦根、霍石斛，去麦冬、元参、阿胶、桔梗、橘红络。

【又】

湿邪自里而发，津液由此劫夺，二日来愈形竭蹶，三日间邪已外腾，身半以上，汗泄溱溱，胸次之际，发现痞点，舌质腻白，转见灰黑，湿浊之痰，已从燥化，大便五日仍未更衣，左脉数而柔软，右脉大而刚燥，有年正不胜邪，尚未越出险域。治法仍宜保存津液，是为目前扼要一图。

鲜生地　麦冬　元参　丹皮　金汁　犀角汁　西洋参　阿

胶　煅石膏　知母　桑叶　蒌仁

【又】

汗泄蒸蒸于毛孔，白痦瘰瘰于颈项，湿邪虽得外泄，津液仍形内耗，以故舌质尚见燥绛，脉无刚躁之势，转为柔和之象，胃纳仅进米汤，津液愈难来复，大便不见更衣，腑气又难通畅，病局情形虽定，危险之境未出。治法仍宜注重保存气津阴液。

鲜大生地　麦冬　元参　犀角汁　金汁　竹沥　西洋参　阿胶　栝蒌仁　火麻仁　石膏　芦根　银花　丹皮　桑叶　霍山石斛煎汤代水

【又】

年逾七十，病越两旬，不独真阴受损，抑亦真气被耗，投胶地入阴而保液，参麦入气以存津，两日以来，似见转机，热势渐见退舍，津液亦见来复，脉象刚躁亦减，舌质刚燥未泽，大便六日不更，腑气通降失司，余波热痰，由此留恋。治法仍从原意增损。

西洋参　鲜大生地（各半）　阿胶　犀角　煅石膏　人中黄　栝蒌仁　丹皮　银花　桔梗　竹沥　桑叶

【又（四月）】

邪气将退，正气愈虚，精神疲倦嗜卧，固是意中之事，津液渐有来复，浊痰仍未廓清，大便不下，已有八日，下流既窒，上流必塞，肺气稍有膹郁，呼吸略觉痰声，舌质或干或润，苔色乍灰乍黑，黄厚形状，始终未灭，左脉忽大忽小，右脉倏滑倏数，柔软景象，早暮不更，胶腻暂停，庶免浊痰树帜，参麦濡养，藉此保救津液。

西洋参　麦冬　秋石　蒌仁　风化硝　丹皮　建兰叶　犀黄　橘红　川贝　茯神　芽谷

【又】

有时面红，状似渥丹，有时痰涌，声如拽锯，病象见此，大为可危，舌质或干或润，苔色忽灰忽白，厚腻始终未减，脉时躁时大，至数乍代乍续，滑动朝夕无更，正气津液，日形消铄，木火浊痰，日形升炽，风阳虽不动跃，神识昏沉欲睡，设或浮阳外泄，便有窍络内闭。治正则邪愈锢，治邪则正愈虚，惟宜注重清肃肺气，气清则火降，火降则痰消。

羚羊角　犀角　鲜生地　秋石　橘红　杏仁　风化硝　胆星　海石　竹沥　丹皮　枇杷叶露

【又】

湿痰转化燥痰，少火胥变壮火，痰贮于肺，火乘于胃，肺主气化，胃藏津液，气结则津枯，津枯则痰滞，呼吸喉间有声，面目颧颊皆赤，舌质厚腻减少，灰黑极形，脉象左不冲和，右欠敛聚，大便不下，已有旬余，下焦腑气，必有窒塞，浊阴不降，清气何升，津液与痰火相搏，正气与邪火相结，为日已多，势不两立，火炎如此，非壮水不能制其火，非涤邪不能安其正。

鲜生地　麦冬　元参　西洋参　阿胶　炙草　风化硝　竹沥　礞石　蒌仁　秋石　建兰叶　霍石斛煎汤代水

【徐左（孟冬）】

身热头痛，发现六日，目胞已现疙瘩，左胁又觉作痛，昨日热势颇剧，语言殊有错误，昨夜汗泄亦多，热势似稍开凉，大便先燥后溏，口渴先甜后淡，左脉浮数，右脉滑大，舌根干黄，舌尖绛燥，风袭于表，湿伤于里。风为阳邪，已从火化，湿为阴邪，亦从热化，中焦尤有积酒积食，逐渐从气化浊，痰阻络道，浊蒙清窍，辛凉以泄表中之风，苦寒以清里中之湿，通络道以涤有形之痰，通腑气荡其有形之滞。

羚羊　前胡　白杏　豆豉　山栀　川连　连翘　银花　丝瓜

络　白芥　莱菔　栝蒌皮

【又】

身热不为汗衰，伏邪也。胸前已现红点，风疹也。邪从外解，身酸头痛已平，痰不内消，络痛腹鸣仍作，酒热伤上，肺气清肃失司，湿郁阻中，胃气流通不豁，前番热盛神昏，昨夕卧难入寐，脉左关弦数，右关滑数，舌中间干燥，尖见绛刺，热邪由气入营，鼻红是其证也。治法清气分，藉利气，化泄营热，以安营络。

羚羊　鲜石斛　生地　丹皮　连翘　山栀　芦根　银花　茯神　白杏　橘红络　丝瓜络

【又】

发热七八日，有汗不为衰，肺热不降，则血上腾，溢入清道，而为鼻红，胃热不降，则气上逆，阻遏肠间，而为脘满，肝胆之阳为热燌旋，肢体时为蠕动，肝胆之络，为痰阻塞，胁肋时或掣疼，蒸腾之热，滋蔓难除，始在气，继传营，舌为绛刺，口为不渴，左脉弦数，右脉滑数，汗多最易耗液，痉厥善于发生。治法清气清营，藉以利腑利络。

羚羊角　鲜石斛　细生地　丹皮　连翘　银花　郁金　栝蒌皮　丝瓜络　橘红络　白杏　茯神

【仲左（二月）】

冬伤于寒，春必病温，由外感引动，故首先形寒，经有一旬，表邪退去而热炽，阴液被耗，则肺胃失其滋润，舌中光剥，唇内起糜，左脉弦细，右脉滑大，嗜酒之体，肝胆多热，挟痰控扰清窍，致令语言错乱，傍晚面颧红赤，显然阳失阴恋，设见阳动化风，便是束手无策。

鲜生地　霍石斛　芦根　天花粉　银花　炙草　元参　丹皮　川贝　茯神　芽谷　生竹（茹）沥

【又（二月）】

脉滑有力，舌光无苔，津液有所不足，痰火淹留未化，补津液之虚耗，涤痰火之实邪。

西洋参　麦冬　橘红　元参　茯神　霍石斛　池菊　桑叶　丹皮　竹茹　梨皮　银花

【陈左（二月）】

六岁童体，阴分薄弱，风温两旬，津液劫耗，肝木动而化风，旋扰经络。发现手足抽掣，酿成痉厥，目返神迷，唇焦齿燥，大便不通，小溲频数，脉象细促，危险万分。

香犀尖　鲜生地　丹皮　池菊　桑叶　山栀　羚羊角　石决明　钩钩　天麻　连翘心　滚痰丸

【李左（正月）】

木火体质，湿痰用事，头痛时有时无，颊痛时作时辍，稍稍咳呛，微微口腻，脘气自觉欠适，纳食因之减少，左脉弦细，右脉滑大，弦细主阴虚木旺，滑大主阳盛痰多，表中兼挟外风，气机盘踞内湿，先治表之风，参清里之湿。

池菊　钩钩　谷芽　橘络　茯苓　天麻　桑叶　仙夏　白杏　白蒺藜　冬瓜子　竹茹

【徐左】

热势虽减，减不足言，营分已被热灼，鼻红又见一次，昨日大便下而甚伙，今日复见小溲不行，舌质前半已有剥痕，舌质后半并不多苔，左脉弦数尚盛，右脉滑大尤剧，风温为燥血之邪，燥从气化，热归胃经，肺胃为风温必犯之地，燥热为销铄之气，燥则伤津，热则伤液，故凉润为燥热一定之治法，肝家为酒醴炽动，泄风潜阳，亦当注重，四五日内不兴风波，或可转安，不生枝节。

鲜生地　鲜石斛　池菊　桑叶　银花　连翘　丹皮　茅根　通

草　杏仁　茯神　橘红络

【又】

余热不获潜消，营卫尚有错乱，昨日稍有形寒，旋即复为身热，体无酸楚，头有掣痛，小溲周度，仅有一行，大便两日，未见复下，汗出在先，早伤阳明之津，鼻衄在后，已伤太阴之液，胃不能食，夜能安寐，前半舌质已光，后半舌质未净。左脉小弦而数，右脉滑弦而数，肺胃未尽之余热，肝胆有余之风热，互相蒸腾，窒碍营卫，二母散涤肺中氤氲之痰浊，一甲煎潜肝中掀旋之风阳，加生地、丹皮以清营，补杏仁、蒌皮以泄气。

知母　贝母　鳖甲　生地　丹皮　茅根　杏仁　蒌皮　鲜石斛　银花　连翘壳　桑叶

【又】

前经有汗，热不为衰，现在无汗，热必难解，俾汗出溱溱于肌腠。或可热势渐凉，素喜睡而脾多湿，素好酒而肺多热，肝胆风阳，又为炽动，或有鼻衄，或有头晕，每餐可进糜粥，每夜尚能安寐，病机较前可占胜筹，病前之积滞已从下夺，病后之积滞未免羁留，凡热病中下不嫌迟，不过垢滞未去，余邪乘机逗留。是以润肠通腑，亦为目前至要，其余仍照前法，略形加减数味，脉大转小，舌燥转润，是合邪退正伤之证。

西洋参　鲜生地　鲜石斛　芦根　竹茹　桑叶　鳖甲　连翘　银花　丹皮　蒌仁　杏仁　菊花

【又】

先有汗出沾衣，邪伤于表，继有血溢鼻窍，热伤于营，两日来大热速减，四日间潮热仍作，其间尚有形寒，状似痒疟之象，起于晡后，热甚于暮身，体为之多动，口舌为之多燥，脘腹久适，腹笥鸣响，寤寐多谵，神识清爽，舌质愈薄，脉象益虚，三焦决渎失司，小溲甚短，六腑输泻失职，大肠尚闭，清营中之伏热，即潜肝胆之阳，泄气分之郁火，藉以涵肺中之津。

西洋参　鲜石斛　鲜生地　丹皮　茅根　鲜竹叶　银花　连翘壳　青蒿　知母　蒌皮　鳖甲

【又】

大肠尚未通利，小肠又有留热，大便犹闭，小溲仍少，鼻端自觉微冷，头角自觉微痛，寐安而多梦，脘痛而加餐，左脉细弦而数，右脉滑软而数，舌见滋白，口觉淡味，大热已去八九，余波未获清徹，气津阴液，不免戕伤，木火尚有炽动。大凡热病之后，须宜注重津液，津液日复，则余热日清，风不能熄，加用桑菊以潜之，腑不能通，参用栝蒌以润之。

桑叶　池菊　西洋参　鲜生地　鳖甲　丹皮　石决明　蒌仁　扁豆　芽谷　竹叶　通草

【又】

病有退无进，热有少无多，余邪未尽，垢滞尚留，胃气因之受困，腑阳由此窒滞，中脘不知饥饱，下脘仍有鸣响，大便未下，小溲尚赤，脉象小弦带数，统按微有滑势，偏头作痛，忽发忽止，鼻端畏冷，时有时无，上焦清阳尚有锢蒙，下焦风阳犹有炽动，潜阳以利空窍，泄邪以通气分。

西洋参　鲜生地　扁斛　石决明　池菊　桑叶　鳖甲　丹皮　枳壳　蒌仁　芽谷　橘红

【接方】

养胃中之津液，潜肝家之风阴，俟大便通后，以便接服数帖。

西洋参　麦冬　扁斛　糯稻根须　鳖甲　丹皮　池菊　桑叶　石决明　黑芝麻　橘红　茯神

【又】

三日前稍涉烦劳，就加冷热，营卫造偏，已可想见，日来颇有转机，又得大便，病邪退舍，一定无疑，惟二十多日之久，阳津阴液受伤，夙病之肝阳因之窃发，向患之头痛为之萌动，胃不加餐，瘰已加瘵，胃中之余邪未尽，胃中之壮火已潜，左脉浮小，小为病退，右脉软大，大为阳亢。治法调阴阳之偏胜，参用滋津液之源流。

北沙参　扁石斛　麦冬　糯稻根须　池菊　桑叶　生鳖甲　白芍　石决明　丹参　丹皮　茯神

【又】

病愈退，正愈虚，形容为之瘦怯，肌肤为之少华，阴益虚，阳益亢，左脉为之沉细，右脉为之数大，阳胜之头痛忽有忽无，阴虚之身热时轻时作，肺家素受酒伤，常有鼻红，胃家又多蕴热，时有口秽。先拟煎剂育阴潜阳。接服膏滋益气生血。

吉林须　鳖甲　牡蛎　首乌　池菊　广皮　麦冬　龟板　白芍　丹皮　桑叶　茯苓

【膏方】

育阴潜阳，固真培元，冬藏藉以调理，希冀日臻完善。

熟地　生地　麦冬　阿胶　丹参　白芍　杞子　首乌　池菊　桑叶　山茶花　女贞　丹皮　牡蛎　鳖甲　龟板

【丁左（十月）】

伏邪晚发，气道深远，固不能从少阳化疟，又不能出，无从宣泄，流连气分，则气分渐从火化，迫入营分。起病一两日，就见风阳动，现在八九朝，尤见津液耗，热始终未退，汗定动皆泄，有时昏糊欲睡，有时语言错误，前二日小溲频数，近一日大便窒阻，口大渴而引饮，舌大燥而垢腻，胃不思食，气有哕声，左脉弦涩而数，右脉数滑而大，阳明燥火已炽，厥阴风阳又动，有限之津液，日形竭蹶，无穷之热邪，日形猖獗，甘凉固为第一要务。辛凉泄气，尤为目前之急，惟下窍不通，恐上窍愈塞，稍加攻荡积滞，以冀源清流洁。

犀牛黄　羚羊角　鲜生地　元参　桑叶　池菊　丹皮　石决明　茯苓　橘红　风化硝　蒌皮

【又】

潮热一日轻一日重，病邪半在气，半在阴，经大汗则气从此外耗，为大热则阴由此内耗。所伏之邪伤气化火，所蓄之滞，积阴化燥，火炎于上，则肺气失其清肃；燥结于下，则肠腑失其灌溉，上流不行，下既不通，中焦胃腑，独受其实，津液升降，愈难敷布，嗳气不爽，更衣不通，舌质灰腻较退，舌边燥绛尤胜，左脉小弦而数，右脉虚大而滑，寐中尚有，肢掣风阳，未必潜降。拟用清泄气营，以冀保津存液。

羚羊　西洋参　鲜生地　鲜石斛　元参　安宫牛黄丸　知母　池菊　桑叶　丹皮　青蒿子　蒌仁　风化硝

【又】

昨夜又有潮热，今夜犹未退尽，舌边绛，舌中灰，扪之无泽，左脉小，右脉数，按之无神，正气已见不足，邪气仍形有余，上焦蒸腾之热灼伤其津，下脘蕴蓄之滞炽耗其液。上焦津干属气，下焦液燥属血。气分愤郁，嗳为不爽，血分耗夺，便为不通，肝家风阳为热煽动，胃家清阳为邪蒙扰，指有抽掣，语有错乱，凡热症以津液为材料。仿甘凉保津液为扼要，俾津复得一分，则邪热退得一分。

羚羊角　西洋参　鲜石斛　鲜生地　元参　麦冬　知母　丹皮　石决明　池菊　硝打蒌仁　蔗梨汁

【又】

十日不见，精神甚觉狼狈，两旬病热，津液益形竭蹶，沉沉欲寐，默默乱语，寐中纷纷梦扰，手指跃跃跳动，津液愈耗，风阳愈动。设或气上汗泄，便是束手无策，大便后闭已有七日，小溲频数，色见红赤，纳食似废，所进仅有糜汤，中乏砥柱，客气乘机上逆，或有呃升，或有嗳气，昨夜忽有气填胸中，呕而无物，吐而有痰，左部脉象小数弦劲，右部脉数搏指，舌边淡绛，舌中干灰。肺胃气燥，肝胃阴亏，最紧要者。中脘窒塞，未能汲汲于滋腻，又难急急乎温养，调治为难已见一班，舍保津存液外，别无方法可采。

西洋参　麦冬　熟地露　苁蓉　建兰叶　糯稻根须　旋覆　代赭　川贝　茯神　牡蛎

【又】

热势扰攘二旬，大便复闭七日，舌质中尖灰燥，四边淡红而泽，左脉弦细而劲，右脉弦滑而数，纳食仅进糜汤，津液从何资生？五脏之虚，穷必及肾，六腑之病，皆注于胃，小溲频数，是肾虚之现象；昏沉熟寐，是胃虚之状况。肝胆风阳仍有动跃，寐中手指尚见抽掣，肺胃气火仍形，蟠聚胸中，郁塞尤未通畅，四时百病皆以胃气为本，调治法程必养胃气为主，胃虚木气来侮，用旋覆代赭以转之，镇之肝胆木气不衡，用苁蓉熟地以填之润之。

糯稻根须　旋覆　代赭　熟地露　苁蓉　龙齿　牡蛎　西洋参　麦冬　川贝　白芍　首乌　茯神

【又】

左脉柔小，右脉弦大。小为阴虚，大为阳亢。中央舌质仍见灰燥，热胜则灰，燥胜则干，体质素亏，病起二旬，真元何堪如许消磨。大便未通七日，余热得以盘踞。昨晚稍有形寒，至夜稍有潮热，所恃尚无汗泄，阴阳或可维续，风阳煽动，发现已久，阴液炽耗，显露亦久，如再寒热，接踵难免，阴阳离脱，两夜不见，气上冲逆，旋覆代赭不妨删之，阳津阴液如许之燥，洋参麦冬理所必需。

西洋参　麦冬　元参　霍石斛　知母　川贝　熟地露　秋石　蒌仁　牡蛎　鳖甲　龟板　糯稻根须

【又】

寒热似有似无，呕恶忽作忽止，目睫微汗，寐中抽掣，舌质中央仍见干燥，左脉依然小弦滑数，一由余热之未尽，一由宿垢之未化，热蓄其中，垢滞其下，营出于中，卫出于下，中下既有邪留，营卫必有窒碍，冷热出于营卫，营卫即是阴阳，冷热若再往还，阴阳便有离决，胃中之津液仰给于水谷，谷食所进不多，津液所生何恃？潜阳育阴用龙骨牡蛎，补救津液用洋参麦冬，痰有滞橘白竹茹以涤之，腑不通蒌杏知母以润之。

【前方】

去元参、稻根、秋石，加杏仁、竹茹、橘红

【又】

大便通后，正气愈虚，津液又不能骤然恢复，预拟数味补救正气，保津存液尤为要务。

大人参　云苓　佛兰参　麦冬　川贝　霍石斛　稻根　鳖甲　牡蛎　熟地露

【屈左】

外受惊恐触动肝胆，风阳内停，食滞室塞胃腑之气机，气郁热郁，风动阳动，陡然发厥，迭见二次，醒来嗜卧，经得更衣，则渐见渐爽，而寐中仍觉昏糊，身体早热暮凉，咳呛或有或无，右关脉滑，舌质糙绛。治法泄风阳之余波，参用消食之有余。

羚羊　钩钩　连翘　山栀　薄荷　桑叶　白杏　蒌皮　茯神　竹茹　鸡肫皮　郁金　鲜石斛

【又】

气分实热已去，营分余热未清，瘰疬安肝胆，风阳有潜藏之势，纳食增脾，胃气机有醒运之机。前日大便，垢滞已下，近日身体焦热未清，左右脉象仍见数势，调治法程尚宜清泄，饮食注意多餐少食，庶几不致变幻反复。

银胡 蒿子 连翘 山栀 银花 鲜石斛 滁菊 桑叶 川贝 橘红 芽谷 鸡肫皮

【又】

能食少运咎于脾，今日大便有二次，色黑而青，兼有痰浊，久热必伤于阴，阴虚则阳失潜，热在于额，是其明证，小溲频数，亦是阴亏。舌质带绛，又属阴伤，右关部脉滑数，其中尚有余热，上贮于肺，时或咳呛，健脾藉资运化，育阴而清余热。

西洋参 熟於术 茯苓 扁豆衣 芽谷 鸡肫皮 瓦楞 冬瓜子 橘红 川贝 白芍 桑叶

【张左（九月）】

两目昏糊不明，由来已久，两足痿软不灵，起来伊始，一由阴精之耗夺，一由风阳之鼓动。四五日前，营卫乖和，发寒发热，两三日来，痰火蒙蔽，乍昏乍昧，纳食累日不进，更衣多日不畅，左脉偏见弦滑，右脉殊觉滑大，兼有动而中止，时有大而兼小，舌质薄白，并不干燥，肝肾真阴下亏，肺胃痰火上盛，营卫窒碍，顷刻复有形寒，阴阳枢纽少交久延，防多汗泄，处方与艺成先生拟喻氏清燥救肺汤—泄气火焚燎，一滋阴中津液，弃用阿胶滋腻，庶免树帜痰浊，未识如何，即请明政。

西洋参 麦冬 煅石膏 甘草 桑叶 枇杷叶 火麻仁 竹沥 牛膝 丹皮 滁菊 橘红络 糯稻根须

【又】

阴分内亏，阳气外抗，每日潮热，状似瘅疟，肺胃痰火，胶固难删，络道气机，壅痹不宣，咳呛久爽，胁肋作痛，更衣难涩，胃纳索然。左脉仍见弦滑，右脉依然滑大，统而按之内有数势，惟右寸关，乍有歇止，舌质滋白，尚不干燥，真阴下耗，风阳鼓动，肺胃之气，上逆痰火，乘机升炽。治法仍与艺成先生酌议，涤痰火之有余，滋气阴之不足，未识然否，还祈斧政。

西洋参　麦冬　元参　橘红络　川贝　竹沥　煅石膏　知母　淡草　麻仁萎仁　牛膝　梨汁

【孙右】

伏邪由霜降发现，名为晚发，疟利皆不能畅达，邪无出路。昨日大汗大下，致伤气津阴液。舌边垢而带白，舌中绛而无泽，左脉弦而数，右脉滑而大，蒸腾无形之火，已灼有形之痰，上蒙清窍，耳为之蔽。现在治法注重津液，用参麦甘凉以保津，参胶地咸寒以存液。

鲜生地　驴皮胶　西洋参　麦冬　银花　淡草　茯神　瓦楞　竹茹　橘红　丝瓜络　糯米

【李左】

挟感引动伏邪，错语咳呛呕恶，脉滑数，舌白腻，轻清宣上。

羚羊　大力子　银花　连翘　白杏　萎皮　家苏子　桔梗　淡草　桑叶　竹茹　芦根

【蒋左】

伏暑伏湿，化痰化热，一由外感风寒之援引，一由内伤食滞之扰动，从少阳化寒，疟欲发不达，从阳明化瘅，疟间日而作，纯热无寒，脊骨痛楚，口渴而不多饮，喜温而不喜凉，经大汗者外感已从表解，得更衣者内滞亦从下去，九日以来热势扰攘，阴从内伤，阳从外亢，木火风阳乘机旋动气火，湿痰亦为升炽，头角痛胀宜其来也，经络掣动在肝不免，无大汗者已有四日，不更衣者又有四日，真阴不致，再耗真阳不致，再亢瘅疟之势，可冀日清，余波之邪，可望日减，左关脉搏指而弦，肝胆风阳尚有剧烈，右关脉滑数而弦，脾胃湿痰大有猖獗，唇齿皆燥满，苔皆白，胃津无灌输之力，胃火有蒸腾之势，潜肝胆之阳，宜用桑、菊，清阳明气火，宜用膏、知，养胃中之津液，须加参、麦，涤气分之浊痰，复入橘、茹即政。

池菊　桑叶　煅石膏　知母　佩兰　通草　麦冬　西洋参　橘红络　竹茹　丝瓜络　茯神

【沈左】

病缠三十余日，纳食勺谷，不下津液，从何支持正气，从何振作，肝中之风胜，手指震动，肾中之水亏，口燥喜饮，苔有灰腻，脉见小滑，气分浊痰盘踞，阴液更难上承，冬至左右尚虑变端，甘凉柔剂，缓肝养胃。

扁石斛　麦冬　橘红　竹茹　胆星　瓦楞　杞子　苁蓉　牛膝　石决明　池菊　糯稻根须

【新左（二月）】

耄耋之年，营卫应虚，风寒乘表虚而侵，饮食乘里虚而停，肺家素有伏热，时常吐血，胃家夙有湿痰，时常咳嗽。半月以来，津液顿耗，舌质光剥，舌边花白，四五日来，痰气凝聚，肺藏不宣，胃腑不通，左右脉象颇乏神韵冲气，营阴俱形虚弱，乍有面红汗泄，乍有形寒肢冷，见证凭脉，虚多实少，大便不通利，下脘定有宿垢，咯痰不易出，上焦显然膹郁上下既云不通，中脘遂为痞塞，形似真实，究则真虚，拙意鼓舞中焦，藉利关窍。所谓九窍不和，多属胃病。

生绵芪　防风　生乳术　炙草　桂枝　白芍　蒌皮　咸苁

蓉　白蜜　牛膝　麦冬　叭杏　橘红　川贝

【叶左】

外束风寒，内停食滞，暑湿为无形之邪，已从毛孔为㾦，积滞为有形之物，万难从气而化，留蓄中焦，酝酿痰热，气火为之窒阻，传导为之失常，大便仅得傍流，积滞未获下夺，脘宇满闷，嗳噫不畅，三焦流行失司，六腑输泻失职，邪气留恋，清浊混淆，起坐有时昏晕，寤寐有时错语，左脉不弦不张，右脉不徐不疾，统而按之，皆有流滑，舌中灰黄而腻，舌根黄腻更甚，味觉甜气，渴不思饮，上焦清阳蒙蔽，中焦浊阴凝聚，夫上脘象天，天气下降则清明，中脘象地，地气上升则晦塞。肺居上焦，主乎一身气化，胃居于中，主乎六腑总司，宣一身之气化，务在轻清，通六腑之机，窍端在利滑，气化利则蒸腾之湿热自可随气而行，机窍通则氤氲之积滞亦可随下而行。

熟石膏　知母　生苡　芦根　生竹茹　甜桔梗　黑栀　连翘　蒌仁　郁金　建粬　橘红

【朱左】

脉不浮紧，外感之风寒不多，舌见光燥，内伏之气火已盛，一身发热已有三日，二便不通亦有三日，热在阳明气分，灼伤阳明津液，益以积滞不化，逐渐阻气酿痰，升降之机愈欠常度，气化之职更欠流利，气愈郁则邪愈窒，邪益结则燥益盛，通阳明之腑气，润阳明之津液，气通则邪自衰，液润则邪自下。

风化硝　全栝蒌　通草　竹叶　山栀　连翘　鲜石斛　元参　知母　郁金　橘红　茯神

【汪左（十二月）】

寒食两伤，升降互阻，腹胀脘闷，呕吐酸甘，脉沉滞法通降。

豆豉　黑栀　黄连　川朴　枳壳　查炭　芽谷　彩云粬　广

皮 姜夏 姜茹

【（闰二月）】

湿郁中宫为黄疸，阳陷阴分为善卧，近来又加食滞，胃气遂失通降，多呕多吐，少食少便，营卫主乎脾胃，脾胃升降窒碍，营卫亦为妨碍，形体冷热为之往来，中脘痞塞，气升欲厥，一团浊阴，壅填清阳，形似升无降，实则有降无升，如天道有秋冬而无春夏，诊得左脉细数，右脉弦大，拙意宜用温通阳气，宣利腑道，庄子所谓日月出矣，爝火无光，理其然也。

吴萸炒川连 茯苓 广皮 姜夏 芸糀 芽谷 上摇桂 郁金 白芍 佛手柑 栝蒌仁 枳壳

【陈左】

呕吐六日，吐出甚多，四肢乍冷乍热，身体忽寒忽热，外感暑湿少，内伤食滞多，食滞酿痰，痰滞生火，盘踞中宫，窒碍升降，膈上为痰浊所阻，脘宇气逆，脘中为垢滞所碍，腹痛便闭，气郁熏蒸，已从火化，忽有口渴，忽有唇燥，舌尖绛舌根黄，左脉乍数乍大，右脉乍滑乍涩，多呕多吐，胃气极形狼狈，多烦多热，胃阴未必不耗，滋腻果非所宜，温燥又不适当，六腑以通为主，仿凉膈散合杏蒌，藉涤膈上之痰，而祛腑中之滞。

风化硝 连翘 山栀 蒌仁 杏仁 枳实 半夏 橘红 郁金 竹茹 辰茯神 牛黄

本病阴亏，逢冬见红，近加忧郁少寐，阳气勃然而动，外感暑湿乘机凑袭，脉象左数右滑，当渗气分之湿，以搜气分之痰。

池菊 桑叶 佩兰叶 荷叶 竹茹 车前 生苡 茯苓 黄芩 蒌皮 广皮 半夏

【方左】

发热经旬，神志清爽，邪在气分，不在营分，先脘闷气逆，服保赤散遽然大下，继阳亢汗泄，投别直参，忽见热退，身体酸楚，早暮不寐，舌质灰色，舌中剥痕，左脉滑数，右脉滑大，受病之源由于风湿相搏由表入里，逐渐蒸化痰热，现在大势已定，不过余波未平。治当甘凉和胃以清热，参用甘淡入脾以清湿。

西洋参　扁石斛　仙半夏　秫米　橘络　丝瓜络　茵陈　佩兰　山栀　茯神　通草　忍冬藤

【徐右】

风寒暑湿杂受，瓜果饮食交停，邪渐致化热，湿渐致化痰，痰热互相胶柱，腑气失其下行，上有呕吐，下为便闭，素有耳聋，近日更甚，头痛体酸，形寒身热。用辛凉以泄表，参苦寒以通里。

羚羊　钩钩　豆豉　山栀　池菊　桑叶　川连　酒芩　仙夏　橘红　竹茹　栝蒌皮

【仲婢】

湿郁化热名为湿温，苔黄舌灰，腹痛便闭，清阳为浊所蒙，延防内闭外厥。

川连　山栀　豆豉　钩钩　郁金　石菖蒲　法夏　橘皮　茯神　竹茹　蒌皮　苏合丸　灯心汤送苏合丸

【杨右】

昨夜更衣一次，今夜又复一次，里腑已通，伏邪疏泄，胸膺颈项发现疹痦，潮热时有时无，疹痦随诊随出，胃能思食，眠能安寐，左脉转形弦大，右脉亦见滑大，舌光有津，苔红不燥，营分尚有伏热，气分尤有湿痰，两清气营，仿用甘平。

芦根　苡仁　淡草　橘红　茯神　丝瓜络　连翘　银花　川石斛　麦冬　山栀　竹茹

【王左】

欲疟不达，欲痦不遂，在表之风温，留而不去，在里之痰火，郁而不宣。一身酸楚，时或形寒，脘宇满闷，时或胁痛，寐中有似昏糊，舌白又兼灰燥。左脉数大，右脉滑大，邪在肺在胃，痰阻气阻络，当宣上焦之肺气，以通一身之治节，兼涤有形之痰热，以清无形之气火。

羚羊　芦根　苡仁　冰糖煅石膏　知母　淡草　川郁金　杏仁　丝瓜络　茯神　橘红　竹茹

【范左】

疹后痦后，邪遗热遗，阴液已见内耗，阳津亦从外泄，前数日尚有潮热，近几日似无潮热，有时咳而无痰，有时嗽而薄痰，一由时令之燥火上临，一由阴中之虚火上焰，胃不多餐，食不加进，连日得药出呕，无非胃气戕伤，左脉细弦而数，右脉弦数而滑，舌质少苔，寤寐多汗，阳亢阴亏，是其明证。处方养津养液，藉以润肺润胃，用药惟宜甘凉，聊佐介类潜阳。

西洋参　麦冬　橘红　川贝　茯苓　甘草　鲜稻头　黑豆衣　桑叶　枇杷叶　蛤壳　石决明

【程童（七月）】

身热发现半月，白痦露出九朝，昨日更衣，今晨寒热，表里已见流通，热势尚有阻遏阴分为邪，所耗阳气渐有旋发。设或寒热接踵，势必变幻，瘅疟，辗转反侧，寤寐维艰，耳窍似蒙，胃纳似废，唇口干燥，舌质薄腻，左右脉象均见细数，热症须宜注重津液，务使阴分日渐来复，则阳自潜而热自泄，气分又有余热，还当甘凉清之。

西洋参　生石膏　知母　淡草　桔梗　竹茹　连翘　山栀　银花　藿香露　丹皮　茯神

【左】

蓝癍丹疹并见，尚不足去其邪，逐渐内陷深藏，致使津液告竭。痰由火而升，肝由火而动，唇焦舌黑，脉细，神倦，病在手足厥阴，痰阻膈上肺下，解毒务在存液，涤痰藉以利窍。

犀角　鲜生地　丹皮　大青叶　元参　银花　西洋参　鲜石斛　茯苓　风化硝　金汁　竹沥

【劳左】

秋风引动伏暑，发现已有六日，风已从汗解，湿已从痰化，四肢厥冷，时或抽动，头窍眩晕，时或鸣响，浊蒙清阳，痰阻气机，神色似有昏糊，语言似有错乱，左脉滑数，右脉混郁，舌质黄腻，口觉苦味，白痦宜防，痉厥尤虑，甘淡利窍，芳香化浊。

芦根　飞滑石　生苡　通草　竹茹　橘红络　羚羊　陈胆星　川郁金　佩兰　石膏　知母

【又】

疹而兼痧，痧而兼疹，遍体四肢密布，竟无容针之地，头汗不少，身汗亦多，邪虽得疏解，津由此耗伤，无形之风阳已动，有质之浊邪未化，风动于络，手指时或抽掣，甚而厥冷不暖，浊蒙于清，时或头目晕眩，甚而言语不清，脉或疏、或数、或大、或小，舌忽燥、忽润、忽白、忽绛，暑温、湿暑始伤元，继伤营，化燥化火，先耗津，后耗液，胸有瞀闷，便有阻闭，不独有质之浊痰氤氲其中，抑且有形之垢滞蕴蓄其内，表汗多防变痉厥，里邪盛恐成窍闭，照此形状岂不危险？就其脉而论，邪迁变无定，就其舌而论，邪在气居多。无论津液耗乏，急当救标为要，更有肝风宜其泄之，神有昏糊宜其清之。

鲜石斛　芦根　银花　连翘　大青叶　丝瓜络　羚羊角　大蝎尾　金汁　竹沥　石菖蒲　郁金

【又】

疹外达尚不足以去其邪，邪内陷已走入心包络，肝风煽动，津液炽耗，神愈昏，手愈掣，舌质灰绛尚不焦枯，脉滑数兼促，病危险万分。

犀角　羚羊　鲜生地　鲜石斛　元参　竹叶心　丹皮　茅根　连翘　茯神　金箔　金汁　银花露

【马左】

秋感触引暑湿，食滞壅阻气机，邪逐渐化热，食逐渐化痰，食非饮食之食，询是瓜果为有形之物，势必阻清阳之气，气不通则升降易窒，邪不达则流行易阻，气郁邪郁化燥化火，无形之气热，外腾于皮毛，发为瘭疹；有形之食滞，内阻于脏腑，酿成疼痛，疹瘩现于颈项，疼痛及于少腹，瘩不明痛拒按，八日以来二次大便，此非垢滞下夺，乃是热迫傍流，汗多而热不衰，转侧而寐不宁，噫嗳频升而不畅，浊痰溢泛而不出，舌质灰燥，舌尖红绛，左脉数滑，右脉促数，流利之气不通则热不能衰，积滞之垢不夺则热亦不衰，表汗多，再汗徒伤其表里，积多急下亦可存津，仿用东垣凉膈散法，一可涤肠中有形之垢，一可清膈间无形之热，一方皆可兼顾，庶无偏胜之弊。

制军　石膏　山栀　连翘　枳壳　蒌仁　法夏　橘红　羚羊　竹茹　芦根　郁金

【又】

进凉膈散后，设大便通，原方不能续进，预拟廓清邪热，暂服二帖，再商后法。

羚羊　鲜石斛　芦根　苗叶　竹茹　煅石膏　山栀　连翘　杏仁

【孙左】

头汗多，表分大亏，便血多，里营大伤，颈腹白瘩，随汗而泄，氤氲浊痰，随热而生，寐有错语，耳有蒙蔽，左脉数而带细，右脉滑而带软，病已二旬，虚多邪少，调治之法，补虚泻实。

细生地　鲜石斛　茅根　西洋参　川贝　竹茹　白杏　银花　胆星　龟板　鳖甲　牡蛎

【又】

耳窍闭，定是浊蒙清阳，寐错语，亦是痰蒙清灵，胸膺红点密匀，手指有时蠕动，夜寐不宁，咳痰不爽，舌边糜烂成孔，脉来流利如珠，营中热宜清，气分痰宜涤。

鲜石斛　芦根　白茅根　煅石膏　银花　连翘　石菖蒲　郁金　陈胆星　竹沥　茯神　通草

【又】

浊蒙清阳，耳窍蒙蔽，痰阻气机，胸次为闷，热腾于无形之气，邪阻于有形之血，前次胸现红疹，现在项发白㾦，素蓄之邪，伤及阴分，大便或血、或黑，新加之秋暑，迫入阳分，头面或热或汗，寐中错语，甚而手掣，左脉数，右脉滑，舌边烂，舌中白，两清气营，藉化痰热。

鲜石斛　芦根　茅根　生苡　白杏　竹沥　煅石膏　茯神　胆星　菖蒲　枇杷叶　桑叶

【又】

气从白㾦而耗，阴从便血而伤，余邪有淹留，热势不杀谷，蓄于中焦，窒碍升降，脾不升为便溏，胃不降为食减，每晚潮热，至暮亦热，脉细数，舌薄白，育气营，调脾胃。

龟板　鳖甲　牡蛎　白芍　川石斛　茯神　於术　扁豆　芽谷　枳壳　广皮　法夏

【倪左】

病已半月，㾦发二次，厚于被褥，腠理疏泄，㾦随汗随出，热随㾦随起，腹左硬右软，脉左细右数。治法清未尽之邪，参用消有形之胀。

川石斛 秦艽 丝瓜络 银花 银胡 蒿子 鳖甲 延胡 金铃 青皮 大腹 冬瓜皮

【沈孩】

瘢疹以后，已有二月，寐中瘈疭，窃虑风动。

川石斛 银胡 蒿子 橘络 丝瓜络 竹茹 钩钩 明天麻 蝎尾 银花 淡草 杏仁

【吕左】

壮热神昏剧于暮夜，目睫如寐现于日昼，时或手掣，唇齿焦燥，舌质灰腻，耳窍蒙蔽，鼻窍起煤，左脉数促，右脉数滑，究其源，暑湿之邪由秋感引动，伏邪而发不从表为痦，已从里化痰，津液悉受邪耗，殊为棘手重症，润痰利窍，清燥生津。

鲜生地 丹皮 元参 风化硝 栝蒌仁 西洋参 鲜石斛 芦根 连翘 银花 煅石膏 陈胆星 竹沥 石菖蒲 牛黄丸

【又】

神识昏多清少，语言慧少糊多，汗泄蒸蒸于肌腠，白痦露露于胸腹，目呆耳痹，齿干鼻煤，舌中灰，舌边绛，左脉数，右脉滑，大便所下甚少，寤寐不能多宁，邪从外化痦，热阻里酿痰，痰火蒙蔽清灵，痰浊窒碍气分，风阳炽动，津液灼伤，风动防痉，痰甚防闭，病剧九日，力有不逮，危险两字难免离脱。治法清心宁神，参用熄肝潜风，痰尤宜涤之，风尚宜清之。

鲜生地 鲜石斛 西洋参 麦冬 石膏 芦根 竹沥 连翘 茯神 胆星 郁金 川贝 金箔

【木斐卿郎】

伏邪发现，旬余不解，病中强食，助邪之威，邪热不杀谷，蕴蓄于中焦，蒸化为痰，痰甚为火，火为无形之气，滋蔓无定，伤津伤液，在所不免，痰为有形之物，碍升碍降，理亦宜尔。热早轻暮重，语早清暮昏，痦不多，无形之热尚无宣化之机，下亦少有质之垢，尚有盘踞之势，喉有呕泛，脘有满闷，舌前半淡绛，后半薄白，脉左手细数，舌尚有润泽，脉颇无神韵，童质不足于阴，热症注重于阴，阴一日不复，邪一日不退，阴气伤阳，气亢独热无寒，类似瘅疟，欲求退邪除热，务在存阴生津，有形之痰再宜涤之，有质之垢尚宜润之。

西洋参　麦冬　煅石膏　知母　甘草　橘红　池菊　桑叶　蒌皮　杏仁　竹茹　鳖甲

【王右】

神识狂舞，经有八日，发热错语，已有二旬，半由疹邪不达，半由痰热不化，邪蒙清灵，痰阻膻中，昨夜昏沉不寐，今晨神识较清，脉滑大，舌灰腻。治法泄风阳，参用涤痰火。

羚羊　琥珀　胆星　石决明　广郁金　竹沥　枇杷叶　桑叶　池菊　丹皮　云神　橘红

【张左】

热蒸营分为疹，热蒸气分为痦，疹痦两发，邪不足去，为日已有一旬，正气有所不逮，神识昏糊，诚防内闭，手足抽掣，又虑外厥，脉弦滑而数，舌淡绛有刺，热症以津液为注重，治法以甘凉为扼要，加轻清之品以宣肺气，参灵介之类以潜肝阳。

西洋参　石膏　知母　淡草　元参　连翘　羚羊　钩钩　芦根　竹沥　胆星　石决明

【又】

暑风伤气，湿痰阻气，肺失宣降，胃失通行，胸脘痰滞，颈项痦泄，为日二旬，气阴受伤，左脉数大，右脉数滑，舌干燥，口喜饮，甘凉生津，咸寒存液，兼宣无形之气以涤有形之痰。

煅石膏　淡草　粉沙参　元参　枇杷叶　茯神　竹沥　连翘　银花　杏仁　苡仁　橘皮

【又】

白㾦渐次而回，身热复觉增剧，气火上凌，咳呛频仍，湿热下注，泄泻频作，寐不安神，痰不爽豁，舌质腻，舌根底带灰，左脉疾大，右脉疾滑，病起二旬有余，邪气尚见鸱张，恐力不胜任，治殊棘手也，涤膈上有形之痰，清肠中无形之火。

羚羊　甜葶苈　杏仁　胆星　橘红　茯苓　鲜石斛　煅石膏　甘草　扁豆衣　苡仁　竹沥

【又】

痰阻碍气分，热迫入营分，津为邪所耗，液为火所烁，唇焦齿燥，舌绛口渴，神识有时昏糊，语言有时错乱，最关系者早暮不寐，邪由此不潜消，风由此有炽动，顷刻便下甚伙，时常汗泄不少，左脉细弦而数，右脉小滑而数。治当清邪承阴，参用熄风潜阳。

羚羊　西珀　钩钩　郁金　池菊　桑叶　川石斛　生地　茯神　橘红　川贝　竹叶心

【沈左】

脊背酸痛已久，风伤咳呛伊始。

煅石膏　知母　淡草　桔梗　前胡　白杏　兜铃　蒌皮　扁豆衣　芦根　桑叶　枇杷叶

【徐右】

热蒸于肺，痰阻于胃，白㾦迭次而见，身热绵延不已，脉细数，舌淡光，当清其热而保其阴。

桑叶　竹茹　苗叶　西洋参　茯神　橘红　淡草　银花　连翘　扁豆衣　黑豆衣　池菊

【倪左】

暑湿热蒸腾气分一旬来，致伤津液，热蒸于外为疹瘰，热郁于内为痰火，脘嘈知饥，瘈瘲错语，大便傍流，小溲短赤，唇干燥，舌灰黄，左脉细弦而数，右脉数大而滑，邪渐有清泄，阴渐见消耗，热症以津液为最要，治法以甘凉，参涤痰护神。

西洋参　鲜石斛　甘草拌石膏　知母　竹叶　菊花　粉丹皮　广郁金　胆星　橘红　白杏　茯神

【杨左】

湿温兼厉气，由气入营，遍体发瘰疹，身热神糊，左脉大，右脉数，舌音欠清，虑其邪陷。

羚羊　银花　生草　黑栀　连翘　池菊　桑叶　钩钩　丝瓜络　橘红络　竹茹　芦根

【孙左】

浊蒙清阳，痰阻气机，使营卫乖和，则冷热频仍，大便仍形带血，甚而热迫傍流，舌烂成孔，苔腻而黄，左脉仍数，右脉尚滑，气分之热，必俟气行而始衰，营分之热，须藉瘀尽而始熄。

鲜石斛　芦根　生苡　车前　茅根　藕节　熟石膏　桂枝　茯神　法夏　连翘　银花

【蔡左（正月）】

无形之酒毒，流及营卫，有形之食滞，阻遏肠胃，营卫阻则气血失司宣通，肠胃滞则升降失其和畅，血滞化热，发现瘀块，气滞化热，遂成肿病，肠不通，更衣艰难，胃气不降，呃忒连声，前经吐红吐黑，不外嗜酒致伤，现脐痛腹痛，定是宿垢凝聚，红非阳络之血，黑是胃底之浊，瘀非外感之风，肿是酒热之毒，薰蒸之热毒，逐渐由肝传胃，唇为焦燥，眶为红肿，氤氲之食滞，毕竟由胃入肠，腹为鸣响，腰为酸楚，左脉窒郁不畅，右脉滑涩不匀，病状已有十日，增剧仅有半旬，实症何疑，舍攻奚就？

制锦纹　枳实　厚朴　豆豉　山栀　大青叶　连翘壳　丹皮　茅根　桃仁泥　忍冬　酒药二粒

服后呃忒即止，肿病亦减，下黑粪二次。

【又】

先吐粉红色，后吐灰黑色，粉红痰水所吐甚多，灰黑痰水所吐不少，粉红者是酒热伤及胃底，不吐已有二日，得下已有数次，无形之酒热得吐，而发现有形之食滞得下，而攻夺胃中，尚有未尽之酒毒，布散气血，流入脉络，四肢酸楚而肿，甚而发斑，肠中犹有不净之滞，阻遏气腑，壅遏升降，满腹鸣响而痛，遂使食废，唇齿焦燥，舌质黄，阳明实火之兆，斑底紫红，斑顶焦黑，阳明血热之徵，左脉弦而不张，右脉数而不滑，身热神清无内陷之虑，呃止寐安无外脱之虞，昨用承气汤惟嫌太峻，今用清营法较为稳妥。

犀角汁　人中黄　大青叶　丹皮　茅根　桃仁泥　忍冬藤（忍冬花）　连翘　丝瓜络　橘红络　竹叶（竹茹）　桑枝

【又】

两手之肿，左轻右重，两足之斑，左稠右密，左面先起之点有焦形，右面后起之点已见紫色，偏体酸楚，牵及四肢，卧不宁帖，常多转侧，脘宇自觉满闷，腹笥不知温痛，更衣欲下不畅，有似后重，左脉转形弦大，右脉亦见滑大，重而按之，仍形柔软，舌尖红刺不多，舌中灰黄尤少，阳明之热毒充斥营卫，阳明之垢阻塞腑络，胃津受伤，肠液亦伤。治法清血络之毒，参用涤气腑之垢。

忍冬藤花　连翘　木防己　火桑枝　钩钩　丝瓜络红花染　蜜枳实　桃仁　丹皮　茅根　石膏　竹茹竹叶　犀角汁三分

两剂后去石膏、枳实、犀角，加西洋参、霍石斛、查炭、枳壳，接服二帖。

【又】

诸恙皆退，惟身体仍觉酸痛，大便燥泻不匀，左脉浮大尚存，右脉滑数尤烈。

归尾　新绛　丝瓜络　忍冬藤　白芥　淡芩　全蒌　杏泥　薤白　风化硝　枳实　礞石

服后病状，依然不减，再拟舒经通络法。

当归　赤芍　羌活　木防己　桂枝　野桑枝　海桐皮　牛膝　石膏　炙草　半夏　杏仁

【许右】

脉虚无力，舌光无苔，细为真阴亏涸，光为真液枯槁，口觉甜腻，胃不思食，自觉内烦，并不外热，年已七十六岁，病已二十多日，有限之津液耗夺，无情之草木难济。

元参　川石斛　莲子　大生地　麦冬　阿胶　白芍　淡草　茯神　建兰叶　苗叶　枇杷叶

【胡左（三月）】

痰阻于肺，喉声如锯，为日已将二旬，左脉细软无根，力不胜任，殊为危殆。

金沸草　苏子　栝蒌皮　白杏　甘草　竹沥　礞石　橘红　法夏　风化硝　丝瓜络

【李左】

左脉浮大，右脉滑大，身热头痛，形寒便闭，风伤表卫，痰阻里气，脘宇饱闷，左手麻木，若无汗，邪无出路，势必至化为风温。

羚羊　钩钩　池菊　桑叶　橘络　丝瓜络　豆豉　山栀　连翘　淡芩　蒌仁　竹茹

【又】

风从表解热，从汗泄，大便连下，腑气有通降，瘰疬频发，邪气无留恋，脉滑较减，脉浮亦退，尚宜清泄以尽其邪。

忍冬藤　连翘　山栀　酒芩　橘络　丝瓜络　生苡仁　竹茹　白杏　姜夏　茯神　丹皮

【俞左】

风温症已二旬，痰火胶阻肺胃，汗出过多，心神不宁，多语少寐，有动无静，脉虚数，舌薄白，阴分已伤，阳气偏亢，设或阳动化风，便有厥脱之虞。

西珀　茯神　石决明　广郁金　除菊　桑叶　胆星　瓦楞　橘红　川贝　甘草　竹茹　濂珠粉（一分）　灯心汤另调

【又（三月）】

日能安寐，夜难安静，神志日渐清慧，脉细无力，舌白苔少，肝胆尚有风热，肺胃尤有痰火，阴分已伤，阳气独旺，为日虽多，力尚能支。

前方去珠粉、西珀、郁金、瓦楞，加蒌仁、小麦、橘络、白金丸。

【胡左】

痰滞于肺，气失肃降，鼻煤而煽，汗多食少，脉象空大，正气已虚，将有痰潮喘脱之虞。

礞石　海石　葶苈　白芥　川桂枝　茯神　姜夏　橘红　生甘草　生苡　白杏　竹茹

【马左】

积劳积湿，伤气伤营，时令湿邪，乘虚而入，入于阳明，薰蒸化热，灼伤津液，汗泄溱溱，病中强谷，助邪之威，腑中气滞不宣，宿垢乘此盘踞，便为不畅，腹为作痛，口燥舌白，脉滑而大。

39

治法清阳明无形之热，参用涤阳明有质之垢。

石膏　淡草　生苡　芦根　生竹茹　通草　黄芩　陈枳实　茯
神　连翘　法夏　橘白

【又】

未病先有劳郁，已病复加寒热，营卫虚，汗愈泄，神志伤，梦
易扰，阳明胃腑尚有湿热，阳明大肠犹有宿垢，大便已下，先结后
溏，脘宇仍觉不适，嗳气时至，腹筲未觉作痛，矢气频仍，口燥渴
不多饮，舌白边带紫色，左右脉象滑大已减，惟左部尚弦而右部
尚数，湿温兼挟七情，用药颇为掣肘，姑以清泄湿热，藉以流通
胃腑。

西珀　茯茯神　橘白　法夏　竹茹　生苡　通草　黄芩　石
斛　川郁金　枳壳

【曹左】

白㾦随汗随发，身热或潮或平，绵延二旬，气阴两伤，薰蒸之
热灼于上焦，稠浊之痰蓄于中焦，不饮食不大便，多是肺胃为病，
脉象左数右滑，舌质底腻外白，泻膈间氤氲之痰热，涤肠中留滞之
垢积。

煅石膏　淡芩　绿豆　佩兰　金汁　竹茹　黑栀　银花　连
翘　橘红　风化硝　栝蒌

【汤左】

阴虚湿温，神昏耳聋，咳呛气逆，食废便闭，脉象细数，舌质
少苔，已见正不胜邪，颇虑风动作痉。

芦根　生苡　通草　竹茹　桑叶　池菊　胆星　茯神　橘
红　郁金　丹皮　连翘

【施左】

病起半月，形寒，身热有汗，而热不衰，有咳而痰不爽。

生苡　芦根　竹茹　通草　炒黄芩　山栀　杏泥　蒌皮　知母　橘红　茯神　丝瓜络

【复方】

冷热已退，头晕依然，气急汗多，纳食减少。

前方去竹茹、知母，加白蒺藜、池菊。

【陈左】

病起八日，头目昏晕，身体常热，脊背作痛。

生苡　白杏　蔻壳　鲜石斛　芦根　炒黄芩　连翘　山栀　茯苓　竹茹　橘红　川郁金

【复方】

湿温病已旬余，身热喜饮，暮夜神昏谵语，胸现白㾦。

前方去蔻壳、橘红、栀子，加胆星、象贝、银花。

【陆右（七月）】

受暑受湿，挟食挟气，内伤脏腑，外伤营卫，脏腑伤为胀、为痛，营卫伤为寒、为热，绵延十余日，更衣一二次，有形之食滞已从下夺，无形之暑湿亦从外解，前经腰以上多冷，现在腰以下多冷，上下浑如两截，现在身左边少汗，右边多汗，左右尤分两畔。上下者，阴阳也。左右者，升降也。阴阳有造偏，夜为不寐，升降有逆乱，气为不宣，脘馎若饥，胁痛如掣，舌光起糜，口淡而甜，左脉弦细，右脉濡大，阴分已为邪耗，气分尤有邪阻，见症多在阳明胃腑，胃宜柔则和，腑以通为用，胃气和则亢阳不为升腾，腑气通则热邪不致留恋。

扁石斛　茯神　苗叶　佩兰　蒌皮　大腹　丝瓜络　橘红　竹茹　郁金　银花　杏仁

服后大便稍行，胸膈气机较畅。

前方去银花、苗叶，加冬瓜皮、青皮。

【又】

预拟育阴潜阳，参用宣腑通络。

西洋参　茯神　池菊　桑叶　石决明　瓦楞　鲜佛手　佩兰　郁金　蒌皮　橘皮　竹皮

【陆左】

风火头痛，食滞呕吐，兼挟暑湿，湿邪逗留肺胃之间，阻气化热，扰中化火，外风引动肝阳，头痛甚而目赤，食滞壅遏胃气，呕吐甚而脘闷，左脉浮大，右脉滑数，舌质黄腻，口觉淡味，用桑菊合羚羊以泄内外之风，参栀豉加枳实以解中下之滞。

羚羊　池菊　桑叶　豆豉　山栀　枳实　炒黄芩　钩钩　荷叶　白通草　竹皮　蒌皮

【马左】

嗜酒之体，中虚湿胜，魁伟之质，阳虚痰多，每交夏令，阳气升泄，则湿易聚，而痰益多，清阳为痰所蒙，气机为湿所困，清阳不宣，耳窍时或失聪，气机失司，脘宇时或不适，或有气逆欲噫，或有气滞不便，腑不通降，胃不下行，饮食乘机停滞，陈腐易致化痰，流行升降，愈形窒阻，左右脉象均见濡滑。治法当用廓清湿痰。

扁石斛　鲜佛手　广皮　生苡　池菊　蒌皮　云苓　佩兰叶　大腹　枳壳　桑叶　竹皮

【徐右】

耳聋目痛，匪伊朝夕，肢麻头晕，由来亦久，七十有九之高年，五藏精衰之现象，若非偏枯，便有中风迩来，右目红肿，视物如䀮，昨日身体发热，脘嘈懊侬，顷加呕泛，时或口渴，舌质前半红绛，后半腻白，脉象左手刚大，右手数大，肝胆之风火，盘旋于上，肺胃之暑湿占据于中，清阳窒阻，浊痰盘踞，气机通降，更形妨碍。羚犀灵介，泻肝胆之风火以利清窍；芩连沉降，泄肺胃之暑湿以宣气机。

犀角　羚羊　黄连　黄芩　橘红　仙夏　藿梗　佩兰　池菊　荷叶　茯苓　竹茹

【又】

内因心火、肝火，外因暑火、湿火，内外交攻，互相交炽，鼓动风阳，蒙扰气机，右目红而流泪，视物有花，耳窍鸣而失聪，身躯麻木，七十有九之年，五藏精液必衰，轻变为偏枯，重变为中风，脉象刚大较减，舌质红绛，亦少脘宇嘈杂，肢软力倦，外因之火渐少，内因之火尚多，现在酷暑太烈，一水不胜二火，壮水之主以制阳光，犀角咸寒即是壮水，黄连苦寒即为降火。

犀尖　羚羊　黄连　黄芩　丹皮　橘红　佩兰　荷叶　池菊　桑叶　草决明　茯神

阳动风升，阴虚火生，风胜则燥，火炎则干，风从肝胆而出，火从心肾而来，燥在于津，干在于液，烦躁懊恼，手足掣动，剧于暮夜，瘥于日昼，木火上炎，右目起红流泪，风动于络，右手发麻而木，舌质光绛，后半薄腻，脉象弦滑，右部柔软，痰韧厚不多出，食糜粥尚少进，阴愈延愈耗，阳益胜益炽，耆年患此，何堪维持，咸寒入阴，介类潜阳，所谓壮水之主以制阳光也。

西洋参　麦冬　元参　生地露　白芍　鳖甲　石决明　池菊　丹皮　川贝　茯神　淡草

【又】

不发热，表无感邪，大便通，里无积滞，有时烦躁懊恼，烦躁出于心肾，懊恼出于肝胃，寐有恍惚，络有掣动，右目红而流泪，右手木而且酸，前半舌质色带紫绛，后半舌质白而薄腻，左部脉象弦滑，右部脉象软滑，食不多进，痰亦少出，元阴内虚，自觉热非真热也，孤阳外泄，自觉冷非真冷也，阳动化风，阴虚生火，实是此症之原委，介类潜阳以潜风，咸寒入阴以躯热。

鳖甲　龟板　牡蛎　白芍　丹皮　池菊　西洋参　麦冬　元参　川贝　淡草　生地露

【又】

燥万物者，莫焕乎火，挠万物者，莫疾乎风，真阴不足于下，亢阳有余于上，阴即水也，阳即火也，阴虚不能制火，阳动遂令化风，风动于中，火烁其气，烦冤懊恼，嘈杂善食，有火无物，不消是以愈食愈嘈，有风无物，不动以致益动益掣，嘈在腹，动在络，舌质前半淡光无绛，脉象左部弦大有力。治法咸寒甘凉，可以壮水潜阳。

西洋参　麦冬　阿胶　生地　麻仁　淡草　桑叶　菊花　川贝　茯神　白芍　牛膝

【陈左】

前月初发，现暑湿证，样至十五，身凉痦退始安，及至二十五日，忽患秽暑凉风，旋即身体发热如炭，才至月杪，忽凉忽热，有汗解肌，斑疹密布，现在热势，早瘥暮剧，神气淹淹，如昏如寐，耳无聪闻，舌有糜点，左脉弦数，右脉沉滑，秽暑从上而受，必伤气分，凉风由表而侵，必阻经络，邪郁气郁，化痰化火，腑失通降，肝失潜藏，寐醒为昏，大便为闭。治法清气清营，藉以宣腑宣窍，惟口或淡、或甜，定是浊蒙清阳，辛芳气味，理所必需。

犀角　羚羊　紫雪丹　石菖蒲　池菊　佩兰叶　银花　连翘壳　鲜生地　元参　知母　橘红

【又】

浊邪化燥，舌糜转红，斑疹渐次而回，唇口干燥亦润，然神识虽清而烦躁未除，耳窍仍失聪听，大便依然不下，热势夜重日轻，脉象左数右滑，肺津胃液两受戕耗，遗秽遗邪均未廓清，十岁童体阴分素亏，恰逢炎暑外逼，一水不胜二火，诸躁烦越皆从火出，咸寒甘凉清气清营，藉保肺津而存胃液。

鲜生地　元参　知母　天花粉　川贝　人中黄　西洋参　茯神　池菊　竹叶心　丹皮　石决明

【附三方】

鲜生地　丹皮　元参　银花　蒌仁　菊花　竹叶　西洋参　知母　人中黄　藿斛　川贝　建兰叶

【附四方】

西洋参　茯神　池菊　竹叶心　丹皮　吉林须　淡草　橘红　川贝　竹茹　石决明

【叶左】

始而发热伤表，四肢厥冷，状似欲脱，继之挟热伤里，妨碍升降，状似作喘欲脱者，表里不相承接，似脱而非真脱也，似喘者上下升降不为自如，似喘而非真喘也，前经大便连下数十度，昨日结粪频行三四次，腹中鸣响，矢气极秽，肠胃屈曲之间，垢积尚有盘踞，昏寐错语，瘈疭耳聋，膈膜清阳之处，秽湿又有蕴蓄，垢积久留，势必伤阴，秽湿不去，毕竟伤气，下焦垢郁而血郁，上焦气郁而邪郁，郁极化热，热必蒸痰，况平日嗜醴，肝胆自有郁火，而初病食瓜，脾胃更有伏湿，脉象模糊，口干舌润。用石膏以清膈间无形之热，参桂枝以搜络中已动之风，以甘润利积垢，以辛芳化秽湿。

石膏　知母　淡草　桂枝　茯神　生竹茹　橘络　半夏　佩兰　菖蒲　蒌皮　霍斛

【又】

左脉大肝阳尚未敛抑，右脉沉腑气尚有窒阻，时而渴饮，时而躁热，身有瘈疭，唇有蠕动，垢积留于下，根本先拨，故身轻而能起坐，湿痰流于上，清窍失宣，故身重而目呆瞪，宿垢宜缓下，庶免耗夺阴液，浊痰宜速清，庶几不蒙清阳，热自湿中而来，仍以石膏清降，先清其热，使孤其湿。

石膏 知母 淡草 连翘 山栀 酒芩 佩兰 池菊 丹皮 竹茹 蒌皮 橘红络 霍斛代水

【郭左】

暑湿伤及气分，瓜果阻塞气道，气郁化火，火盛酿痰，痰邪害清，升降失常，发热已将一旬，饮食已停三日，头痛腹痛，乍有乍无，烦躁懊恼，时瘥时剧，咳嗽便通，口渴少饮，舌质薄腻，脉象濡滞，左寸关部沉按弦带滑。治法疏宣气机以化浊痰。

羚羊 前胡 白杏 橘红 姜夏 云苓 霍香梗 钩钩 川朴 酒芩 青蒿子 竹茹

童体八岁，发热一旬，脉濡滞而不数，舌腻白而不燥，便阻廿日，纳谷不多，腹胀头晕，烦倦咳呛，暑湿伤气，瓜果损中，清升浊降，为之失司，脾运胃统，亦为失职，气郁必蒸，热邪郁必酿痰，脉涩舌腻，求轻非易，苦温燥湿，芳香化浊，藉升脾胃而和升降。

川朴 云苓 佩兰 鲜佛手 茵陈 炒黄芩 苡仁 杏仁 白蔻壳 姜夏 橘红 竹皮

【又】

脉象濡滞转为滑数，舌质腻厚转为薄白，昏睡热蒸，头晕咳呛，胃思食，便尚通，胃腑尚有蕴蓄之湿，太阴又有薰蒸之热，升降之机，不获常度，输化之气，又失其职，热势为之淹留，神气为之受伤，苦温似嫌燥液，辛凉尤恐伤表，不如平淡为平稳也。

川石斛 云苓 生苡仁 银花 白通 竹茹 佩兰 橘皮 地骨皮 山栀 青蒿子 杏仁

【刘左】

表来之风寒，里伏之暑湿，一时并发，时必猛烈，大热七八日才得开凉，潮热一二夜尚不退舍，始终无汗，邪何由泄，流连气分，蔓延三焦，口淡无味，舌见腻白，脉息细弦而数。据述向来脉静，尚无可虑，否则非宜，用甘凉泄其蒸胜之热，参苦寒泄其氤氲之湿。

川连　山栀　酒芩　石斛　佩兰　青蒿子　银花　连翘　蒌皮　竹皮　郁金　橘皮

【又】

伏湿际此发现，气道固属深远，大热八日始解，小热三日方退，昨夜稍有汗泄，今日似觉转机，脉素六阴，无足为凭，满苔腻白，显然湿胜，湿已化热，蔓延三焦，热入于胃，布散营卫，食不废，暮能寐，寐中稍有掣动，亦是阳明之热。仍用苦泄其热，参用淡渗其湿。

川连　山栀　酒芩　鲜石斛　佩兰　生苡　云苓　法夏　橘红　通草　蒌皮　竹皮

【又】

湿热粘腻薰蒸，阻碍气机升降，形体畏寒，四肢更冷，定有食滞伤中，遂使营卫远和，口不渴，舌尚腻，和营卫用桂枝法，清湿热宜芩连法。

桂芍　川连　酒芩　茯苓　广皮　法夏　佩兰　白蔻壳　蒌皮　大腹　云曲　姜竹茹

【杜左】

眼赤口干，先有微咳，头汗大泄，舌黄燥，筋络异酸，起来二日。

羚羊　前胡　白杏　象贝　元参　蒌皮　银花　连翘　山栀　生竹茹　丝瓜络　芦根

金子久医案卷二

风　湿

【李左四月】

咳呛一旬，身热溲赤。

池菊　连翘　白杏　芦根　扁石斛　橘红　桑叶　山栀　川贝　苡仁　云苓　竹茹

【陈左】

咳呛胁痛，大便水泻，口渴身热，头晕耳鸣。

银花　川连　橘红　苡仁　葛根　山栀　连翘　酒芩　杏仁　通草　淡草　竹茹

【周左】

先泻后冷热，身酸腹胀，湿未清，气已伤。

川桂枝　冬术　茯苓　猪苓　泽泻　枳壳　家苏子　广皮　姜夏　象贝　杏仁　冬瓜子皮

【徐右】

湿阻气分，风伤上焦，咳呛腹痛，脉濡舌白。

制朴　白杏　生苡　白蔻壳　大腹　彩云曲　前胡　苏子　橘红　木香　扁豆　姜汁竹茹

【钱左】

湿阻气机，肢酸腿软，浊蒙清阳，头晕耳鸣。

制朴　云苓　泽泻　法夏　白蒺藜　桑叶　枳壳　蔻壳　大腹　新会　金铃　延胡

【许左】

风乘清窍，头为晕，湿流关节，肢为酸，胃有火，脘嘈易饥，脾有湿，运钝气滞。

川斛　秦艽　佩兰　云苓　橘红　法夏　丝瓜络　钩藤　白蒺藜　枳壳　芽谷　鸡肫皮

【邓左（二月）】

腹中䐜胀，周身麻木，起来已有二年，入暮四肢酸痛。

当归须　秦艽　丝瓜络　木瓜　木防己　桑枝　枳壳　砂壳　姜夏　橘络　云苓　郁金

【杨左（三月）】

风湿流注，气血失司，经络肌肉蠕动，腰脊环跳酸痛。

桂枝炒白芍　忍冬　菊花　桑枝　木瓜　牛膝　狗脊　丝瓜络　川断　云苓　杜仲　木防己

【汪左】

浊阻机关，腰酸力倦，脉象濡细，舌质薄白，当宣气分之湿，藉以流利机关。

扁斛　秦艽　茯苓　白蒺藜　池菊　桑叶　萆薢　泽泻　杜仲　砂壳　法夏　橘红

【徐左】

湿热类聚，气分被阻，脘满肢软，心悸腰痛。

制朴　佩兰　酒芩　白蒺藜　茯苓　秦艽　鸡距　葛花　广皮　姜夏　蔻壳　竹茹

【沈左】

浊蒙清阳，头目为晕，湿流关节，肢体为酸。

川石斛　秦艽　白蒺藜　萆薢　姜夏　广皮　桑叶　池菊　忍冬　丝瓜络　白藓皮　荷叶

【赵左】

稍涉烦劳，便有体酸，气分有湿，滋补难用。

银胡　蒿子　丹皮　骨皮　川石斛　秦艽　草薢　云苓　忍冬　丝瓜络　姜夏　广皮

【杨左（三月）】

遍体浮肿，时发时愈，巅痛耳鸣，两腿麻木。

茯苓　桂枝　丝瓜络　桑叶　秦艽　橘络　池菊　赤芍　当归　牛膝　丹皮　忍冬

【沈左】

肝肾阴虚，耳为之鸣，脾胃湿胜，骱为之酸，气血被湿所阻，膝骨环跳皆酸，脉象濡细而弦。治法宜利机关。

池菊　忍冬　牛膝　茯苓　杜仲　草薢　桑枝叶　蒺藜　秦艽　泽泻　丹皮　海桐皮

【杨右】

风湿入络为痹，偏体骨骱酸楚，头晕身重，终日畏寒。

桂芍　池菊　石决明　钩钩　秦艽　忍冬　桑枝叶　木防己　蒺藜　煅石膏　木瓜　丝瓜络

癍　症

【某右】

夙有哮喘，前年鼻红，风湿流入血络，遍体发瘰发斑，营卫间阻，冷热倏往倏来，痰滞于络，颔下酿成结核。

当归须　橘红　丝瓜络　丹皮　茅根　山茶花　软柴胡　荆芥　升麻　绿豆衣　昆布　土川贝

【朱左】

诸痛痒疮，皆属于火，火灼于营，布散于络，窒碍营卫流行，阻遏气血贯通，血凝成块，气凝成瘰，先发于下，继发于上，或有燥痛，或有癣痒，斯为躯壳中病，不足以为虑也。夙病咳呛，本病阴亏，两月流泪，二便俱红，左脉柔细，右脉数大，咽喉癣痒，舌黄薄白，血中之热，必藉流行，始衰气分之痰，务在清肃自化。

当归须　生草　池菊　桑叶　橘红　川贝　红花拌丝络　绿豆衣　连翘　忍冬藤　荆芥　丹皮

【长左】

血中风热，透出肌肉，发现红块，上下俱有咳呛少痰，咽喉多痒，大便艰涩，小溲烫热，脉象弦滑而数，舌质腻黄而燥，肝肺挟有风热，脾胃蕴蓄湿火。治法仍宜宣清风热。

元参　苦桔梗　淡草　白杏　川贝　青蛤散　池菊　桑叶　枇杷叶　丝瓜络　丹皮　竹茹

【沈左】

风湿相搏，遍体发瘰，痛在少腹，痞起胁肋。

当归须　荆芥　丝瓜络　忍冬藤　秦艽　生白芍　制川朴　小茴　砂壳　枳壳　青皮　大腹皮

【汪左】

身热发瘰，肠鸣便泻，外感风寒，内积食滞，疏表解里，清肺和脾。

钩钩　丝瓜络　荆芥　防风　白杏　象贝　广皮　木香　神曲　芽谷　扁豆　查炭

【又】

瘰退泻止，是表解里和之兆，咳呛舌白，是湿痰阻气之证。

前胡　白杏　橘红　象贝　法夏　生竹茹　钩钩　扁豆衣　忍

冬　神曲　芽谷　冬瓜子

【陈左】

湿毒流入脉络，窒碍气血流行，气滞作痛，血凝成块，先起于足，渐及于身，营卫附经络，经络既为邪阻，营卫亦有窒碍，冷热因之而作，中焦状有湿痰，胃纳为之减进，左脉数，右脉滑，通气络，和营卫。

当归　赤芍　丹皮　牛膝　橘络　丝瓜络　池菊　桑叶　绿豆衣　干茄蒂　草梢　忍冬藤

【袁孩】

久热不退，新热又加，遍体发斑，定是风暑。

蒿梗　薄荷　六一散　蝉蜕　钩钩　丝瓜络　池菊　桑叶　连翘　山栀　忍冬　丹皮

疹　症

【吴右】

病已越二旬，疹连出数次，遍体密布，周身癖痒，邪有疏通之机，阴有受伤之象，脉来弦滑，舌白口苦，汛停四月，肢酸带多。当先清热解毒，然后滋阴存液。

连翘　绿豆衣　菊花　钩钩　橘红络　银花　山栀　人中黄　苗叶　竹茹　丝瓜络　白杏

【郁左（七月）】

产育已越二日，痹瘰始见四日，火升不寐，气逆胁痛，脉来弦紧而大，舌质堆腻如腐，秽毒炽盛，颇虑迁变，解毒清络是为扼要。

净银花　连翘　菊花　丹皮　马勃　人中黄　丝瓜络　橘

络　象贝　茯神　茅根　紫雪丹

【又】

暑毒酿成痱痦，遍体密布无解，脘有气闷，便不更衣，脉象弦大而滑，舌质燥绛无泽，产后阴分受伤痦多，气分亦耗，两清气营，藉保津液。

石膏　鲜竹叶　知母　白茅根　净银花　连翘　丹皮　人中黄　元参　蒌皮　白杏　茯神

【赵左（四月）】

寒湿阻气，发现似斑似疮，起自寒热，舌质黄腻而厚。

毛术　川朴　广皮　苓皮　荆芥　秦艽　绿豆衣　忍冬　酒芩　生草　丝瓜络　丹皮

暑　温

【曹左】

风湿暑邪，互阻气络，营卫不为调畅，形体午寒午热，有汗而热不衰，有咳而痰不出，舌黄腻，脉滑数，邪既不从表解，热已阻气化痰，当清其热，兼渗其湿，白痦一端，须宜防微。

桂枝　石膏　知母　淡草　连翘　银花　生苡　杏仁　橘红　蒌皮　酒芩　生茹

【张右】

三月寒热，四月复发，五月积劳，六月触怒，劳则动阳，怒则气上，暑湿之邪，乘机凑袭，阻气化热，氤氲中焦，胃不思食，脘不知饥，有时形寒，有时形热，寤寐维艰，更衣燥结，暑郁热郁，由胃及肺，清降失司，咳呛无痰，舌黄而有刺，脉数而带滑，甘凉入胃以清热，苦寒入脾以泄湿，俾使湿热廓清，肺胃自可和协。

扁斛　前胡　白杏　橘红　仙夏　云神　川连　酒芩　山栀　蒌皮　苗叶　生茹

【吴左】

素体薄弱，喜嗜酒醴，近挟时令之暑湿，阻碍脾胃之升降，或有冷热，或有吐泻，气郁化火，舌质绛燥，体虚邪实，脉细可虑。

藿香炒川连　佩兰　鲜佛手　广皮　法夏　茯神　活水芦根　生苡　飞滑石　通草　山栀　酒芩

【吕左】

因于暑，体如燔，因于湿，首如裹，五日以来，连朝不寐，神昏谵语，手指掣动，邪蒸郁化，热不从表而为痞，热炽甚酿痰，以从里而蒙窍，脉数而带促，舌白而带绛，热症注重肝风，设或炽动肝风，便有痉厥之虞，气分之热甚炽，营分之热亦灼，充斥手足厥阴，遂使喜怒无常，清营中之热以安神，泄肝中之风以利络。

犀角　鲜石斛　薄荷　连翘　池菊　竹沥　羚羊　鲜生地　丹皮　山栀　桑叶　芦根

【张右】

寒热间作，似是而非，头不甚痛，身觉酸楚，筋有掣痛，时常不寐，口淡味甜，舌燥色黄，右脉濡滑，左脉细弦，湿火湿痰，阻气阻络，营卫流行失度，阴阳循环失司，体质血少，肝家素旺，清化湿痰，清泄湿气，藉利气络，而和营卫。

川连　酒芩　山栀　蒿梗　佩兰叶　云苓　扁豆　白杏　竹茹　橘络　丝瓜络

【张左】

左脉大，右脉亦大，舌中黄，舌底亦黄，脉大为时令之阳亢，舌黄为时令之湿蒸，诸病杂出，纷药杂投，就其脉大而论，务在潜阳潜火，就其舌黄而论，端在清湿清热，夏令气虚，益气理所必然，平素多痰，涤痰似不可废。

西洋参　秋石　荷梗　苗叶　扁豆衣　黑豆衣　茯神　石决明　桑叶　竹茹　冬瓜子　橘红

别直参另燉为引。

【马左】

头不痛，体不酸，似无外感，身微热，力觉倦，定属内伤，时令但多暑湿，治法尚宜清宣。

扁豆斛　秦艽　丹皮　白蒺　池菊　桑叶　银胡　蒿子　酒芩　佩兰　山栀　广皮

【童子】

暑湿相侵，食物杂投，身体发热，腹筒胀满。

银胡　蒿子　秦艽　连翘　山栀　酒芩　川斛　苓皮　广皮　大腹　冬瓜皮　六曲

【徐左】

病经一月，不寐半月，痰聚气络，咳引胁痛，舌光起腐，脉象带滑，病由积劳积郁，伤气伤营，加以受暑受热，耗津耗液，急当清热涤痰，藉以保津救液，第大便水泻，系热迫傍流，最虑液燥风动，设或手痉则危。

煅石膏　知母　淡甘草　西洋参　苗叶　扁豆衣　川贝　橘红　白杏　云茯神　竹茹　丝瓜络

【王左】

暑风上受，首先犯肺，不从汗衰，已从痰化，便溏不畅，咳呛不爽，脉息滑数，舌质薄白，在肺之暑风已清泄，在胃之浊痰已清肃。

羚羊　象贝　桔梗　淡草　白杏　生苡　芦根　山栀　连翘　通草　竹茹　丝瓜络

【张左】

暑湿又加挟食，吐泻而兼身热，脉弦滞，舌腻白，升降交阻，阴阳交混。

川连　葛根　制朴　蒌夏　广皮　大腹　芸曲　枳壳　香附　木香　云苓　丝瓜络

【又】

疟后遗邪，留恋肺胃，血分有亏，牵及冲任。

扁石斛　丹皮　酒芩　佩兰　池菊　桑叶　淡草　茯神　茺蔚　瓜子　杏仁

潮　热

【吴左】

脉濡细，舌灰腻，阴分不足，湿火有余，先用清理，接服膏滋。

扁斛　秦艽　苡仁　鳖甲　银胡　蒿子　地骨　丹皮　茯苓　姜夏　砂壳　桑叶

【汪女（二月）】

热后阴分受伤，腑阳犹未流通，腹笥作痛，更衣艰涩，脉细数，舌薄白。治法育阴分参用通气腑。

西洋参　首乌　银胡　金铃　丹参　茯神　地骨皮　鸡肫皮　小青　大腹　瓜皮　芽壳

【又】

热后阴亏液耗，口中常觉干燥，腑气失司通降，饮食善于停滞，兼挟木气冲激，遂使呕吐痰物，右关脉滑，暂拟通降。

西洋参　茯神　银胡　蒿子　地骨　竹茹　鸡肫　芽谷　大腹　神曲　仙夏　橘皮

胸　痹

【倪左】

痛在胸次，由来已久，咳则痛引两肋，甚而牵及腰部，此气滞所致，当宣其气而通其络。

栝蒌　桂枝　橘络　归须　茯苓　桑枝　川朴　郁金　丝瓜络　枳壳　姜夏　丝吐头

脘　痛

【吴右】

隐情曲意不伸，气血两少流利，肝木犯中，饮邪留中，脘泛清水，胸闷作痛，痛久则气愈乱，气乱则痛愈甚，奇经八脉已受影响，月事愆期，腰脊酸楚，六部脉均见沉涩，调肝脾以和奇经。

猺桂　香附　獭肝　吴萸　白芍　甘松　乌药　郁金　八月札　枳壳　佛手柑　广皮　姜夏

【陈右】

肝胃气滞，脘中作痛，痛久入络，兼挟痰湿。

桂枝　白芍　香附　白芥　旋覆　新绛　丝瓜络　瓦楞　川郁　橘络　绿萼　竹茹

【戴左】

饮邪流络，络气失宣，脘腹作痛，延及胁肋。

金铃　延胡　乌药　橘络　姜夏　丝瓜络　大腹　桂枝　白芍　枳壳　旋覆　新绛

【沈左】

肝乘于胃，寒滞于中，前经脘痛，现在嗳酸。

东洋参　冬术　泽泻　甘草　茯苓　桂芍　半夏　广皮　砂壳　五味干姜　乌药　川朴

【王左】

脘痛有根，现在复发，痛及于背，甚而泛水。

桂芍　黄连　豆蔻　大腹　金铃　枳壳　云曲　乌药　苏梗　广皮　丝瓜络　白茯

【陈左】

喜嗜水果，致伤脾胃，清阳少升，浊阴不化，留蓄中焦，悉化痰饮，阻碍无形之气，遂成脘痛，耳鸣，脉象细弦，舌质净白。法用理中藉化痰饮。

云苓　炒黑干姜　桂炒芍　川朴　枳壳　熟冬术　广皮　姜夏　姜汁竹茹　砂壳　淡草

【陈左】

中焦积受寒湿，脾胃升降失司，遂使胸脘作痛，绵延已越一年，病剧呕而不便，显然升降窒碍，舌腻白，脉弦紧。治法宜运中焦，藉以流畅气机。

制朴　云苓　老苏梗　佛手柑　枳壳　白芍　大腹　青皮　姜夏　云曲　砂壳　牛膝

【何右】

清阳窒郁，浊阴凝聚，胃脘作痛，由来已久，有年气血俱衰，延久防成膈症。

生绵芪　防风　枳壳　冬术　云苓　广皮　姜夏　砂仁壳　云曲　桂枝　白芍　乌药　甘草　八月札

【刘左】

胃脘作痛，起来二月，呕吐清水，甚于暮夜。

云苓　干姜　川连　云曲　姜夏　枳壳　川附　乌药　川郁金　砂壳　甘草　猺桂炒白芍

【徐左（三月）】

当脘作痛，牵及于背，中焦积饮，阻窒气机。

茯苓　干姜　枳壳　砂壳　云曲　川郁金　半夏　炙草　广皮　乌药　桂枝　白芍

【僧（三月）】

寒湿伤气，脘腹作痛，痛久入络，背部亦痛，寒湿已成痰饮，延久将变膈症。

茯苓　干姜　桂枝　白芍　东洋参　乌药　炙草　广皮　姜夏　云曲　枳壳　砂壳　郁金

【陈左（四月）】

脘腹作胀，已有四年，痛甚作吐，胃纳式微。

川朴　云苓　桂芍　神曲　苏梗　茵陈　广皮　姜夏　乌药　豆蔻　枳壳　干姜

【罗左（四月）】

饮停中焦，脘痛吐水，已越一年，根深蒂固。

茯苓　广皮　枳壳　乌药　川朴　萸连　干姜　姜夏　郁金　栝蒌　豆蔻　竹茹

【曹左】

湿痰蒙扰中宫，阻碍气机，遂使中脘作痛，牵及胁肋。

旋覆　新绛　桂芍　丝瓜络　茯苓　炙草　橘络　姜夏　枳

壳　乌药　干姜　路通

腹　痛

【阮左】

腹痛起有二月，兼有冷热。

云苓　官桂　青皮　姜夏　金铃　砂壳　查炭　枳壳　毕澄茄　乌药　小茴　沉香曲

【梦微夫人】

血虚肝燥，条达失司，气虚脾湿，健运失职，胀在大腹，痛在少腹，胀势早宽暮急，痛势时作时轻，大小二肠尚有窒碍，大小二便为之欠利，面苍形瘦，舌黄，腰酸，肝脉重按弦紧而大，脾脉重取柔软而细，肝强脾弱已见一斑。治法养血柔肝，参用调气快脾，第其大小肠宜以通为顺。

当归　桂芍　牛膝　元胡　枳壳　九香虫　丝瓜络　金铃　小茴　贡沉　於术　橘核

【刘右】

见症丛杂，多是肝病，身半以上，痛势殊少，身半以下，痛处甚多，下焦乃肝肾行脉之所，下痛是肝肾阴分有亏，气入于络，风乘于巅，或有头痛，或有手肿，脉象细弦，舌质黄腻，和肝脾之气血，调左右之升降。

归身　丹参　香附　丝瓜络　玫瑰　橘络　白芍　川芎　茺蔚子　杜仲　茯神　桑叶

【沈右】

九月产育，少腹胀满，冷热头痛，纳食不多，起于三疟。

柴胡炒当归　枳壳　青皮　元胡　佛手干　香附　白芍　茯苓　大腹　金铃　砂壳　丝瓜络

【陈右】

宿痞攻动，显然肝气，冷热咳呛，定是肺病。

当归　鳖甲　叭杏　川贝　元胡　金铃　白芍　制首乌　桑叶　橘络　旋覆　佛手花

【蔡右】

从前脘痛属胃寒，现在腹痛属脾湿，胃既有寒，脾既有湿，流行之气易阻，升降之气易滞，腹痛仓卒而至，其中兼挟肝气，腹笥忽然而胀，其间兼挟食滞，腑道为窒，络道为阻，痛及少腹，胀在胁腰，呕而无物，泻而不畅，无形之气不宣通，有形之滞不尽去，上下阴阳逆乱，左右升降错行，头面时多冒热，膝足时多厥冷，脉紧而兼弦，弦紧而兼滑，舌白不腻，口燥不渴。治法通腑通络，藉以化滞化痰，腑络通，湿痰化，升降自调，痛胀自余。

吴萸　川连　冬瓜子皮　橘络　白芥子　青皮　丝瓜络　姜夏　川朴　萎皮　炒竹茹　枳壳　大腹

【又】

向有脾湿脘痛，显然脾懦肝强，或稍涉寒凉，更衣溏薄，或稍食油腻，大便亦溏，二三日来寒食互伤，窒碍流行之气，阻滞升降之机，忽然腹大痛，甚而牵及胁肋，昨日或痢或痛，顷刻不移不动，大腹又觉腹胀，小腹亦觉满胀，大便不通，小溲欠利，痛而拒按，按而更痛，有时上焦冒热，有时下部厥冷，脉络闭塞，气道痹阻，阴寒之邪，格于阳气，肝木之气，侮于土宫，左脉细弦而紧，右脉细弦而滞，口觉干燥，不索汤饮，舌质薄白，不见干燥，气郁已渐化火，邪郁未曾化热，若不温通气机，则络道愈闭愈塞，腹胀势必滋蔓，若不通降胃腑，则升降愈窒愈滞，疼痛势必增剧，胀或不休，痛或不减，厥疾何瘳，危险何如，今订之方，务在宣通，使通则不痛，而通则不胀。

薤白　青皮　全栝蒌　云曲　姜夏　橘络　桃仁　云苓　大腹　枳壳　官桂　白芍　控涎丸

【又】

脘为胃居，痛乃肝强，向有脘痛，固是肝邪乘犯于胃，今忽腹痛，无非食滞留停于腑，木邪挟痛，乘机穷发，上下升降为窒，左右流利为阻，迭次更衣，频来呕恶，升降之机，渐有疏达，流行之气，仍未宣通，大腹之痛已缓，两胁之胀未减，转侧妨碍，寐寤不安，木郁渐致化火，湿郁渐致化痰，痰为有形之物，易阻无形之气，气滋蔓不通，痰凝滞不行，有时噫嗳，属无形之气阻，有时胁痛，属有形之痰滞，乍有咳呛，又属气火冲激，乍有疼痛，亦是湿痰盘踞，食不多进，寤不多寐，显然胃病，口有蠕动，手有抽掣，定是肝病，肝胃相侮，痰气交聚，膈上不易适，腑中不易通，窍络为痹，络道为塞，左手脉沉弦而紧，右手脉沉弦而滑，舌薄带灰，口淡带腻。治法通流行之气，参入化凝滞之痰，则胀满自减，而疼痛自除，胀能减，痛能除，则寐可望安，而食可加进。

金沸　苏子　蒌皮　法夏　丝瓜络　佩叶　白芥　茯苓　橘红络　炒竹茹　枳壳　控涎丸

【又】

无形之气已通，有质之痰未化，左右道路，尚有窒碍，上下升降，渐有调泰，腹痛缓，胁胀减，尤能转侧，夜可安寐，大便通，瘀血少，胃强转食不多，肝气交平，呕恶已止，肺气上升，咳呛尚作，舌薄白，边块剥，左手脉弦而带滑，右手脉沉而带滑，九窍不灵，多属胃病，心肺为病，鼻窍不利，肺有气逆，胃有浊痰，窍络为痹，喷嚏为难，向有脘痛，肝强脾弱，近加腹痛，气滞血凝，现

62

在病渐退，正虚尤顾，滋补药嫌早，攻剂非宜。

金沸　橘络　苏子　白芥　蒌皮　茯苓　瓦子　丝瓜络　枇杷叶　白杏　法夏　当归须

【朱右】

肝气挟湿，阻碍中宫，脘痛腹胀，筋掣骨痛。

制朴　郁金　姜夏　橘红　青皮　秦艽　云曲　蒺藜　丝瓜络　大腹　枳壳　桑叶

【沈右】

木火郁于土宫，升降不为调泰，脘有满闷，已有半年，腹有疼痛，由来七载，其根起于产后，牵及寄经八脉，经为之迟，带为之多，脉息濡滞。用温运法。

炒萸川连　郁金　云曲　大腹　官桂　枳壳　炒黑干姜　广皮　软柴胡　白芍　佛手干　玫瑰花

【又姒】

产育已及三月，少腹胀而且痛，得食脘闷，形体冷热，顶后抽急，遍体酸楚，舌质黄腻，脉象弦细。当和肝脾，兼通脉络。

吴萸　川连　杜仲　茯苓　橘核　青皮　金铃　桂芍　小茴　佛手柑　丝瓜络　九香虫　玫瑰

【李右】

产育经停，已阅十年，湿痰体质，逢冬欲咳，近加时令之湿，蕴蓄气分之间，腹笥为胀，肢体为酸，左胁时或痞满，右脉颇形濡细，通经络，化湿痰，使湿痰渐化，则气血自行。

川朴　茅术　川芎　云曲　香附　大腹　金铃　法夏　佛柑　青皮　元胡　丝瓜络

【徐妪（五月）】

前次之痛尚缓，此番之痛尤剧，痛在中脘，显然胃病，胃主藏纳，脾主运化，能食而不能化，脾病更重于胃，消化不灵者，湿痰也，通降失司者，食滞也，由湿痰而致气阻，由气阻而致气滞，气与痰互相胶柱，升降流行，遂为窒碍，或为脘胀，或为脘痛，不食则嘈，得食更痛，左关脉细弦，右关脉小滑。治痛之通套不外乎疏运。（前医用姜附不效服此方后即愈）

桂炒白芍　芽谷　竹茹　大腹　川郁金　枳壳　鸡肫皮　姜夏　橘红　茯苓　瓦楞　蒌皮

【罗右】

二月难产，致伤气血，胁下痞满，腹中疼痛，足肿便溏，经停腹痛，产后气血不复所致。

金铃　香附　芽谷　丝瓜络　桂枝　杜仲　青皮　玉蝶　扁豆　白芍　广木香　阳春砂

【凌右】

胎前病杂，多歧产育，病益增剧，甫有二月，气阴皆伤，胎前所伏之湿，产后乘机蟠聚气分为痹，升降为阻，呕而无物，嗳而有声，胸次满闷，脘宇懊恼，鼻端汗泄，肢末厥冷，气逆于上，俯而难仰，脉息沉不鼓指，口舌腻而带甜，阴阳有离决之势，上下有格拒之状。治法抑阴摄阳，兼以调升和降。

干姜　川连　附子　佛手　姜夏　广皮　别直参　枳炒术　茯苓　芽谷　绿萼梅　牡蛎　龙骨

【又】

先嘈杂，后懊恼，气有冲升，俛不能仰，头汗淋漓，肢末厥冷，似阴阳离决，几有一蹶不复，脉象弦细仍少鼓动，舌质腻黄仍觉甜味，寒湿之邪盘踞中焦，窒滞气机，妨碍升降，产后二月，下元未充，肝木之气无以藏纳。用泻心法参理中汤，藉和阴阳并调升降。

桂炒芍　枳炒术　广皮　姜夏　佛手　绿萼　姜汁炒川连　川

64

附　茯苓　竹茹　麻仁　别直参

【又】

胎前伏湿，产后窈发，嘈杂懊恼，不外浊阴蟠聚，气升厥逆，无非清阳窒滞，咳呛喉痒，肺气亦为邪扰，便结腹胀，胃气不为下降，左脉弦细不为条达，右脉濡软而有流利，舌质薄黄，口味转淡，理中焦藉分清浊，宣上焦以搜痰浊，滋阴腻滞之药，与病大相悖谬。

川附　橘红　茯苓　半夏曲　杏仁　川贝　枳壳炒冬术　瓦楞　海石　牛膝　姜汁炒川连　别直参

【康左（三月）】

往年食伤腹痛，近来气滞脘痛，痛作辍无常，阴有所不足，阳失阴恋，风从阳动，头痛牙痛，面浮面光。

桂枝　茯神　姜夏　砂壳　池菊　杞子　白芍　广皮　乌药　芽谷　桑叶　白蒺藜

【沈右（四月）】

当脐作痛，痛久入络，络脉蠕动，动无定所。

旋覆　归须　青皮络　路路通　白芍　枣仁　新绛　橘络　丝瓜络　金铃　白蒺藜　茯神

肝　风

【田左二月

肝乘于胃，脘宇痞塞，风动于络，巅头痛掣。

池菊　石决明　白蒺藜　钩钩　丹皮　桑叶　白芍　青皮　半夏　芽谷　川斛　川郁金

65

病后杂症

【蔡左】

病出多歧，难具缕述，回无华泽，目胞浮肿，脉无神韵，舌质糙腻，察其脉，审其症，不独阴分亏，抑且气分虚，所纳之食，自觉不化，直下而趋，所饮之汤，自觉不从咽管而渗，大便通涩无常，小溲多少不匀，式微之元阳，忽聚忽散，有限之真阴，忽消忽长，延绵辗转，已阅七旬，无大汗见端，无脱绝朕兆，推测源病在于腑，设或损坏在脏，岂无危险发现，不过病久未始，不伤其阴，不独此也，奇经亦有所累，上下升降为窒，左右道路为阻，奇经有名而无形，见症如捕风捉影。现在调治之法，须宜通腑阳，而情志多疑虑，非草木所能疗。

咸苁蓉　姜夏　牛膝　龙骨　蒌仁　橘红　柏子仁　茯神　远志　牡蛎　川石斛　别直参

【又】

不食不知，饥多食不知饱，饮食不能直达，更衣不能通行，目胞浮肿，肢寒手麻，胁背一带，似有瘕气咽喉一带，似有窒碍，病缠三月，气血戕伤，左脉细软如丝，右脉沉弱如棉，口觉润泽，舌无华色。见证复杂，治法颇幻，暂与激其浊藉以扬其清，用调其升即可和其降。

绵芪　桂枝炒白芍　蒌皮　当归　咸苁蓉　桑枝　於术　姜夏　茯神　橘红　炒芽谷　别直参

【又】

脾与胃升降失司，肠与胃传导失度，久病脾虚气弱，久卧气滞运钝，口觉淡味，喜嗜甜物，是脾虚之一证也，目胞浮肿，腹筲胀满，是脾虚之二证也，头鸣耳响，显然虚象，背寒腰痛，亦是虚象，舌仍无华，脉尤无神，清阳之气曰虚，浊阴之气曰盛，中焦升降，愈窒下焦，传导愈阻，脏病宜藏腑病，宜通脏腑俱病，用药最难。仍拟扬清激浊，参用调升和降。

乳蒸於术　咸苁蓉　姜夏　广皮　砂壳　桂炒白芍　茯神　冬瓜皮　大腹　芽谷　别直参　淡附片

【梅右】

病缠既久，气血并亏，始也阴虚不能制其阳，继也阳虚不能生其阴，阳入于阴，则多寐，阳不入阴，则少寐，阴阳既云，不足循环，必有逆乱，有时阳气少降，有时阴火多升，子时后不复，安寐甚而达旦，脘宇自觉嘈杂，剧时呕泛，左右为阴阳之道路，升降为肝肺之所属，阴阳虚，升降乱，气机自为窒碍，少腹致有动逆，脘宇乍痒乍消，胁肋时掣时痛，少火生气，壮火食气，真水不足以制火，少火胥变为壮火，火主销铄，津液为耗，睡醒口觉干燥，满苔舌质淡绛，中央起纹，根底薄白，左三部脉细弦而大，重按尚有敛抑，右三部沉软而小重，取并不涣散，《经》曰："阴平阳秘，精神乃治。"录方育阴潜阳，藉宁神志，参用益气之虚以生血，少佐平气之逆以和降。

蛤粉炒生地　辰茯神　清炙草　绵芪　秋石捣熟地　米炒潞参　生白芍　龙齿　青黛麦冬　囫囵柏子仁　煅牡蛎　枣仁

【又续方】

阴与阳为相辅，气与血为相佐，阴虚则阳无以附，气虚则血无以生，久痛不全，久虚不复，阴阳并亏，气血俱虚，左右道路，升降气机，皆有窒碍，亦有逆乱，子后不寐，火升嘈杂，左脉大，右脉小，舌光绛，中起纹，壮水之主以制阳亢，益气之虚以溉营源。

生地　炙草　杞子　丹参　白芍　池菊　阿胶　麦冬　枣仁　牛膝　云苓　吉林须

外　毒

【李右】

气血行于经络，经络主乎流通，气血久亏，经络失司，有形似核，偏在胯湾，有形红肿，偏在胯外，阴分下亏，阳气上冒，茹斋肠胃薄弱，有年阴阳虚馁。治法两补气血，藉以流利经络。

炒当归　绵芪　白芍　木瓜　杞子　川断　牛膝　杜仲　丝瓜络　橘络　菊花　忍冬

【蔡左】

气血阻滞，湿痰随之，左腿起核，已有匝月，近加冷热间作，时或咳呛无痰，一伤于风寒，一伤于酒醴，遂使肺气失司清降，营卫失司常度，脘宇满闷，脉象沉滑。当用调和营卫，参用清通肺胃。

桂枝　云苓　忍冬　丝瓜络　牛膝　生苡　前胡　杏仁　仙夏　橘红　瓦楞　竹茹

【张左】

鼻疽之后，不耐烦劳，时常头晕，舌质中剥，脉象细软，皆是阴亏。

炒当归　绵芪　白芍　麦冬　丹参　茯神　杞子　池菊　白蒺藜　黑芝麻　牛膝　广皮

【李左】

湿毒下注，发为流火，邪转少阳，酿成寒热。

知母　川连　柴胡　生地　忍冬　苓皮　黄柏　酒芩　青蒿　丹皮　苡仁　绿豆皮

【沈左】

先起下疳，继而梅风，绵延一年有余，气血两受戕伤，经不得血，络不得气，流利为之失司，肢体为之酸楚，甚而四肢伸屈不灵，益以转侧不便，气分又为湿阻，脘宇遂使满闷，阴阳不交，寤寐不宁，营卫不和，身热不凉，左脉细弦，右脉小滑，舌绛燥，口干渴，交阴阳，和营卫，务使夜寐得宁，宣气络，通血脉，以冀经络通利。

归须　忍冬　川贝　川石斛　夜交　茯神　白芍　伸筋草　仙夏　秫米　枣仁　竹茹

【樊左】

上焦不行，下脘不通，有质之饮留于中，无形之火蓄于内，升降流行为之窒阻，津液敷布，为之失常，外症横痃，稠水渐少，内症目睫，盗汗仍多，脘宇有时窒塞，甚而噫气不爽，腹筍时或鸣动，遂使矢气不畅，横痃发生一年多，肝肾阴津受耗，稠水由来已半载，肠胃气血被伤，阴亏则肝火自炽，血虚则肠间自燥，火升口渴喜饮，肠燥更衣艰涩，留饮在中，脘泛口淡，湿火在胃，口腻舌黄，耳时鸣，指时掣，内外兼病，虚实半参，元气为之戕贼，四肢为之困乏，左关脉细软，右关脉濡滑，虚在肝肾之阴精，实在脾胃之湿火，清与阴不相宜，补与湿更不当，法用五仁润肠，毋害其虚，参入二陈利膈，藉泻其实，阳气通则积滞不为壅阻，大便自行，膈气利则饮邪不为盘踞，脘闷自消。

麻仁　蒌仁　柏子仁　桃仁　松子仁　枳壳　川石斛　茯神　佩兰　广皮　仙夏　竹茹

【沈左】

遗精遗毒，尚未入经入络，肩胛臑臂，时有作痛，作疼，项后酸痛，胸前亦痛，左脉细数，右脉滑数，舌中块红，舌根黄腻。当先清新感之风热，然后理旧恙之湿毒。

前胡　白杏　橘红　象贝　蒌皮　桑皮　苡仁　冬瓜仁　甘草　丝瓜络　忍冬　竹茹

预拟固营卫，清遗毒，待外感清，便可接服。

生绵芪　防风　冬术　当归　绿豆衣　生苡　云苓　淡草　橘络　丝瓜络　桑枝　忍冬

【张左（五月）】

先有着痹，继患下疳，着痹属湿胜，下疳属火胜，愈后湿火流连，乘气上扰清窍，烦冒头痛偏于额角，右手关脉数大，先清阳明湿火。

煅石膏　淡草　苡仁　淡黄芩　土茯苓　银花　丹皮　绿豆衣　桑叶　车前子　菊花　泽泻

【莫右（七月）】

产育七十多日，气血虚不肯复，病缠半月有余，暑湿流而不化，阻隔营卫，形体畏寒，气血凝滞，乳房坚肿，阳升于上，耳为之鸣，血虚于下，便为之艰，脘宇气闷，胃纳减进，口觉淡味，舌见薄黄，内症之伏邪，不易廓清，外症之坚肿，尤难就消，通营卫使邪不致留恋，宣气血使肿不致成痈。

柴胡　当归　橘红　全栝蒌　桑叶　池菊　香附　土贝　海藻　昆布　丝瓜络　忍冬

此症先由冷食积滞，以致发热神昏，医愈之后，觉乳管作痛，口不大渴，外反患寒，甚或足冷至膝，手指亦冷，牙车酸疼，师谓，此乃卫气郁遏，热在营分，假寒在外。故用通络和营卫法。

又言脉不畅，久必成痈，若脉数大易散，而为内症，久延恐成疹瘩。

【又（七月）】

肝胃气滞，心脾营虚，乳房坚硬，耳窍鸣响，脉象弦细，舌质薄白，当软其坚，以消其核，乳肿稍消，肢末尚冷，师谓，经络尚未流通也。

前方去桑、菊、贝、蒌，加石决明、橘络、青皮、蒌皮。

【又】

乳房坚肿渐消，耳窍鸣响渐瘥，脾家湿未清撤，肝家气未条达，脉象弦细，舌质净白，养血柔肝以通络，调气快脾以化湿。

柴胡　炒黄芩　当归　白芍　香附　茯苓　青皮　川贝　昆布　海藻　忍冬　橘络

【汤和尚】

先起腿患外毒，愈后毒移右颈，皮色不变，坚硬成饼，属阴分大亏，浮游之火，与凝结之痰，相搏使然。治与通络软坚。

炒当归　香附　左牡蛎　昆布　土贝　丝瓜络　白芍　金铃　海石　海藻　橘红络　竹茹

【孙左（四月）】

当胸流注，一年未瘁，咳呛痰血，两旬未已。

银花　淡草　川贝　白杏　苡仁　毛根　绿豆　丹皮　橘红　元参　瓦楞　生茹

【徐左】

痰症之后，余邪未清，遍体发现瘰疬，左背红肿有脓。

连翘　淡草　赤芍　地丁　丹皮　黄芩　山栀　绿豆衣　苡仁　银花　丝瓜络　苓皮

气血双亏

【左】

血虚不能养肝，水亏不能涵木，肝木动则化风，乘气旋人经络，右手肩胛酸痛，不能高举，右足委中酸痛，难任步履，风胜则燥，燥胜则干，大肠枯涩，更衣艰滞，舌连紫黑，舌中红绛，左右脉象，细弦而滑，阳升失寐，阴耗口燥，体质魁肥，气分有所不足，手足风痛，血分失输灌溉，两补气血，藉通经络。

池菊　杞子　白芍　生地　苁蓉　牛膝　橘络　防风　炒绵芪　知母　当归　柏子仁　忍冬藤煎汤代水

预拟补气以通经，参用养血以活络。

首乌　杞子　当参　生地　牛膝　苁蓉　防风　绵芪　炒桑枝　当归　熟地　丹皮　忍冬煎汤代水

中气不足

【张左（二月）】

脉约候五十至，并无息止见端，轻按若细，重按若滑，体丰阳虚，躯伟湿胜，益以思虑越度，致耗心脾营阴，嗳有酸气，甚而冲逆于上，其间必有痰饮，妨碍胃气降令，据云溲有蛋白质，亦是中有所不足，中气不足，溲为之变，此《内经》篇之明训也，益中气以搜湿痰，理中气以调升降。

潞党参　姜夏　广皮　远志　枣仁　茯苓　霞天曲　炙草　砂壳　芽谷　冬术　竹茹

虚　劳

【陈左】

脾多升胃少降，湿浊盘踞，脘胀噫嗳，清浊混淆，气分痹阻，每至傍晚，两足浮肿，烦热面红，脉细舌光，阴亏损阳浮越。治法和脾胃之升降，以分清浊，参用调阴阳之偏胜，以和营卫。

鳖甲 龟板 牡蛎 代赭石 牛膝 白芍 茯神 广皮 姜夏 郁金 枳壳 芽谷

【许左】

旧冬先见形瘦，今春复加身热，延绵已越一月，身热又加形寒，营虚生热，卫虚生寒，营卫二气，昼夜循环不息，营卫两虚，日暮寒热不已，汗生于阴，而出于阳，阴阳俱不固密，自汗时有泄越，木火上炎于金，清肃遂为失司，或有喉痒作咳，或有动辄气逆，大便乍燥乍湿，小便忽短忽长，大腹常有攻动，甚而嗳气矢气，舌质薄白，蒂丁起筋，左脉细弦而数，右脉小滑而数，细为阴虚，数为阳亢，阴阳久偏，防成劳损，滋阴妨碍于胃，势难骤进，潜阳务使退热，理所必须参用壮水涵木，使中土无戕贼之害，复以潜火清金，俾上焦得清化之扰。

牡蛎 鳖甲 龟板 炙草 元参 川贝 生苡 牛膝 扁豆衣 桑叶 白芍 芦根

阴 亏

【顾左（二月）】

阴亏于下，阳亢于上，心肾不交，多梦多汗。

生地 牡蛎 鳖甲 龟板 远志 稽豆衣 云神 池菊 元参 丹皮 骨皮 桑叶

【王左】

阴不恋阳，精不宁神，心有跳跃，寐有汗泄。

鳖甲　牡蛎　龟板　当归　生地　绵芪　黄连　黄芩　茯神　稽豆衣　浮麦　桑叶

【潘左】

阴分不足，担负伤络，咳嗽痰红，有汗泄。

六味加：女贞　旱莲　鳖甲　牡蛎　龟板　茅根

【姚左】

形寒酸痛，身热盗汗，起于三疟之后，定是阴虚邪留。

鳖甲　桂枝炒白芍　银柴胡　秦艽　苓皮　地骨皮　稽豆衣　浮小麦　川贝　杏仁　橘红　桑叶

【邱左】

阴虚则生热，气滞则腹胀，胀而且痛，形瘦肤燥。

鳖甲　银柴胡　川连　橘络　秦艽　半夏　白芍　茯苓　竹茹　瓦楞　丹皮　地骨皮

【王左】

阳气素虚，湿痰素胜，肝脉附于耳，肾脉开于耳，肝肾阴虚，肝胆阳亢，虚则生火，亢则生风，风火挟湿上扰于络，耳为之鸣，失司聪灵，左脉关尺弦数，右脉寸关弦滑。法当滋肝肾之阴，藉以潜肝胆之阳。

熟地　萸肉　山药　云苓　丹皮　泽泻　首乌　杞子　牛膝　磁石　白芍　池菊

盗　汗

【邵左】

示悉久疟，营卫造偏，盗汗滂沱，满腹蒸灼，半由肠气之外越，半由湿火之内炽，两和营卫，是为扼要。

鳖甲　龟板　牡蛎　首乌　生绵芪皮　桂枝炒　白芍　穭豆衣　炙草　云神　广皮　桑叶　生姜大枣

【刘左】

情志多郁，心脾受伤，脘泛腹胀，自盗汗泄。

生芪皮　桂枝炒白芍　穭豆衣　浮小麦　龙齿　牡蛎　丹参　茯苓　枣仁　麦冬　牛膝　桑叶

【魏左】

营卫不固，劳感寒热，傍晚头痛，深暮盗汗，右部脉数，舌质薄白。宜和补营冲以杜寒热，疏宣气分以搜湿邪。

生芪皮　防风　冬术　首乌　桂枝　白芍　桑叶　穭豆衣　云苓　橘络　姜夏　枳壳

【江左】

湿热留滞，致伤营卫，冷热盗汗，剧于深暮。

银柴胡　蒿梗　秦艽　鳖甲　酒芩　川石斛　桂枝炒白芍　忍冬藤　桑叶　穭豆衣　广皮　苓皮

【陆左（六月）】

春令木火升炽，鼻衄甚多，从此阴分大亏，咳呛梦遗盗汗。

盐水炒川连　酒芩　山栀　丹皮　地骨皮　黑豆皮　茯神　桑叶　浮小麦　莲须　橘红　川贝

便　难

【计左】

右腰作痛，痛及肋旁，上有气短，下有便难。

75

麻仁　柏子仁　松子仁　栝蒌仁　小槟榔　枳壳　归须　旋覆　牛膝　丝瓜络　橘红络　郁金

便前有血两年，于兹，少腹作痛已越一月，原由饮食失节致伤脾胃清阳。

冬术　枳壳　阳春砂　木香　云曲　广皮　白芍　金铃　川朴　扁豆　槐米　查炭

便　血

【陈左】

清阳下陷，湿火随之，痔血或多或少，发时作痛，脉象濡软，仿东垣法。

潞党　冬术　云苓　广皮　木香　炮姜炭　归身　白芍　升麻　葛根　炒槐米　炒地榆

【莫左】

脾肾虚寒，健运失司，鸣痛瘕泄，剧于旦夕，阴阳二络俱伤，非鼻红即便血。

东洋参　冬术　茯苓　广皮　砂仁壳　广木香　补骨脂　红枣　山药　苡仁　炒扁豆　云曲

【右】

血虚湿火下注，肠风痔血，气滞湿热，外腾身瘟体痒。

上川连　橘红络　广木香　炒槐米　炒地榆　荷蒂　丹参　白芍　云苓　丹皮　忍冬藤

【金左】

湿伤脾阳，热蓄胃中，有时便前带血，有时便后有红，每交春令，见风恶寒，卧不宁贴，脘有疼痛，舌黄脉弦，只宜缓图。

炒扁豆　山药　丹皮　泽泻　茯神　广皮　玉桔梗　炙草　左金丸　荷蒂

【马童】

后天失培，湿伤阴络，形瘦便血，已成童劳。

党参　冬术　升麻　柴胡　当炒归　白芍　大腹　冬皮　神曲　苓皮　广皮　芜荑

【邵左】

湿火伤及阴络，便后为之下血，因病惊恐，动及肝肾，木失水涵，火失水制，木火炽伤阳络，遂使气逆痰血，脉象细数，舌质薄白，切忌郁勃。法宜甘平。

丹参　茯神　秫米　龙骨　龙眼　枣仁　白芍　炙草　於术　牡蛎　木香　远志

【闻左】

肠胃湿滞，伤及阴络，便中带血，已及一年。

白头　川连　桔梗　槐米　广皮　杏仁　秦皮　黄柏　淡草　冬瓜子皮　木香　阳春砂

【吴右】

便后带血，起来二年，脾行不及，食后腹胀。

川连　大腹　枳壳　木香　地榆　云曲　川朴　广皮　冬术　砂壳　槐米　查炭

【邵右】

阳络伤为咳血，阴络伤为便血，血去络空，气动筋掣，舌黄脉滞，中焦有湿。

丹参　枣仁　远志　旋覆　川朴　芽谷　陈皮　木香　茯苓　姜夏　丝瓜络　砂壳

金子久医案卷三

中 风

【吴右（二月）】

左部脉滑而弦大，痰中必兼风，右部脉滑而濡细，痰多必阻气，气化属肺，风从于肝，肝肺两经，风痰互阻，先神倦欲寐，继神烦少寐，咳呛痰出不少，脘满食入不多，舌质白而黄，黄而黑，口中干而燥，燥而渴，大便通而不畅，小溲滞而不禁，往年跌仆，伤及环跳，旧年风痰，中入经络，枝叶未凋，根本先拨，已见上实下虚，虑其阳动阴耗，中焦湿痰占据，碍难滋填下焦。当先疏化湿痰，务使廓清中焦，参入宣肺以利气化，复入泄肝以舒经络。

竹沥入姜汁　丝瓜络白芥子拌　瓦楞子　生苡　芦根　知母　蒌皮风化硝捣　白杏仁　枇杷叶　梨皮　桑枝叶　茯茯神

【右】

气虚多湿多痰，血虚生风生火，身掉肢酸，心悸胆怯，五外之年，延虑偏枯。

当归　杞子　牛膝　枣仁　丝瓜络　池菊　丹参　白芍　茯神　木瓜　橘络　蒺藜

【左】

气血两亏，肝肾并虚，先进煎剂，接服膏方。

熟地　白芍　牛膝　杞子　黄芪　木瓜　鹿角霜　萸肉　归身　杜仲　龟板　党参　茯苓

【膏方】

补脾胃藉振气血，益肝肾以壮筋骨。

熟地　黄芪　甘草　川断　木瓜　狗脊　虎骨胶　生地　党参　首乌　龟板　忍冬　阿胶　归身　冬术　牛膝　杞子　萸肉　鹿角胶

【冯左】

肝肾内亏，风湿外淫，肌肉自觉绉脱，肛门又觉下坠，平日身躯，自觉酸楚，现在小溲，又见红赤，左脉细弦，右脉细数，风主乎肝，湿主乎脾。治法两去风湿，藉以两和肝脾。

黄芪　冬术　当归　白芍　川草薢　广皮　防风　苓皮　丝瓜络　忍冬　稀莶草　桑枝

【左】

血虚易生内因之风热，卫虚易受外感之风寒，先患抽掣在踝，现及于手，有时疼痛冷热，脉象小浮。当和营卫，以利经络。

防风炒绵芪　龟板　川斛　丝瓜络　栀子　丹皮　米炒冬术　白芍　茯神　桑枝叶　木瓜　知母

【方左】

八十大年，精神矍铄，踝阴麻木，起来多年，踝骨酸楚，现于今春，痛伤于形，膑有浮肿，照此形状，定是湿阻。伤于湿者，下先受之，由经络而伤肌肉，由肌肉而伤筋骨，观于步履维艰，可证肌肉经络，有附营卫，营卫流行，为之乖和，形体寒热为往来，脉偏洪大，舌见薄黄，风痹宜防，湿肿尤虞，益气血以和营卫，通经络以搜风湿。

吉林须　桂枝　当归　丝瓜络　忍冬　淡草　炒木瓜　苓皮　橘红　木防己　牛膝　白芍

【项右】

血分多热为泛，早为泛紫，气分有滞，为腹胀腹痛，瘕聚攻触，或左或右，此无形之气阻，非有形之积滞，血不养经，气入于络，络脉抽掣，屈伸不利，先偏于右手，继及于左手，面滞舌黄，湿胜无疑，食少便溏，脾虚可知，头晕脉弦，风胜使然，形瘦性躁，肝旺彰著，益气补血，藉资灌溉，通经活络，以利机关。

炒当归　丝瓜络　於术　白芍　钩钩　桑枝叶　丹参　丝吐头　木瓜　橘红　忍冬　吉林须

【陆童】

童年阳元阴亏，风火乘入于络，目窍抽动，牵及口角，育阴潜阳，熄风清火。

生地　龟板　山药　茯苓　芝麻　滁菊　牡蛎　鳖甲　丹皮　蒺藜　桑叶　杞子

【莫右】

手酸痛偏于右，足酸痛偏于左，气血不足，经络失司。治法先用清理，以冀流利气血。

炒当归　川断　杜仲　牛膝　忍冬　丹皮　白芍　狗脊　木瓜　桑枝　丝瓜络　丝吐头

【汪左】

风寒湿之气流于脉络，环跳酸楚下移于足，偏在于右，不耐久坐，脉濡细，舌腻白，当祛风寒湿邪，藉利气血经络。

桂枝炒　白芍　萆薢　知母　忍冬　绵芪　杜仲酒炒　木瓜　茯苓　川柏　秦艽　牛膝　丝瓜络

【吕左】

阳升于上，阴耗于下，风从阳动，火从阴出，肢蠕动，神倦怠，脉象细弦，舌质黄腻，七外之年，延虑中风。

首乌藤　白芍　丝瓜络　川斛　麻仁　蒺藜　桑枝叶　丹皮　橘络　柏子　甘菊　当归

【黄左】

风为阳邪，善行数变，风有内外之别，中有入经入络之分，风为百病之长，兼全五气，或兼寒湿，或兼痰火，左手肿大，右足痿软，手指伸屈作痛，腰脊久坐酸楚，舌音多言，似有塞涩，胁腹之气，有时攻动，左脉虚数无力，右脉濡软带滑，舌质薄黄口不渴饮，系内风非外风，中在经络，未入脏腑，内风从身中阳气之变动，湿痰乃胃中精微之蒸化，泄内风务在潜阳，化湿痰端在益胃，通血脉尤为至要，宣气络又不可废。

桂芍　木瓜　丝瓜络　桑枝叶　法夏　芽谷　芪防　苓皮　麦冬　当归须　梧桐花　忍冬

【又】

风阳走于络，湿痰阻于气，左手指伸屈不灵，右足指麻木不仁，偏枯形状已见，调治急宜从早，舌质薄黄，脉象濡缓。治风先养血，血行风自灭；治痰先理气，气行则痰消。

芪防　桑枝　威灵仙　党参　当归　姜夏　桂芍　橘络　片姜黄　木瓜　红花　丝瓜络

【钱童】

脊高渐及于背，环跳痛及于膝，病在于骨，骨主乎肾，经络酸楚，筋骨痛掣，大便乍溏乍结，身体时凉时热，六脉沉大，两补肝肾。

熟地　丹皮　泽泻　萸肉　茯苓　首乌　当归　於术　党参　龟板　杞子　鹿角霜

【沈左】

口角歪斜，偏在于左，手肢拘挛，亦偏于左，八月又见气升作厥，隔昨又见，故态复作，两旬来不食不便，半月间不寐不宁，真气不纳于下，痰火留滞其中，升降逆乱，呃忒连声，舌光少苔，脉滑少力。治法从痛痹门着想，俾得效力，庶可苟延。

熟地 苁蓉 法夏 磁石 茯神 麻仁 秋石 牛膝 川贝 刀豆 橘红 柿箬蒂

【又】

内夺而厥，则为痛痹，内夺者谓精血之枯槁，痛痹者为中风之形状，况两旬余勺谷不下，且半月来昏睡如寐，宗气愈伤，下元愈竭，时有气逆，时有呃忒，舌少苔，脉少力。仿风痹门地黄饮法。

熟地 橘红 苁蓉 法夏 茯神 牛膝 枸杞 秋石 麻仁 川贝 麦冬 稻头

痿 症

【沈左（七月）】

流毒不出，邪流于骨，酿成骨痿，牵及于筋。

鹿角霜 龟板 虎胫骨 牛膝 杜仲 锁阳 炒当归 白芍 忍冬藤 丝瓜络 黄柏 知母

【杨左】

精不宁神，气人于络，厌睡梦遗，手冷指挛，多年痿症，实恐难瘳。

生绵芪 首乌 桂芍 当归 龙骨 牡蛎 忍冬藤 桑枝 鸡血藤膏 橘红 法夏 茯神

【孔右】

阴虚生火，阳亢化风，风火相搏，已成痿症。

石决明 池菊 桑叶 丹皮 白芍 蒺藜 鳖甲 茯神 丹参 元参 夜交藤 川斛

痉 症

【刘右】

挟感引动伏湿，积食援动肝气，湿郁化热，气郁化火，益以中焦陈腐，逐渐变为痰浊，半月来正不敌邪，三日间寒热如疟，脘有瘕气，便有流通，昨夜寒热战后，旋即神识昏愦，左脉细弦而动，右脉沉弦而滑，舌根薄腻，舌中燥白，里闭痉厥，形势已见，外脱喘急，危险宜防，调治法程，殊为棘手，补正则邪愈滞而闭难开，攻邪则正愈虚而脱益速，潜肝之阳以泄风，镇肝之气以降逆，参桂枝汤以和营卫，加苏合丸以开蒙蔽。

菖蒲汤煎药　旋覆　代赭　石决明　茯神　橘红　法夏　桂枝炒白芍　川连　玉蝶　川郁金　桑叶　苏合丸

【又】

朝诊之脉，细弦而动，午诊之脉，弦大而滑，舌中灰，唇口燥，湿郁痰郁，皆为火化，阴虚阳亢，阳动生风，痉厥内闭，已达极点，喘急外脱，亦勉在目，前拟数味，试观何如。

旋覆　代赭　石决明　白芍　小青皮　姜夏　羚羊　橘红　左金丸　郁金　池菊　桑叶

【又】

左脉乍弦乍动，右脉忽散忽聚，目视直，鼻煽动，危险之形已见，脱绝之势在即，无限之假邪，蔓延不已，有限之真气，持守无多，入于阴则形寒，出于阳则形热，阴阳即是营卫，营卫附于经络，营卫既不循序，经络势必窒碍，身为之痛，肾为之楚，素有之瘕攻于中，新积之滞夺于下，腑气益通，藏气益虚，升降更为窒碍，阴阳更难继续，设或寒热继续，便有呼吸垂危。法用龙牡救逆，藉以两固营卫，而胃被肝扰，仍以旋覆代赭以镇之，气被浊蒙，当用郁金菖蒲以开之。

橘红络　濂珠粉　吉林参　龙骨　牡蛎　石决明　旋覆　代赭　桂枝　白芍　淡草　郁金　石菖蒲　姜夏

【袁左】

受风挟食，仇热酿痰，阻滞气机，外无发泄，郁结生风，窜入经络，发现痉厥，频见三次，稍有咳呛，微有身热，疏宣气机，廓清痰热。

钩钩　连翘　山栀　甘菊　桑叶　竹茹　苏子　莱菔子　前胡　橘红　象贝　栝萎

【杨左】

筋痿已越一年，痉厥甫有半月，或有头痛眩晕，或有耳聋鸣响，时有烦冒自汗，时有呕吐懊恼，病之源在乎肾，病之标在于肝，肾不固摄，小溲为之失禁，肝不潜藏，风阳为之鸥张，挟痰蒙扰胃口，挟气窜入经络，风为百病之长，最为善行数变，忽口齿歪斜，忽目窍偏视，左脉弦缓，右脉弦细，阴阳造偏，风痰胶结。治法潜阳熄风，参用清气涤痰，藉利清窍，而通脉络。

钩钩　明天麻　白蒺藜　桂枝炒白芍　滁菊　桑叶　橘络　丝瓜络　法夏　栝萎仁　茯神　竹茹

【徐左】

风乘清灵，头痛面肿，热阻气分，便闭寐少，脉象数大，舌质糙白，若不泻火利窍，便有神昏痉厥。

羚羊　鲜石斛　钩钩　明天麻　池菊　冬桑叶　风化硝打萎仁　熟石膏　山栀　丹皮　蝉蜕　丝瓜络

时 咳

【许左（七月）】

脾多湿为好睡，胃多热为脘嘈，腑失下降，便闭四日，气郁化热，热聚酿痰，阻碍清肃，身热咳呛脉滑数，舌白腻，宜清湿热兼化燥痰。

前胡 白杏 橘红 象贝 生苡 法夏 制朴 云苓 葛花 冬瓜皮子 蒌皮 姜竹茹

【季左】

风淫湿胜，气滞络阻，咳呛痰紧，甚而胁痛咽干喉燥，脉濡舌白，宣太阴之气，搜上焦之痰。

前胡 白杏 橘红 川贝 家苏子 栝蒌皮 云苓 法夏 丝瓜络 瓦楞子 姜竹茹 枇杷叶

【何左】

阴分不足，气火有余，喉痒咳呛，剧时胸痛，火焰于肺，痰阻于络，津液不获上承，咽喉自觉干燥，脉象左弦右浮，舌质里白外净，潜肺家之气火，涤络中之湿痰。

桑（皮叶）地骨皮 丹皮 生苡 白杏 淡草 元参 知母 橘红络 象贝 竹茹

【叶右】

哺乳二月，气血俱虚，近感风寒，咳呛胁痛。

旋覆 白前 苏子 生蛤壳 茯苓 法夏 丝瓜络 橘红络 川贝 白杏 瓜子 生竹茹

左脉浮，右脉滑，风寒伤肺，湿痰阻气，咳呛身痛。法用清宣。

桔梗 淡草 前胡 白杏 橘红 象贝 苏子 蒌皮 蛤

壳　法夏　竹茹　枇杷叶

【陆右】

风伤于肺，痰阻于气，气失宣化，咳呛不爽，形体畏冷，遍身作痛，脉浮滑，舌黄腻，当宣一身气化，以利周行治节。

梨皮　元参　淡草　钩钩　竹茹　桑叶　前胡　白杏　象贝　橘红络　丝瓜络　菱皮

【李左】

风邪入肺，气急难卧，起来五日，肺实泻之。

葶苈　苏子　旋覆　菱皮　前胡　白杏　象贝　竹茹　橘红　芦根　生苡　淡草

【又】

咳呛夜剧，痰出稠薄，早起气急，胃纳如常。

前方去象贝、竹茹，加丝瓜子、络桑叶。

【庄左】

胸宇窒滞，咳痰不爽。

白芥子　丝瓜络　旋覆　苏子　菱皮　枇杷叶　海石　瓦楞　川贝　橘红　元参　竹茹

【王左】

咳呛已有六日，痰少音声不亮。

白前　马兜铃　梨皮　蝉衣　淡草　桔梗　苡仁　菱皮　象贝　橘红　白杏　竹茹

【徐左】

气滞腹胀，风胜作咳，舌质黄腻，邪已化热。

前胡　白杏　橘红　菱皮　家苏子　竹茹　知母　黄柏　象贝　冬瓜皮　大腹　川石斛

【任左】

咳呛不爽，头痛恶寒，首如裹，腰腿酸，脉数舌白，风寒挟湿。

前胡　桂枝　白芍　苡仁　白杏　炙草　橘红　象贝　云苓　扁豆　姜夏　竹茹

【周左】

咳呛阵作，起来一旬，咳而欲呕，肺胃同病。

款冬　海石　蛤壳　橘红　川贝　茯苓　苏子　白石英　苡仁　姜夏　牛膝　竹茹

老 咳

【石左】

嗜酒多湿，蒸腾上焦，肺失清肃，咳呛时作，肝肾阴火上逆，咽喉时觉燥痒，左脉弦数，舌质薄黄，当潜肝肾阴火，以清肺胃阳络。

秋石　知母　元参　川贝　蒌皮　杏仁　淡芩　葛花　鸡距　丹皮　牛膝　枇杷叶

【梅左】

向患之咳，近来复发，晨起痰先浓后薄，定是脾胃湿痰，早起便常薄而溏，亦是脾胃湿热，脾不健，湿不化，上蒸于胃为痰，下注于肠为泻，脉濡细而滑，舌薄黄而腻。治法健脾理胃，藉以搜湿化痰。

茯苓　生冬术　甘草　姜夏　橘红　川贝　白杏　生苡　瓦楞　冬瓜子　竹茹　扁豆衣

【李左】

气之呼吸关乎肺肾，肺主呼气，肾主吸气，湿痰凝聚中焦，遂使阻碍升降，升降不调，呼吸欠利，升太过，降不及，络道为痹，胁肋为痛，脉弦滑，舌薄白，烟辛耗气，戒除为善。

旋覆　当归须　橘络　白石英　云苓　川贝　新绛　丝瓜络　竹茹　牛膝　淡草　法夏

【积德】

积劳伤气，挟感伤肺，咳呛绵延一月，阴虚火旺防损。

旋覆　白前　青蛤粉　夏曲　橘红　竹茹　粉沙　牛膝　叭杏　川贝　扁豆衣　枇杷叶

【沈左】

火焰于上，咽喉癣痒，咳呛有痰，经有两载。

马兜　秋石　青蛤　牛膝　橘红　川贝　白前　知母　淡草　叭杏　元参　箬叶

【邬】

咳呛昼缓夜剧，身体早热暮凉，气滞腹胀，阴虚防劳。

桑皮　净骨皮　淡草　生苡　扁豆衣　山栀　百部　枇杷叶　旋覆　橘红　川贝　云苓

产后仅有四月，八脉不固，带多咳呛，已越四旬，痰少昼缓夜剧，肺病及胃，咳呛兼呕，寸脉虚关脉滑，先清理后滋补。

旋覆　牛膝　叭杏　紫菀　枇杷叶　橘红　白前　煅蛤壳　淡草　款冬　姜夏　川贝

【严左】

先冷热，后咳呛，音声失扬，已有半月。

秋石　白前　淡草　元参　桔梗　蒌皮　叭杏　瓦楞　川贝　橘红　半夏　箬叶

【李左】

咳呛已缓，气急未平，中上二焦，犹有浊痰。

旋覆　白前　苏子　牛膝　白杏　淡草　姜夏　云苓　橘红　川贝　姜茹　白芍

【莫左】

痰多二年，咳呛一月，气失宣化，胸膺作痛，火有刑金，咽喉癣痒，脉沉细，法清肃。

粉沙参　橘红　川贝　青蛤粉　牛膝　柿霜　旋覆　丝瓜络　云苓　法夏　白杏　竹茹

[左]

痰因于湿，原于嗜洒致伤。法当建中以为治痰之本。

潞参　绵芪　熟冬术　云苓　广皮　姜夏　生苡　葛花　鸡距　泽泻　冬瓜子　竹茹

【周左】

三焦窒阻，气络闭塞，水液凝聚，饮留肺胃，肺胃之气多升，则痰饮不能下达，痰饮之邪少降，则气易有上逆，每交夜半，咳呛阵作，半由木火之冲激，半由金气之升逆，左脉虽形柔细，尚有冲和之气，右脉依然滑大，并无刚躁之势，口味觉腻，舌色薄黄。拟润肺清胃而降气，使火潜气降则痰消。

旋覆　橘红　川贝　煅蛤壳　海石　石决明　茯神　半夏　白杏　芽谷　竹茹　枇杷叶

【尤左】

宿有咳嗽，现受感邪，引动夙蓄之痰，牵连旧恙之咳，肺气失宣，胃气少降，寤不安寐，食不思纳，右关脉象滑数。法当宣化湿痰。

秫米　仙夏　茯神　橘红　川贝　白杏　川连　广郁金　萎仁　知母　山栀　竹茹

【方左】

肺家素为酒伤，脾家尤为湿困，痰饮由此而来，咳呛由此而作，春令阳气升泄，龙相之火，上灼娇藏，咽喉燥痛，右寸脉数。法当滋育。

秋石　元参　淡草　桔梗　麦冬　柿霜　青蛤粉　牛膝　冬虫草　川贝　枇杷叶　箬叶

【沈左】

未咳之先，音声失扬，已咳之后，痰滞不爽，久咳伤肺，表卫不固，外感易受，咳呛易作，脉象细弦，咽喉干燥。益气固表以安金，养阴清里以柔肝。

生绵芪　旋覆　橘红　叭杏　元参　龟板　防风　生冬术　川贝　炙草　牛膝　牡蛎

咳呛之根，已越一年，起于胎前，延及产后。

生绵芪　生冬术　牛膝　干姜捣五味　淡草　橘红　防风　青蛤粉　叭杏　茯苓　姜夏　川贝

痰　饮

【左】

秋分前后，旧病复发，嗜酒中虚，饮邪内聚，气失和降，脘痛呕逆，近来挟感，引动内饮，阻碍太阴，痰腥白沫，脉象右关滑大。治法宣肺清气。

前胡　白杏　橘红　川贝　蒌皮　法夏　苡仁　鸡距　苏子　丝瓜络　桑叶　竹茹

【赵左】

冷热头痛，咽干喉燥，脉象小滑，舌质腻白，咳而欲呕，发现旬余，风伤于上，湿伤于中。

前胡　白杏　橘红　川贝　蒌皮　姜夏　葛花　鸡距　苏子　元参　知母　枇杷叶

【木左（七月）】

气急属肾出，痰饮属脾出，多年老病，焉能杜根。

茯苓　甘草　夏曲　橘红　川贝　生苡　白前　白石英　白杏　牛膝　冬子皮　竹茹

【费左】

木火刑于肺，痰饮蓄于脾，咳呛气急，已有一年。

旋覆　白前　苏子　白石英　款冬花　枇杷叶　生苡

【沈左】

川贝　橘红　白杏　法夏　淡草

气入于络，痰饮聚膈，头腹胁背皆疼，咳根年余难杜。

茯苓　桂芍　枳壳炒冬术　甘草　青皮　法夏　叭杏　川贝　丝瓜络　橘络　芽谷　生姜

【胡左】

嗜酒中虚，湿胜成饮，五更咳呛，两月不痊。

石膏　知母　淡草　米仁　葛花　鸡距　白前　姜夏　川贝　橘红　茯苓　竹茹

【王左】

体多湿则脾家必弱，性喜酒则肝家必旺，从前心悸属悬饮，现在善忘属气虚，稍感风寒，便有咳呛，肢节酸楚，是风淫末疾，寐有掣动，是风乘经络，左关脉象滑大，右关脉象弦细。泄肝之风，化脾之湿。

葛花　鸡距　生苡　冬瓜子　丹皮　钩钩　茯神　姜夏　生竹

茹　砂壳　桑枝叶　橘红络

【凌右】

上升之气，多从肝出，下降之气，悉赖肾纳，或心悸胸痛，或气逆作喘，起来多年，不易杜根，膈膜之上，痰饮踞留，左手之脉，关部弦紧，平肝肾之气，消膈膜之痰。

丹参　茯神　远志　夏曲　橘红　川贝　紫石英　石决明　银杏　洋青铅　牛膝　佛手柑

【许左】

脾气失其运磨，多食作胀，胃脉不司流利，肢体为酸，气急多痰，舌光少苔，脉弦滑。法建中。

桂芍　炙草　饴糖　生绵芪　北沙参　麦冬　咸半夏　火麻仁　芽谷　叭杏　橘红　丹皮

【姚左】

浮肿已见朕兆，喘急又有基础，两足浮肿，两手亦肿，咳而兼嗽，俯而不仰，三春曾经咳呛，入夏屡有痧秽，肺气早有受伤，脾阳亦有虚馁，湿痰气火，乘机萌动，最关系者，饮食少进，脾胃生机日弱，气血生化日少，呼吸升降，因之窒碍，肝肾虚象，虽未发现，龙相之火，已有升腾，观于牙血喉燥可证，牙为骨余，龈为胃络，胃热蒸腾，在所不免，舌质薄白，面色痿黄，左脉弦而数大，右脉弦而数细，馁在其中，痰聚其上，建中藉以搜饮，清上以调升降。

生绵芪　桂芍　鲜稻穗　於术　茯苓　夏曲　橘红　川贝　叭杏　牛膝　秋石　葶苈

【又】

胃不能多食，脘自觉痞杂，四肢浮肿，牙根脱血，气逆多咳，痰升多嗽，左关脉弦细，右关脉滑大，脾虚生痰，胃燥生火，痰火占据乎中，脾阳有失默运，升降为阻，消化为难，病起非伊朝夕，已伤真阴真阳，坎中之水，无以涵甲木，离中之火，无以温坤土，肝木之气日旺，太阴之气日困，浮肿已达目的，喘急更宜防微。处方建中以调升降，用药甘平，不致偏胜。

生绵芪　生冬术　桂炒芍　芽谷　茯苓　夏曲　橘红　川贝　秋石　牛膝　麦冬　冬瓜子皮

【沈左】

肺为酒伤，清通失拟，脾为湿困，健运失职，气逆作咳，湿胜生痰，肺伤渐及于肾，咳甚兼有气喘，根起五年，每剧于冬，六脉细弦，两益肺脾。

潞参　冬术　云苓　姜夏　甘草　橘红络　干姜五味　葛花　生苡　冬瓜子　姜竹茹　牛膝

【沈左】

脾虚生外饮，肾虚生内饮，饮聚气机，妨碍呼吸，动辄气急，由来三载，咳呛痰如稀涎，多坐腰脊作痛，脉象细弦，调和呼吸。

绵芪　桂芍　炙草　茯苓　淡干姜　冬术　磁石　五味　银杏　姜夏　橘红　川贝

【梅左】

痰之生也本乎湿，湿之生也本乎脾，脾不鼓舞，气不健旺，遂使水谷积聚为湿，从阴化饮、从阳、化痰，蓄于脾而嗽，储于肺而咳，痰与饮壅阻，气机升与降失司常度，有时气多升则上喘，有时气多降则下肿，平日积劳，则真阳外耗，加以积郁，则真阴内伤，阳耗气弱，则肺金愈欠清通，阴伤血燥，则肝木益见疏泄，脉状六阴，重按软弱，舌质糙白，苔见薄黄。届值冬至，正资调理，先宜煎剂，清通肺脾，后当膏滋，培益肝肾。

毛燕　冬虫草　橘红　云苓　炙草　百合　叭杏　川贝　夏曲　牛膝　吉林须

【又膏方】

六味 四君 加归 芍 芪 杞 膝 龟 蓉 燕 橘 夏 阿胶

【黄左]

左右脉象，均见弦细，弦为阴邪，细为阴虚，饮入于胃，游溢精气，氤氲中焦，悉化痰饮，蓄于脾，贮于肺，妨碍升降，窒滞呼吸，时或咳逆，时或喘急，顺上焦之呼气，纳下焦之吸气，呼气利则痰饮自化，吸气利则喘急自平，届及秋令司扰，忌用温燥之品。

金沸草 橘红 川贝 牛膝 叭杏 枇杷叶 龟板 鳖甲 牡蛎 磁石 青铅 秋石

【黄左】

气扰膹郁，湿痰为痹，加以酒多谷少，阳明气化不旺，二便甚少，动辄气急头晕，脉象濡滑，舌质黄腻，温通气机，藉调升降。

茯苓 淡干姜 广皮 姜夏 葛花 鸡距 薤白 栝蒌皮 杏仁 川朴 枳壳 姜茹

【范左】

气急痰饮，起来八载，胃钝懒纳，已有八日。

银胡 蒿子 酒芩 扁斛 秦艽 山栀 生苡 白杏 冬瓜仁 法夏 橘红 竹茹

【张左】

脉象弦滑，主饮主痰，痰饮盘踞中焦，窒碍上下呼吸，肺为不降，肾为不纳，动辄气急，状似喘逆，素有遗泄，肾阴久亏，多年老病，根深难杜。

鳖甲 龟板 牡蛎 牛膝 白石英 冬虫草 夏曲 云苓 炙草 橘红 川贝 白杏

【张左（四月）】

动辄气急，状似喘逆，过暖则缓，过寒则剧，肾阴久亏，梦遗自至，脉象弦滑，舌质薄黄，湿令暂撤介潜，易用甘平缓急。

茯神　炙草　橘红　夏曲　瓜子　竹茹　白石英　冬虫草　叭杏　川贝　远志　枣仁

湿 痰

【张左（二月）】

平日嗜酒，多纳食少，遂使中气虚，湿痰胜，停于膈上，或有泛水，聚于腑中，或有腹胀，舌中绛阴分有亏，右脉滑，湿痰偏胜。补益中气，疏化湿痰。

潞党参　法夏　广皮　茯苓　麦冬　鸡距子　瓦楞子　冬瓜子　葛花　竹茹　芽谷　川石斛

【李左（三月）】

中下阳气不足，上中湿痰有余，呼吸气逆，咳呛痰浓，面浮足肿，脉弦舌腻，气虚痰多，用药最难。

党参　冬术　苡仁　茯苓　川贝　灵磁石　牛膝　炙草　广皮　姜夏　桂枝炒白芍　干姜捣五味子

哮 喘

【石左（二月）】

哮出于肺，喘出于肾，自幼年而起，其根深蒂固，痰饮为阴邪，故逢冬必剧，有时痰有咸味，属内饮，有时痰浓黄，属外饮，内饮属肾，外饮属脾。治法通阳搜饮。

茯苓 桂枝 冬术 炙草 淡干姜 广皮 牛膝 姜夏 瓦楞子 炒竹茹 北五味 银杏

【钱左】

风寒入肺，酿成哮喘，作辍无常，已属根深。

旋覆 白石英 蒌皮 瓦楞子 广皮 姜夏 生苡 淡草 桂枝 云苓 川贝 竹茹

【丁右】

哮出于肺，喘出于肾，根深蒂固，药难奏功。

细辛 麻黄 桂枝 五味 磁石 银杏 干姜 甘草 姜夏 牛膝 白芍 熟地

【沈右】

胎前多病，产后腹大，素有哮喘，殊难杜根。

干姜 五味 苏子 瓦楞 冬瓜子 杏仁 云苓 姜夏 广皮 淡草 川贝 竹茹

【凌左】

老哮时发，旧年又加痰血，形体冷热，胃纳尚不大钝。

茯苓 炙草 姜夏 橘红 川贝 生苡 白前 旋覆 紫苑 款冬 瓦楞 竹茹

【陆左（四月）】

哮病幼年而起，近来甚剧，急难以安寐。

细辛 姜味 茯苓 桂枝 姜夏 射干 牛膝 川贝 橘红 白石英 炙草 竹茹

【徐左】

夙有哮喘，不时举发，畏冷虽除，夜热仍然。

葶苈 苏子 白芥 云苓 炙草 姜夏 干姜五味 牛膝 白石英 橘红 川贝 姜茹

喉痹

【费右】

肺为黄钟，空则鸣，塞则不鸣，痰阻于肺，气为痹，声为不扬，金燥木旺，咳呛头痛，右寸脉滑，当先清上。

甜桔　凤凰衣　柿霜　元参　瓦楞　川贝　淡草　蝉衣　西藏橄榄　橘红　海石　枇杷叶

前次喉烂，固是阴虚燥火，现在喉痹，亦是阴亏相火，肺为声音之门户，一经为火所刑，音为不鸣，声为之破，平时咳而不多，侵早咳而稍密，脉来滑数，舌质薄净，气分不通，阴火不潜。治法清气之燥以保金，参用滋阴之虚以潜火。

野百合　元参　川贝　桔梗　淡草　橘红　秋石　青蛤　冬虫　凤凰　西橄　丹皮

【沈左】

肝脉走咽，肾脉循喉，肝火上盛，肾水下亏，发现喉痹，海底起瘰，吞咽尚利，红筋尤少，见风头胀，步履足酸，阴不上承，阳不下降，有时多梦，有时少寐，纳食不运，脘腹作胀，心有悸跃，耳有鸣响，大便燥则有血，更衣湿亦有血，里外舌质皆白，左右脉象俱滑，体质虚在阴分，湿痰阻在气分，育阴以退虚火，通气以搜湿痰。

空沙参　淡草　元参　橘红　川贝　竹茹　秋石　牛膝　丹皮　茯神　生芽谷　西橄

仲春发现喉痧，从此蒂丁下垂，近来咽喉两旁，又见红肿形状，有时干燥，有时作梗，肝脉走咽，肾脉循喉，肝肾之水不足，龙相之火有余，如再迁延，防成喉痹，脉象统按弦细。治法咸寒潜育。

西洋参　秋石　知母　淡草　桔梗　元参　西橄　柿霜　丹皮　牛膝　龟板

【吴左】

肺肾阴虚，龙相火升，喉痹咳呛，根深难杜。

甜桔　元参　淡草　橘红　川贝　叭杏　麦冬　丹皮　牛膝　凤衣　箬叶　枇杷叶

【方左】

左手脉细弦而数，右手脉滑弦而大，舌黄根白，咽梗喉痹，郁勃之火，薰蒸酿痰，蓄于膈上，贮于肺中，阳气被伤，阴气被耗，大肠失其滋润，大便不获通行。用甘凉入胃以生津，参咸寒人肾以存液。

猪肤　白蜜　糯米粉　西洋参　秋石　甘草　麦冬　咸苁蓉　牛膝　丹皮　川贝　凤衣

【张左】

吸入洋油气味，陡然咽喉癣痒，旋即声音失扬，绵延已有二月，咽外臃肿坚硬，内管吞咽作梗，左脉数大，右脉数滑，见症多属肺热。治法先与清泄。

昆布　海藻　射干　箬叶　桑叶　枇杷叶　瓦楞　海石　杏仁　元参　橘红络　川贝

失　音

【任左（二月）】

旧年四月，阳气升泄，木火刑金，发现咳呛，迨至九月，阳气收束，燥火烁金，变为失音，自秋徂春，咳呛气急，驯至形瘦食少，是欲迫入损门，脉象左数右大，舌质根剥中白。滋养肺肾之阴，藉潜龙相之火。

大生地　元参　川贝　柿霜　炙草　牡蛎　秋石　生苡　芦根　叭杏　冬虫　牛膝

【林左】

年已古稀，病越半载，由水亏不能涵木，由木火凌犯于金，火灼生痰，痰阻气分，肺主气化，肺气失宜，滞结为痹，脉络为阻，胸骨掣痛，缺盆亦痛，嗽痰气逆，音声失扬，左脉数大，右脉虚促，金燥气耗，防成肺痿。

桑叶　枇杷叶　水糖煅石膏　白杏　桔梗　淡草　川贝　橘红络　青黛拌蛤壳　元参　竹茹　芦根

【吴右（二月）】

身冷不热，咳呛咽干，喉痛音嘶，起来半月。

桔梗　淡草　知母　川贝　苏子　前胡　杏仁　橘红　桂枝　酒芩　芦根　苡仁

【双林郎】

肺象空悬，名谓黄钟，水亏不能养木，木火上炎于金，金为火刑，渐致失音。治节失司，膺骨作痛，左脉滑数，右脉细数，舌中光，舌边黄，年垂七十，病起半年，转瞬夏令火旺，便有金燥成痿。

阿胶　旋覆　桑叶　石膏　甘草　丝瓜络　麦冬　枇杷叶　百合　青蛤　元参　桔梗

【徐右】

前年产育之后多病，旧冬产育，旋即咳呛，绵延至今，复见失音。

冬虫　元参　桔梗　淡草　苡仁　橘红　川贝　杏仁　扁豆

衣　柿霜　枇杷叶　箬叶

【吴右】

旧冬咳呛，今春产育，咽干失音，久虚防损。

生地　麦冬　天冬　桔梗　淡草　元参　丹皮　蛤壳　龟板　牛膝　桑叶　白芍

肺　痈

【叶左】

先由胸胁作痛，继而痰出腥秽，咳呛频仍，气升血溢，背寒夜热，延成肺痿。

生苡　芦根　丝瓜子　野百合　兔耳草　败酱草　秋石　生蛤壳　橘红　川贝　知母　旱莲草

【左】

自夏徂冬，痰浓痰秽，火焰金伤，已成肺痿。

生苡仁　丝瓜子　淡草　白蒺藜　牛膝　橘红　芦根　水糖煅石膏　青蛤　兔耳草　粉沙参　川贝

前日吐血盈盏，现在痰血夹杂，痰味或秽或咸，血色乍鲜乍紫，咳呛气逆，胁肋掣痛，右畔牙龈如肿如浮，左部脉象似芤似大，舌质灰黄，舌根起刺，本病肝肾阴亏，标病肺胃火旺，肝升有余，肺降不及，气机为阻，络道为痹，潜营之火以柔肝木，清气之燥以安肺金。

水糖煅石膏　生苡　橘红络　鲜生地　旋覆　芦根　丝瓜子络　川贝　丹皮　茯神

【又】

左升太过，右降不及，气为之痹，络为之阻，前次之痛在于胁肋，现在之痛在于缺盆，胸膺犹觉窒塞，痰或咸或秽，血乍有乍无，气逆作咳，依然如前，大便不通，已近一旬，左脉刚而兼大，右脉柔而兼小，前半舌白而腻，后半舌黄而腻。治法清肺凉血，兼以潜肝。

冰糖煅石膏　芦根　生苡　丝瓜络　鲜生地　丹皮　旋覆　橘红　川贝　蒌仁　茯神　牛膝

【沈左】

咳呛已越一年，痰薄咸秽，上损已成，秋燥吃紧。

芦根　苡仁　冬瓜子　扁豆衣　冬虫　兔耳草　秋石　叭杏　川贝　牛膝　夏曲　枇杷叶

【丁左（七月）】

过嗜酒体，肺家早伤，鏊嗜肥腻，胃家有浊，稍挟时令之暑湿，援引素蓄之浊痰，阻升碍降，络道失司，痰甚化火，咳嗽胁痛，痰出臭秽，绵延辗转，已越一月，久咳肺虚，皮毛失固，自汗极多，多痰胃伤，甦豁失机，纳食极少，肺胃之气阴日耗，其痰火日炽，虚不能补，实不能泻，转瞬燥火司权，肺金如何克当，左脉虚数而大，右脉滑数而大，舌黄带白，冷热便艰，欲求治咳，必先顺气，欲求顺气，必先潜火，仿喻氏清燥救肺汤。

鲜石斛　芦根　丝瓜子　生苡　竹茹　枇杷叶　冰糖煅石膏　知母　淡草　橘络　旋覆　粉沙参

【又】

咳为气逆，嗽为痰多，咳而呕恶，肺咳而兼胃咳也，痰秽带绿，肺热而兼胃热也，肝升太过，肺降无权，络道为痹，胁肋为痛，大便不更，肺邪移于大肠，纳食不增，痰火壅滞于膈，左脉虚数而大，右脉滑数而大，舌质腻黄，根底腻白，肺为火刑，胃实多痰，当清其源，以洁其流。

鲜石斛　芦根　生苡　丝瓜子　橘络　生茹　犀角汁　石膏　败酱草　大青叶　葛花　瓦楞

【又】

咳出于肺，嗽出于胃，有声为咳，是肺燥，有痰为嗽，是胃火，痰绿痰黄，乃胃家湿火所化，痰臭痰浓，亦胃家湿火所生，咳作不已，痰化无穷，肺津胃液，皆受戕伤，肝多升胃少降，络道为痹，痛偏于右，眠难着左，就其左右而论，病在肺者多，在肝者少，就其秽痰而论，邪在胃者多，在肺者少，左脉虚软而数，右脉滑大而数，或似肺痈，或似胃痛，痈者壅也，滋腻难尝，舍清肺胃，别无良法。

铁皮鲜石斛　芦根　生苡仁　丝瓜子络　橘络　桃仁　冰糖煅石膏　银花　大青叶　败酱草　旋覆　犀角

瘛 疭

【钱右（二月）】

体质魁肥，阳明脉络空虚，血分亏弱，厥阴风木鼓动，乘于巅为头晕，甚而昏厥，动于络为筋惕，甚而瘛疭，心悸胆怯，遂使旦夕不寐，思虑疑惧，致令喜怒无常，脉小弦而滑，舌薄黄而白，平时湿痰用事，近来风阳炽盛，先熄风后涤痰。

生铁络　西珀　生白芍　淮小麦　清炙草　南枣　羚羊　远志　枣仁　石决明　橘红络　金箔

七 情

【钟左】

思则气结，惊则气乱，已成怔忡，药难疗治。

丹参 茯神 远志 枣仁 柏子仁 小麦草 磁石 龙齿 石决明 牡蛎 白蒺藜 合欢花

【陈左】

疑惧皆伤脾肾，敬恐尤伤肝肾，离坎由此失交，神志由此不宁，不寐者已有多日，不便者亦有多日，汗为心之液，多汗则心虚，阳为神之灵，阳亢则神耗，脉虚大，舌灰腻，交媾心肾，固摄阴阳。

吉林参 茯神 秫米 淮小麦 远志 栝蒌仁 龙齿 牡蛎 桂枝炒白芍 夏曲 杏仁 桑叶

【邱右】

心烦意乱，惊惶恐惧，皆是七情之伤，都是五志之动，向有肝气，魂不归藏，现在心悸神不安宁，其不寐者，由此来也，体素血少，君相易动，脉象细弦。法当镇摄。

丹参 茯神 远志 枣仁 小麦草 甘草 磁石 石决明 西珀 西玳瑁 龙齿 夜交藤

肝肾真阴素亏，脾胃湿痰夙盛，病机自秋徂冬，屈指已越三月，形寒形热，乍往乍来，阴阳交错，营卫交乱，正气何以维持，津液何能敷布，君火炽旺，相火炽动，神为不宁，魂为不藏，加以触受惊恐，遂使神志昏糊，寐不安稳，错语喃喃，手指震动，肢末抽掣，肝胆风阳，走入经络，脾胃湿痰，扰及清灵，左脉弦细而劲，右脉细数而滑，舌尖干绛，舌中腻白，风胜则津干，干胜则液涸，肺失清通，胃失濡养，现在幸未汗泄，阴阳尚有枢纽，转瞬冬至节临,恐有再增变象。治法甘凉存津养液,参用介类潜阳育阴。

生地　橘红　川贝　茯神　胆星　金箔　珠粉　犀黄　牡蛎　龙齿

百病由虚而更由痰,虚在于阴,痰在于气,阴虚则善能化火,气郁则亦能化火,君相由此而动,坎离由此失交,肝胆之魂不能藏,肝胆之风无以息,或有头旋目花,或有筋挛肉瞤,血不归肝,阳不入阴,欲求安寐,盖亦难矣。阳善变动,火能消烁,劫津耗液,在所不免,害气夺阴,理亦宜尔。心无宁绪,语有错乱,脉象弦细,舌质光剥,究其病必从惊恐而来,论其脉必自阴虚所致。治法滋手足厥阴之营,潜手足少阳之阳,藉交坎离而宁神志。

西洋参　川贝　生地　麦冬　元参　丹皮　胆星　茯神　贝齿　珠粉　远志　枣仁

【沈右】

病起旧秋白㾦之后,绵延辗转,已越十月,阴阳虚不肯复,气血虚不肯充,心主血而藏神,肝藏血而主魂,血统一虚,神魂异舍,故寐难安而汗易泄也,汗为心液,汗从阴化,汗愈泄阴愈伤,阴益伤阳益亢,风随阳动,火随阴泄,风火蒙窍,头为晕,耳为鸣,风阳扰络,经为掣,肉为瞤,闻声则惊恐,心悸胆怯,左部心肝脉独见虚弦,右部肺脾脉颇形濡细,两部尺泽,左动右静,审其证察其脉,病在情志,虚在阴阳,际此长夏,阳气升泄。治法从阳引阴,参入心肾藉宁神志,切勿善虑多疑,或可阴平阳秘。

别直参　茯神　炙草　生芪皮　首乌　小麦　桂枝炒白芍　龙骨　左牡　枣仁　桑叶　池菊

【盛左(二月)】

心主神明,肝主谋虑,平时操心,神明易致内乱,益以远虑,肝阳善于炽动,喜嗜酒醴,肝火更为蒸腾,恣嗜肥肉,脾湿遂为蟠聚，肝火旺则生风，脾湿胜则生痰，风痰互相胶结，胆失中正，胃失下降，诸阳乘机毕聚于上，上焦清窍悉受其蒙，耳聋不灵，目昏不明，有时面红如妆，有时面亮如油，语无伦次，寐无安恬，左脉细而无神，右脉滑而有力，舌根腻黄，舌尖薄白，论本神志混淆，论标浊痰蒙闭，一言以蔽之，多主于七情，水火日失交济，阴阳日失相恋，届及春升发泄，阴阳防其离脱，镇固阴阳，以摄神志，清肃湿痰，以通机窍，但见症如此，断难生效力。

龙齿　牡蛎　茯神　炙草　小麦　橘红　胆星　远志　枣仁　川贝　龟板　竹沥

痫　症

肺有热为鼻红，肝有痰为搐搦，痰涎愈吐愈多，心灵如糊如呆，按脉小弦，右部滑数，症属五痫，杜根非易。

胆星　钩钩　丹皮　蝎尾　菖蒲　石决明　郁金　天麻　橘红　竹沥　茯神

【又】

痫厥以风痰为主，脑发时，神不清，肢有搐，起来数年，愈发愈动，风主于肝，痰主于脾，痫厥以风为标，以痰为本。治法注重涤痰，参以熄风。

礞石　橘红　竹茹　白金丸　远志　玳瑁　胆星　川贝　菖蒲　茯神　西珀　桑叶

【朱右】

心不藏神，肝不藏魂，君相火动，湿痰阻窒，左脉大，右脉滑，营阴下虚，浮阳上亢，若不趁早调治，势必酿成癫狂。

丹参　远志　石菖蒲　胆星　郁金　竹茹　石决明　枣仁　丹皮　西珀　茯神　橘红

【马左】

诸风掉眩，皆属于肝，挟痰蒙扰清灵，巅响甚而发痫。

天麻　桑叶　龙齿　橘红　瓦楞　芝麻　茯神　池菊　竹茹　半夏　海石　白金丸

【李左（三月）】

从前所发之厥，先有头晕，现在所发之厥，先有脘疼，眩晕属肝阳蒙扰清窍，脘疼属肝气乘犯中焦，源由终不离乎痰，昔谓无痰不作痫，胸脘痛时颇热，肢末痛时厥冷，其阳气窒郁无疑。治法须用疏化。

桂枝　瓦楞　白芍　姜夏　茯神　广皮　干姜　川连　石决明　枳壳　竹茹　甘草　白金丸

【祝左】

素有脾湿化痰，近来肝阳化风，神识如蒙，语言错乱，手指掣动，颇虑痉闭。

胆星　菖蒲　茯神　郁金　池菊　竹沥　天竺　桑叶　蝎尾　石决明　钩钩　橘红

【右】

心悸头晕，妄言不寐，口角后得此病，神呆如癫前，曾服过一方，药亦同此，甚得效验。（用柴胡清肝火而宁魂）

丹参　枣仁　茯神　龙齿　合欢　川郁金　远志　小麦　石决明　淡草　西珀　柴胡炒当归

【朱左（四月）】

情志惊恐，致伤肝肾，已经两月，防成癫痫。

甘草　淮小麦　枣仁　远志　龙骨　牡蛎　茯神　磁石　池

菊　桑叶　牛膝　石决明

干血痨

【蒋右】

冷热起于旧秋，淹淹至今未已，经停半年，腹胀且大。

当归　柴胡　香附　白芍　大腹皮　香橼皮　川郁金　苓皮　青皮　金铃子　茺蔚子　猺桂

【右】

气火上炎，血液下亏月事久停，咳呛新剧，夜发身热，现于旧冬，舌质光剥，见于今春，寸脉虚数，尺脉柔细，录方潜上之火，参用滋下之血。

丹参　白芍　丹皮　秋石　元参　茯神　海螵蛸　牛膝　鳖甲　青蛤　川贝　枇杷叶

【沈右】

咳呛无痰，非脾湿，为肺燥，腹痛气逆，是肝气，非胃寒，晡有面红目糊，定是阴虚阳亢，经停一年不转，显然血虚气滞，脉象细弦而数，舌质薄黄而腻，轻清养肺阴而滋肾水，介类潜肝阳而泄肺火。

毛燕　元参　川贝　旋覆　牛膝　丹参　叭杏　橘红　桑叶　枇杷叶　牡蛎　白芍

【张右】

体质素亏，木火素旺，凌于金为咳呛，侮于土为便溏，春夏又复积劳，阳气由此炽盛，盛则化火，循经入络，先有喉痛，继有龈肿，愈日不多，咳呛增剧，绵延辗转，已越一月，木火愈升愈旺，金气益咳益虚，升太过降无权，络道壅阻不宣，右肋自觉窒滞，眠仅着左，殊难看右，肝不藏血，随气上逆，痰中见红，已有两次，气不帅血，冲任无资，汛事停期，已有五月，谷食少进，形容瘦怯，上下之损，渐及乎中，左脉细弦而数，右脉滑数而弦，舌薄黄，尖带红，营分定有郁热，气分必有湿痰，秋燥司令，治难悖谬。先当清肺之燥，参用潜肝之火，以肝主升，得潜而不逆，肺主降，得润而下行矣。

冰糖煅石膏　淡草　白杏　川贝　丝瓜络　桑叶　柴胡炒当归　白芍　橘红　青蛤　牛膝　枇杷叶

【又】

气逆为咳，痰多为嗽，咳及肺之燥，嗽乃脾之湿，痰黄痰绿，湿郁已从火化，气逆气急，金气已从燥化，肺降不及，肺升有余，络道为痹，络血为腾，芒种节前，一经纯血，秋分节交，又见点血，眠能着左，胀满在右，月事愆期，形容憔悴，左脉弦细而数，右脉弦滑而数，唇口干燥，舌质黄腻，壮水制火，令金藏得清化之权，清金柔木，使土宫无戕贼之害。

粉沙参　橘红　川贝　丹参　牛膝　青蛤　冰糖煅石膏　生苡　炙草　白芍　丹皮　枇杷叶

【又】

气有余便是火，火之所乘为金，金虚不能制木，肝气为之多升，肺气为之少降，左右道路阻滞，上下呼吸窒碍，有声为咳，有痰为嗽，眠仅着左，不能倚右，气病应血，月事愆期，上损及中，纳食减少，左脉弦细，右脉软滑，形体憔悴，舌质厚腻，寒露节届，法宜清燥。

西洋参　冬虫　叭杏　茯神　牛膝　枇杷叶　冰糖煅石膏　川贝　橘红　青蛤　丹皮　芽谷

【又方】

西洋参　冬虫　牛膝　青蛤　旋覆　川贝　石膏　叭杏　白芍　橘红络　石决明　海螵蛸

【倪右】

经停九月，咳呛半年，冷热形瘦，食少心悸，干血劳损，已达极点。

海螵蛸　橘红　冬虫　白术　莲子　甘草　牡蛎　川贝　茯苓　白芍　芪皮　南枣

崩　漏

任脉为病，带下瘕聚，带下漏疝，已越半年，瘕聚少腹，由来三月，气血交阻，泛来有块，脉细而数，舌光带绛，情志不乐，气郁化火，迫入血海，血为不宁，于是泛来多而如崩，两补气血，并固冲任。

知母　生地　猺桂　杞子　吉林参　金铃子　黄柏　白芍　海螵蛸　兔丝饼　淮牛膝　橘核

咳血已阅多年，每发必在深秋，二月忽然经停，五月始得经通，通后复崩，崩中有块，血去过多，气无以附，游溢经络，直窜肌肉，发为浮肿，波及遍体，大腹胀满，小腹更剧，脉来濡弦，舌质淡白，凡胀必有实邪。法故求实治标。

沉香　香橼皮　青皮　大腹皮　冬瓜皮　丝瓜络　当归　白芍　牛膝　桑螵蛸　金铃子　茯苓

【任右】

旧年曾经崩漏，今年又见崩漏，崩后经停，已阅二期。

丹参　白芍　杜仲　吴萸炒川连　广皮　砂壳　海螵蛸　川芎　香附　茯苓　枳壳　玫瑰花

脾失其统，经停大崩，气入于络，心惕肉瞤。

东洋参　於术　云苓　砂仁壳　木香　广皮　归身　杜仲　海螵蛸　桂枝　姜夏　冬瓜皮

经来似崩，血分有热，头晕耳鸣，阳气升炽。

炒当归　川芎　白芍　丹参　海螵蛸　血余炭　茺蔚子　丹皮　山栀　池菊　桑叶　牡蛎

【费右（四月）】

二月血崩，阴从下耗，烦冒汗泄，阳从上越。

绵芪　炙草　龙骨　牡蛎　茯神　丹参　枣仁　小麦　川连　白芍　佛手花　桑叶

【戴右】

经事淋漓已越一年，肝肾俱亏，连及八脉，阴虚则阳无以潜，血虚则气无以附，阳浮于上，或有头痛，气滞于中，或有脘满，时常夜不恬寐，时或胃不多食，尺脉芤。法固摄。

阿胶珠　蕲艾炭　大生地　白归身　白芍　棕炭　海螵蛸　甘杞子　杜仲　丹参　丹皮　左牡蛎

癥　瘕

【右（十一月）】

夙痞攻动，显然肝气，冷热咳呛，则为肺病。

当归　白芍　佛手花　桑叶　延胡　金铃子　首乌　鳖甲　旋覆　叭杏　橘络　川贝

【右】

腹左瘕右癥，攻动而欲吐，脉细弦，舌光绛，当润肝脾，以和气血。

当归　白芍　香附　丹参　玉蝴蝶　郁金　九香虫　八月札　丝瓜络　橘络　青皮　玫瑰竹茹

产后头痛

【王右】

产后血虚风胜，上扰清空头痛。

池菊　桑叶　钩钩　天麻　石决明　白蒺藜　当归　甘杞　丹皮　黑芝麻　牛膝　白芍

【沈右】

逢冬头痛，至夏则瘥，痛甚牵目，起于产后，血燥风生，阳亢阴亏。

石决明　钩钩　丹皮　牛膝　芝麻　桑叶　明天麻　橘红　黑栀　蒺藜　池菊　郁金

小儿腹痛

【张童（二月）】

腹痛甚而有形，腹痛瘥而无形，脉象弦紧，痛在中脘，显然脾病，源由水谷之湿，遂使湿胜生虫，及早调治，免成五疳。

猺桂　金铃　延胡　苏梗　川朴　茯苓　阳春砂　姜夏　乌

药　青皮　白芍　使君子

【金童（二月）】

少腹抽痛，不食面黄。

当归　小茴　延胡　金铃　枳壳　青皮　忍冬　丝瓜络　橘络　白芍　乌药　路路通

童 疳

【钱童（三月）】

腹大已久，咳呛伊始，七岁童体，已成疳劳。

金铃　桔梗　瓦楞　青皮　榧子　杏仁　延胡　甘草　百部　大腹　鸡肫　竹茹

【王童】

表虚易受外感，阴虚易生内热，稍有咳呛，防成疳劳。

银胡　青蒿　鳖甲　杏仁　橘红　前胡　苡仁　地骨　桑皮　川石斛　秦艽　竹茹

【杨童】

气血不足，灌溉失司，经络流利窒碍，左右道路阻痹，旧年痛在左胁，今年痛及左肋，自汗、盗汗、潮热、掌热，脉象细数，防成童劳。

旋覆　新绛　归须　橘络　丝瓜络　金铃　延胡　牡蛎　鳖甲　龟板　川贝　小麦

金子久医案卷四

头 晕

【仲右】

湿郁化热，热蒸营络，心悸头晕，舌下作痛。

川连　山栀　酒芩　白芍　丹皮　白蒺藜　池菊　桑叶　银花　丝瓜络　橘红　茯苓

【石右】

牙痛头痛，偏在于右，脉象寸数，舌质薄白，少阴水亏，阳明火旺，火性炎上，走入经络。

钩钩　连翘　山栀　天虫　池菊　桑叶　竹叶　丹皮　元参　扁石斛　白芍　茯神

【雷左】

水亏风旋，阴虚土弱，上为头晕，下为便溏，不时流涎，津液受伤。

桑叶　蒺藜　石决明　川石斛　根生地　木香　北沙参　江西术　炙草　广皮　黄肉　山药

【沈左】

头晕冷热，脉细舌黄，起于昨日。

钩钩　天麻　决明　蒺藜　枳壳　甘菊　广皮　桑叶　茯神　竹茹　白芍　半夏

肝阳挟痰，蒙扰清窍，头目眩晕，陡然而作，脉滑舌黄，熄风涤痰。

池菊　白蒺藜　姜茹　半夏　苏子　杏仁　桑叶　石决明　广皮　茯苓　蒌皮　丹皮

【左】

脉浮属风，脉滑属痰，无风不头痛，无痰不头晕，发现已久，外感而兼内伤，舌质糙黄，气分又有湿火。

池菊　天麻　桑叶　石决明　山栀　白芍　牛膝　茯苓　竹茹　仙夏　丹皮　橘红

【唐左】

始由积食伤中，继而汗多耗液，绵延已越四月，气阴已皆受伤，气升降不和，胀忽有忽无，血灌溉失资，便忽阻忽通，心有悸动，耳有鸣响，头痛偏在于左，脉大亦在于左，肝胆风阳，升炽不熄，静药介类，藉以潜之。

鳖甲　池菊　麻仁　丹参　茯苓　咸苁蓉　龟板　桑叶　柏仁　首乌藤　牛膝　鸭血拌丝瓜络

【杨左】

阴虚阳亢，巅头作痛，肝强脾弱，脘腹亦疼。

熟地　山药　丹皮　菊花　广皮　白芍　黄肉　茯苓　泽泻　杞子　桑叶　姜夏

【刘右】

病缠久久，气阴俱伤，阳虚则生湿酿痰，阴虚则生火扰阳，风阳酸湿，蒙扰清空，或头晕，或耳鸣，脉细弦无力，舌淡光无苔。治法育阴潜阳，藉以泄风涤痰。

生地　牛膝　池菊　芝麻　川贝　桑叶　白芍　杞子　茯神　牡蛎　橘红　参须

【又】

气血俱亏，营卫错乱，形寒形热，间日一作，气分尚有湿痰，营中尚有虚热。挟风蒙扰清空，遂使头窍眩晕，舌渐有苔液，脉仍形虚弦，寒热起于冬至，定是阴阳造偏，育阴以潜阳，调营以和卫。

生地　杞子　桑叶　池菊　牡蛎　茯神　白芍　鳖甲　橘红　首乌　川贝　牛膝

【施左】

头晕耳鸣，多是肝阳升炽，口秽牙壅，多是胃火蒸腾，脉弦数，舌黄腻。当潜肝阳，以利空窍，清胃以安营络。

黑芝麻　丹皮　竹叶　石决明　扁斛　池菊　元参　知母　连翘　银花　山栀　桑叶

目　症

【左】

外风引动木火，食滞阻碍气机，始形寒，继脘闷，经有多日，寒去脘通，木火扰及清窍，左目窠皮浮肿，目珠红赤，羞涩不明，脉象弦数，蒂丁垂痛，泄木火，利清窍。

鲜生地　犀尖　丹皮　龙胆　软胡　蝉衣　山栀　羚羊　池菊　桑叶　石决明　元参

耳　痹

【王左】

阳气素虚，湿痰素胜，肝脉附于耳，肾脉开于耳，肝肾阴虚，肝胆阳亢，虚则生火，亢则生风，风火挟湿，上扰于络，耳为之鸣，失司聪灵，左脉关尺弦数，右脉寸关弦滑。法当滋肝肾之阴，藉以潜肝胆之阳。

熟地　萸肉　山药　云苓　丹皮　泽泻　首乌　杞子　牛膝　磁石　奎白芍　池菊

瘰 沥

【徐右】

颈项结核，连串而生，形瘦咳呛，已入损门。

熟地　萸肉　山药　云苓　丹皮　泽泻　北沙参　川贝　野百合　左牡蛎　归身　白芍

鼻 衄

【欧左】

鼻血大发，营分大伤，湿热外腾，寒热耳聋，舌灰燥不滋，脉右部滑大，衄后营伤防风动，热蒸气分防发痦。当清气营之热，务使津液保存。

鲜石斛　银花　连翘　池菊　桑叶　丹皮　绵茵陈　山栀　蒿梗　茅根　生竹茹　橘红

【周左】

阴亏生热，热迫阳络，鼻红带渊，脑受风也。

池菊　桑叶　生地　鲜石斛　丹皮　山栀　辛夷　白蒺藜　茅

根　元参　淡甘草

春令发泄，阳随之升，盗汗从阳而出，鼻红从阳而升，缺盆仍有掣痛，脉象仍见芤大，肾水不足，肝木失资，木火上灼，金脏受伤。治法清肺胃之火，参用滋肝肾之阴。

大生地　煅石膏　女贞子　兔耳草　茅根　川贝　芦根　丹皮　旋覆　丝瓜子络　元参　旱莲

舌　烂

【吴左】

邪退正伤，津液灌溉失司，气滞血燥，流行常度失职，大便欲下不畅，甚而肛门里急，舌薄白，边微烂，左脉数，右脉滑。当养津液，兼治遗邪。

西洋参　知母　火麻仁　银花　连翘　鲜苗叶　佩兰叶　茯神　白杏　蒌皮　橘红　瓜子

口　臭

【陈左】

阳明胃脉，挟口统唇，唇口浮肿，已越三月，消长无常，已有五次，口有秽气，倦欲多睡，右关脉数，舌质腻白。用石膏法以清胃热。

生石膏　知母　淡草　鲜竹叶　扁豆衣　鲜银花　粉丹皮　云苓　生苡　川贝　橘皮　姜夏

牙 病

【赵左】

少阴水亏，阳明火旺，牙根刺痛，胃纳减进，两寸脉大，舌质腻黄。当清其上，以潜其火。

石膏　知母　淡草　元参　芽谷　银花　黄芩　山栀　池菊　桑叶　竹茹　连翘壳

【陈右】

少阴之水不足，阳明之火有余，兼挟外感风热，援引内因气火，循经入络，发现齿痛，披针之下，肉伤成痛，顷已自破，病势遂减，大便半旬不通，右脉三部数大，当清阳明之热，以消龈内之肿。

连翘　山栀　银花　鲜竹叶　丹皮　元参　知母　蒌皮　炒天虫　丝瓜络　真池菊　桑叶

【吴右】

骨槽风已溃脓，绵延者将一月，齿未落，烂蔓延，少阴肾水不足，阳明胃火有余，循经入络，阻气阻血，气血既有留滞，营卫亦难流畅，形寒形热，忽有忽无，脉象细数而弦。治法滋水清火。

大生地　白芍　龟板　银胡　蒿子　丹皮　煅石膏　知母　人中黄　鲜竹叶　银花　元参

【钱左（正月）】

水亏火旺，牙龈出血，经有半月，防成牙疳。

鲜生地　麦冬　丹皮　鲜竹叶　连翘　鲜银花　胡黄连　黄芩　山栀　熟石膏　知母　人中黄

【刘右】

先发间疟，继发日疟，疟后身体发热，腹笥稍有胀满，前经牙疳，现在面浮。当清少阳之热，兼泄阳明之火。

胡黄连　黄芩　山栀　银胡　蒿子　丹皮　地骨皮　桑叶　银花　冬瓜皮　大腹　苓皮

【赵】

牙龈或烂或血，寤寐乍多乍少，骨节酸楚，两胁胀满。

川石斛　银花　黄柏　丹皮　地骨　知母　银胡　蒿子　山栀　丝瓜络　金铃　延胡

咽　喉

【严左】

咽喉吞咽作梗，起自旧冬，延及今春，身热脉数。

桔梗　甘草　秋石　元参　知母　天花粉　池菊　桑叶　枇杷叶　橘红　川贝　白杏

脘　泛

【钟左】

喉蛾有根，旧冬误食油腻，旋即复萌，绵延至今未已。

元参　桔梗　淡草　生地　龟板　牡蛎　川贝　丹皮　银花　橘络　浮石　竹茹

【冯左】

遍体酸楚，得食呕泛，阳明积饮，流入于络。

吴萸炒川连　佛手柑　砂壳　芸曲　青皮　姜夏　蜜炙桂

枝　奎白芍　橘络　丝瓜络　枳壳　大腹

【施左】

呕有酸气，吐有清水，腹笥有时鸣响如雷，胁肋有时掣痛如刺，甚而牵及缺盆腹背，大便溏薄，小溲短数，水停中焦，气入络隧，脉象沉细而弦，久病防成膈症。

东参　冬术　川附子　黑姜　炙草　官桂　白芍　吴萸　芽谷　茯苓　泽泻　芸曲　川朴

呕　吐

【陈左】

思虑伤脾，嗜酒中虚，脾不化湿，中无砥柱，浊痰乘机盘聚，消化由此失灵，脘泛呕吐，头晕多汗，脉象两关弦滑。治当建中搜饮。

川附子　干姜　黄连　姜夏　广皮　楞子　炙草　虎肚　戌腹　茯苓　葛花　鸡距

【邱左】

流注之后，气血不足，脾胃升降失调，饮食善于停滞，或有脘泛懊恼，或有呕吐黄水，甚而肢冷身热，脉象濡细而紧。当调脾胃，以和升降，宜忌杂食，以免反复。

云苓　干姜　熟冬术　甘草　瓜子　竹茹　芽谷　神曲　阳春砂　查炭　大腹　广皮

【徐左】

厥阴肝木过动，阳明胃土受侮，饮邪乘机留滞，滞而不通则痛，胃阳困馁，喜纳甘味，或有脘泛懊恼，时常咳逆便溏，脉象弦滞而滑。治法甘缓其中。

绵芪　干姜捣五味　茯神　橘红　川贝　佛手柑　於术　桂
芍　炙草　竹茹　姜夏　八月札

【胡左】

从前夏中令，痰中带血，现在冬季，脘泛清水，究其病源，嗜酒致伤，酒有湿热，伤及肝脾，使肝多升，则脾少降，饮邪乘机蟠聚，延久防成膈症。

云苓　干姜　广皮　姜夏　瓦楞　竹茹　萸炒连　刀豆　枳壳　蒌皮　鸡距　葛花

膈　症

【杨左】

清阳虚馁，浊阴凝聚，呕吐痰水，已成膈症。

川附子　干姜　炙草　姜夏　芽谷　吴萸　云苓　芸曲　广皮　叩仁　荜拨　姜茹

【朱左】

中脘痞塞，时作时轻，少腹瘕聚，时上时下，食入则吐，便闭半月，胃气不降，腑气不通，气郁化火，津伤咽干。

鲜斛　松子仁　橘白　蜜枳壳　仙夏　柏子仁　麻仁　郁李仁　生芽谷　蒌仁　姜茹　白蜜

【预拟方】

茯苓　郁金　竹茹　扁斛　黑衣　川楝　生芽　广皮　仙夏　桑叶　枳壳　蒌仁

【吴左】

肝木侮脾，血虚气滞，谷食难下，大便不行，脘宇窄噎，或有湿痛，脉象软细。当用温运，起于感后，畏热腹下胀，胀便少，迄今已一月矣。

苁蓉　八月札　麻仁　刺蝟　半夏　牛膝　当归　路路通　刀豆　白芍　广皮　姜茹

反　胃

【赵右】

反胃起来一年，发时胸脘窒碍。

川连　半夏　青皮　豆蔻　香附　枳壳　茯苓　郁金　芸曲　竹茹　佛手柑　乌药

【姚左】

暮食朝吐，朝食暮吐，饮停中焦，已成反胃。

戌腹　关虎肚　东洋参　冬术　黑干姜　川附　清炙草　炒枳实　茯苓　姜夏　新会皮　路路通

【冯左（四月）】

翻胃膈症，已越二月，朝食暮吐，甚而呕泛酸水，噫嗳频仍，遂使胁肋胀痛，左关脉弦，右关脉滑，舌中腻白，舌底无苔，平时恣嗜酒醴，中焦已成痰饮。

戌腹粮　公丁香　炙草　姜夏　竹茹　淡苁蓉　蒌仁　枳壳　橘红　白蜜

【朱左（四月）】

嗜酒中虚，痰饮盘踞，朝食暮吐，暮食朝吐。

东洋参　干姜炒黑　冬术　川附　炙草　云苓　戌腹　姜

夏　广皮　芸曲　淡吴萸　蔻壳

痞 症

【高左（三月）】

先火嘈，继腹痛，胁下成痞，时常攻动。

东洋参　川附　荜拨　甘草　干姜　广皮　半夏　萸连　枳术　白芍　芽谷　沉香

【姚左】

腹胀起于旧夏，兼有咳呛、多痰，胁下有块，经络酸楚。

茅术　川朴　延胡　金铃　甲片　三棱　莪术　沉香　枳壳　腹皮　橼皮　丝瓜络

【某左】

有形如块，偏于右腹，肝气入络，兼挟湿痰。

瓦楞　元胡　金铃　青皮　当归　枳壳　雅连　茯苓　大腹　郁金　丝瓜络　路路通

泻 症

【潘右（二月）】

病起多年，泻及半载，木土同仇，清浊交混，腹笥膜胀，足跗浮肿，舌剥无津，脉细无神，气血俱竭，已成劳损。

淡苁蓉　於术　杜仲　补骨脂　菟丝子　巴戟天　杞子　楮实　肉果　茯苓　白芍　冬瓜皮

123

【陈左】

从前脾为思虑所伤，现在脾为湿痰所阻，健运失司，便溏不实，消化不灵，水谷不化，面黄肢软，脉细舌白，自脘至胸，痛而兼胀。当用鼓动中焦，藉以疏运气机。

桂芍　干姜　冬术　广皮　阳春砂　川朴　鹿角　茯苓　乌药　芸曲　炙草　芽谷

【姚左】

便溏不实，日有数十余度，临解腹痛后重，小溲艰涩。

黄连　葛根　酒芩　枳术　芸曲　查炭　豆蔻　木香　云苓　陈皮　腹皮　车前

此人素嗜阿芙蓉，病属烟漏，迁延多日，泄泻固不减，而小溲反点滴不通，二师以通关丸启之，仍未见效，舌起腐屑，盖小腹并未胀急，其非热逼膀胱，可知迨五月初三。

二师用升清气法，小溲渐通，方录于下。

北沙参　江西术　茯苓　通草　草梢　麦草　扁豆　红枣　升麻（四分）　左金丸　查炭　诃子

五月初七来改方，知小溲稍多，泄泻亦稀，惟得食即泻，去通草、红枣、扁豆，加桔梗、霞天曲、米仁。

【张左】

久卧伤气，多思伤脾，气分滞，脾运钝，大便溏薄，小溲频数，脉沉细，舌淡白，健脾运气，和肝清热。

党参　於术　云铃　草梢　广皮　姜夏　芽谷　红枣　益智仁　阳春砂　白芍　萆薢

【夏左】

头额作痛，牵及于目，腹胀而痛，大便溏薄。

黄炒连　酒芩　葛根　佩兰　枳壳　扁豆　池菊　薄荷　白

蒺　防风　广皮　车前

【李右（二月）】

肝肾阴素不足，脾胃气素有滞，八脉无辄，月事失调，腰痛脊楚，腹胀脘满，近来加以受寒积食，酿成泄泻，剧于平旦，脉象濡细，舌质薄白。先理脾胃之气，次养肝肾之阴。

炒冬术　炒枳壳　茯苓　扁豆　炒苡仁　炮姜炭　木香　阳春砂　广皮　杜仲　神曲　乌药

【续方】

预拟培养三阴，以作日常调理。

菟丝子　补骨脂　制香附　杜仲　炒冬术　白芍　川断肉　甘杞　牡蛎　丹参　潼蒺藜　胡桃肉

吐　泻

【右】

气血俱亏，肝脾相侮，服利湿丸药，致伤脾胃，遂使上吐下泻，脉象弦细。当和脾胃，以调升降。

藿梗　扁豆　芽谷　广皮　木瓜　半夏　白芍　冬术　茯苓　云曲　石斛　砂壳

疝　症

【俞左】

七疝皆属于肝，肝脉络于阴器，起于旧夏，剧于今春。

当归须　金铃　小茴　延胡　橘核　青皮　丝络　枳壳　白芍　桂枝　荔核　路路通

【李男】

腹痛异常，询知睪丸肿大。

川连　金铃　延胡　枳壳　青皮　橘核　猺桂　乌药　路路通　白芍　荔枝核　小茴

【金左（正月）】

睪丸偏大，由左至右，起于情郁，致伤肝络。

当归　延胡　小茴　青皮　橘络　郁金　软胡　金铃　路路通　枳壳　丝瓜络　香附

【裘左（六月）】

湿气下注，肾囊癣痒，根起少年，忽作忽轻。

知母　地肤子　粉丹皮　猪苓　生苡　丝瓜络　黄柏　荆芥（风伤胜湿）　泽泻　苓皮　砂壳　淡草

【赵左】

嗜酒之体，湿痰偏胜，往年曾患咳嗽，睪丸素有大小，近来偏垂于右，少腹有形梗突，旧冬淋浊，今春未瘳，脉息弦紧，当先通络。

金铃　大腹　小茴　丝瓜络　姜夏　瓦楞　延胡　青皮　路路通　橘红络　茯苓　海金砂

【金左（四月）】

体质气虚多湿，湿邪流注于络，睪丸偏大，根起多年，稍涉用心，睪丸更大，脉象弦细。法当通络。

党参　冬术　升麻　柴胡　金苓　延胡　茯苓　丝瓜络　小茴　荔枝核　青皮　当归须

126

溲 数

【吴右】

水亏木旺，火焰金伤，有时咳呛，有时痰红，脉数大，汛愆期，带下殊多，小溲频数，皆由下元不固，治法总宜滋养。

生地　白芍　丹参　丹皮　牡蛎　莲须　桑叶　淡草　茺蔚　牛膝　橘红　川贝

【黄左】

肾关不固，小溲频数，湿火乘虚下注，膀胱气化失司，尺脉细。法清湿。

沙苑子　丹皮　知母　黄柏　泽泻　茯神　淡竹叶　草梢　栀子　鲜荷梗　橘皮　生扁豆

淋 浊

【吴左（二月）】

阴虚湿火下注，气滞膀胱失司，小溲红赤，防成淋浊。

海金沙　茵陈　黑栀　知母　黄柏　川连　苓皮　泽泻　银胡　蒿子　丹皮　竹叶

【张左】

先起右足肿痛，继而小便不通，茎管痛，溲赤血。

鲜生地　木通　川连　西珀　赤苓　草梢　当归须　制军　瞿麦　萹蓄　萆薢　淡竹叶

【童】

溲浊粘腻，状如膏淋，气化失宣，小便不利，趁早调治，庶免增剧。

大生地　萸肉　丹皮　山药　泽泻　茯苓　瞿麦　萹蓄　草梢　竹叶　车前　白芍

【蒋左】

血不养经，气入于络，左右环跳之酸，牵及胯缝，肩胛经络之酸，连及睾丸，湿火下注，淋久不息，阴津暗耗，阳气受伤，中焦尚有湿痰，噫嗳泛呕酸水，关脉滑寸脉紧。当通血脉兼利气络。

归须　白芍　忍冬藤　川断　牛膝　杜仲　丝瓜络　橘络　延胡　金铃　草梢　左金丸

【石左】

湿火下注，膀胱气化失司，小溲为之血淋，近加冷热。

细生地　丹皮　竹叶　草梢　车前　木通　银胡　蒿根　子芩　秦艽　牛膝　苗叶

【陆左（三月）】

向有梦遗，现在淋浊，湿火下注，茎头肿痛。

知母　川柏　萆薢　赤苓　草梢　泽泻　川连　海金　丹皮　竹叶　苡仁　龙胆

【朱左（二月）】

淋浊伤肾，肾虚腰痛，旧冬徂今，通固互施。

根生地　莲须　萸肉　丹皮　茯苓　橘红络　麦草　桑螵蛸　草梢　泽泻　芡实　川断

【尹左】

君相之火下注，膀胱之湿随注，气化失司，酿成淋浊，经有一月，色甚带黄，败浊流入气络，睾丸为之偏大，左关尺脉弦紧。治法清湿通络。

知母　黄柏　龙胆　木通　草梢　赤苓　橘络　车前　海金沙　川连　两头尖　竹叶

【平左】

淋浊转辗，经有四月，茎管作痛，色带青绿，膀胱湿火下注，州都气化失司。

土茯苓　草梢　木通　竹叶　海金沙　银花　龙胆　萸炒连　丹皮　苡仁　车前　泽泻

【张左】

少阴不足，太阳有湿，稍涉烦劳，溲前有浊。

党参　白芍　杜仲　茯苓　丹皮　泽泻　川萆薢　莲须　炒芡实　车前　海金沙　草梢

【窦左（三月）】

败精败浊并挟肝胆湿火，互相凝结，变作血淋，败浊茎管作痛，甚而经络酸楚，小溲频数，少阴已受戕伤。

乱头发　西珀　知母　川柏　牛膝　生地　龙胆　草梢　当归　丹皮　白芍　竹叶

遗　精

【沈左（二月）】

体质素不振足，加以旧秋大病，失于调理，延至今春，虚不肯复，火不肯潜，或有精滑，或有梦遗，两跨之下，有形如块，两旬以来，更衣溏薄，脉象濡细，舌质薄腻，虚中挟实。当先治湿。

冬术　木香　阳春砂　茯苓　炒米仁　扁豆　萆薢　莲须　炒芡实　冬瓜子　姜夏　广皮

【徐左（二月）】

邪之所凑，其气必虚，梦遗频至，其精必伤，病自去年三疟，致伤真阴，迨至今春，发泄更难恢复，肾水不足，肝木失荣，龙相之火易动，阴精之窍愈泄，脉弦滑，舌糙黄，湿痰体质，碍难滋填。

炙绵芪　防风　冬术　远志　枣仁　姜夏　桂枝炒白芍　桑叶　竹茹　连须　茯神

【张左（十月）】

阳动阴亏，有时冒热，血少络空，有时筋掣，交泰失司，精窍由此而动，源在于阴，必育阴以潜阳。

炙鳖甲　龟板　牡蛎　白芍　丹参　丹皮　川石斛　茯神　池菊　桑叶　丝瓜络　橘络

【又膏方】

滋坎水以济离火，泄异木以安兑金。

生地　熟地　白芍　龟板　牡蛎　丹参　丹皮　茯神　橘红　黄芪　杞子　金樱　莲须　沙苑　鳔肚　海参　麋角　阿胶

【十月】

真阴不足，君相火动，精管摇泄，不时而滑，精不化气，气不运行，上为噫嗳，下为腹胀，切脉弦细，舌白口淡。法用和运，以摄精管。

贡沉　橡皮　鸡肫　茯神　广皮　姜夏　莲须　金樱　桑螵　芡实　玫瑰　佛手柑

【黄左】

左脉小弦，右脉软滑，舌质薄黄，口觉干燥，前半夜多烦少寐，寤寐间有梦而遗，足心发热，腰脊痿软，嗜酒肝胆多湿多火，操烦心肾积虚积损。治法养心之虚，参用潜肝胆之火。

川石斛　云苓　葛花　龟板　丹皮　山栀　黄柏　知母　鸡距　白芍　丹参　竹茹

【黄左】

阴阳道路错虚，升降气机交阻，肝藏失疏达之司，胃腑失流通之职，脘上非凡懊恼，脘下颇觉胀满，肌肉惕然而动，肢体时常酸楚，此阳明机关失司流利，统宵寤多少寐，无梦有时精滑，此少阴精管，失其藏蛰，大便七日不通，督背不时轰热，左脉濡弦，右脉滑大，虚在于藏，实在于府，藏宜藏，腑宜通，大旨治法，不外乎此。

丹参　茯神　夜交藤　白芍　龙齿　郁金　丝瓜络　橘络　路路通　麻仁　大腹　半夏

肾失作强，阳萎不举，向有梦遗，近交淋浊，虚象毕集，忧愤交加，心肾由此失济，阴阳由此失和，目窍迷雾，腰膝酸楚，脉象细弦，潜育肝肾。

丹参　远志　池菊　炙龟板　牛膝　莲须　茯神　枣仁　桑叶　牡蛎　白芍　草梢

【朱左】

心脾营虚，虚则生火，上扰不息，舌中为剥，肝肾亦亏，亏则动阳，下烁阴精，间有梦遗，虚火挟湿，蒸化为痰，痰聚于胃口，不咳而自咯，左脉细弦，右脉细滑，清阴中之虚热，涤气分之湿痰。

大生地　白芍　川石斛　茯神　元参　丹皮　丹参　牡蛎　半夏　橘红　川贝　桑叶

【又膏方】

养心肾之阴，以交离坎，潜肝胆之阳，藉宁龙相。

大生地　茯神　萸肉　丹皮　泽泻　甘杞　归身　白芍　阿

131

胶 麦冬 丹参 池菊 牡蛎 龟板 龙骨 党参 绵芪 石斛 竹茹

【沈左】

劳倦梦遗，已有三年，肝肾阴亏，君相火旺。

六味加 丹参 龟板 白芍 莲须 远志 枣仁

【汪左】

肝肾阴亏，龙相火升，稍涉烦劳，便有鼻红，梦遗精滑，咳逆嗽痰，左脉大，法滋养。

大生地 白芍 丹皮 牛膝 女贞 旱莲 龟板 牡蛎 茯神 莲须 橘红 川贝

【六月】

春令木火炽升甚多，从此阴分大亏，咳呛梦遗，自汗滂沱，痰带秽浊，若非夏令，可用当归六黄汤。

川连 山栀 酒芩 丹皮 地骨 黑豆皮 茯神 桑叶 小麦 莲须 橘红 川贝

【高左（四月）】

有梦遗者多，无梦滑者少，时在湿令，不可滋补。

党参 冬术 远志 枣仁 甘草 莲须 茯神 萆薢 潼蒺藜 砂壳 木香 绵芪

癃 闭

【杨左】

两足酸楚，不便灵动，起于十月初旬，少腹高突，小便癃闭，发于本月中浣，大便将旬一更，小溲通行不获，当脐之下，少腹之上，有形横突，日以益大，水道一日不通，气道一日不畅，渐至气入于络，膺胁肋俱胀，形寒形热，忽往忽来，舌质糙燥，脉象弦紧，三焦决渎失司，膀胱气化失职，升降交阻，津液互伤。急当通其气道，参以利其水道。

猺桂　知母　川黄柏　车前　丝瓜络　金铃　木通　甲片（攻其坚）　蟋蟀　地栗　海蜇　牛膝　桃仁

【又】

十月初旬，发现两足酸楚，本月中浣，又加小溲闭滞，少腹高突如阜，按之坚硬如石，三焦失决渎之司，六腑失输泻之职，近来小溲，既见涓滴，大便亦不畅，下水道日窒，气道日塞，旧湿从何而去，新湿乘机而来，通泄愈滞，升降愈阻，流行之气，留于经络，胸膺胁肋，皆见胀满，脉息弦细，舌质灰燥。治法通腑通络，藉以利气利水。

知母　猺桂　车前　甲片　桃仁　海蜇　控涎丸（入钱一煎）　黄柏　川芎　萆薢　鼠矢　牛膝　红花丝瓜络

【又】

前此小溲癃闭，现在小溲涓滴，少腹坚硬，一旦消平，然三焦决渎尚窒，六腑流行未通，大便不下已有三日，腹笥尚有郁塞不舒，两足经络仍觉酸楚，环跳筋骨，又觉酸痛，脉象细弦，舌薄白，肝肾营阴已伤，膀胱气化失司，湿邪乘机蟠聚，升降益形阻遏，务使气化流行，则湿自化，小便自利。

知母　当归　猺桂　茯苓　萆薢　黄柏　川芎　甲片　牛膝　地栗　海蜇

【又（正月）】

大肠传导失司，大便两日一行，小肠受盛失职，小溲不循常度，有时涓滴，有时频数，当脐之下，少腹之上，忽而有形，忽而无迹，惊蛰将届，春阳萌动，肝木由此怒张，胃气竟受戕伤，夜寐不多，胃纳颇少，身半以上，经络掣胀，身半以下，经络酸楚，病缠已将三月，肝肾精阴两伤，六脉弦细，舌质净白，猛剂妨碍气血，断不可施，缓剂宣通经络，似为妥当。

知母　猺桂　桃仁　牛膝　红花丝瓜络　海蜇　黄柏　当归须　枣仁　栝蒌　芽谷　茯神

三　消

【陆左（二月）】

口甜属脾热，龈烂属胃火，口渴引饮，热在上焦无疑，脘嘈求食，热在中焦显著，小溲频多，热在下焦可知，照此形状，已成三消，脉象左大，舌质薄腻，滋五藏之阴，泻三焦之火，形肉未削，尚可转救。

大熟地　牛膝　熟石膏　知母　麦冬　生白芍　大生地　木瓜　丹皮　银花　淡竹叶　大麦

【左（三月）】

少阴肾亏，厥阴肝旺，亏者水，旺者火，膀胱水液浑浊，小溲频多如胶，绵延九月，已成下消。

扁石斛　麦冬　知母　黄柏　竹茹　淡草　莲须　法夏　广皮　茯神　生谷　桑叶

黄 瘅

【杨左】

阴虚湿胜，面黄暮热，腰腿酸楚。

知母　川黄柏　根生地　萸肉　泽泻　鹿唧草　茵陈　山栀　广皮　熟半夏　当归须　络石藤

【姚左（二月）】

黄疸口渴喜饮，腹胀腰疼畏寒。

萸连　山栀　酒芩　黄柏　苓皮　秦艽　苡仁　白杏　知母　冬皮　苏子　忍冬

【李左（三月）】

湿聚热蒸，致成黄疸，经酸肩冷，腹笥膜胀。

茵陈　山栀　蒺藜　鹿唧　茅术　川朴　秦艽　忍冬　青皮　大腹　云神　川柏

【张左（三月）】

心悸耳聋，遍体皆黄，上有咳呛，下乃腹胀，胀而且满，或冷夜热。

当归　知母　黄柏　丹皮　熟地　茵陈　山栀　鹿唧　橘红　川贝　青皮　枯蒌　与熟地不宜同用

【顾左（三月）】

营卫两虚，风湿互胜，头晕身酸，面黄腹胀。

毛术　川朴　青皮　大腹　枳壳　砂仁壳　茵陈　茯苓　芽谷　冬瓜皮　金铃子　白蒺藜

【徐左】

委中毒后，余湿未尽，面黄舌白，已成疸疾。

毛术　川朴　桂枝　茯苓　橘皮　泽泻　茵陈　山栀　枳

壳　砂壳　鹿唧　冬皮

【沈左】

疟后遗邪未尽，胃纳因之减少。

川石斛　茯苓　广皮　大腹皮　法夏　生草　茵陈　山栀　佩兰　泽泻　炒黄芩　芽谷

【陈左】

阳虚湿胜，阴黄已成，肢软力倦，经有八载。

潞党　茅术　绵芪　防风　冬术　泽泻　鹿唧　芝麻　广皮　桑叶　茯苓

【周左（三月）】

脾虚积湿，久则化热，热势壅盛，蒸成黄疸。

茵陈　广皮　毛术　枳壳　云苓　大腹　山栀　姜夏　川朴　砂壳　鹿唧

【项左】

酒湿类聚，中气必虚，营卫出于脾胃，冷热主乎营卫，脾胃为湿所困，营卫亦为痹阻，酒入肝胆，面目为黄，胃纳式微，小溲红赤，脉象濡细，舌质薄腻，或有食复，或有劳复，辗转不瘥，已越一年。中气愈病愈虚，湿痰愈聚愈多，仿东垣法调和脾胃，脾胃一和，营卫不为造偏，营卫一和，冷热不为复来。

桂炒芍　茵陈　鹿唧　茯苓　葛花　鸡距　益智仁　砂壳　姜夏　广皮　芽谷　姜枣

【又】

劳复属营卫之不足，食复属脾胃之有亏，浊气在上，腹为䐜胀，清气在下，便为滑泄，脉象虚大。两调脾胃。

桂芍　於术　苓皮　猪苓　泽泻　冬皮　大腹　广皮　砂壳　枳壳　芽谷　木香

【许左】

湿火走入肝胆，目窍为黄，窜入肌肉，唇口为血，平日喜嗜酒醴，中气必虚，好吸旱烟，上焦必燥，小溲红赤，大便紫黑，胸前自觉满闷，纳食由此减少，脉滑大，舌薄黄，泄气以开中，清营以利下。

制军　吴萸炒川连　山栀　葛花　鸡距　大腹　茵陈　鹿啣　海金沙　赤苓　丹皮　龙胆草

【又】

酒客中焦湿痰易生，湿胜化火，由气入营，目窍发黄，唇口出血，痰聚胃口，呕而带咳，大便紫黑，小溲红赤，舌根白腻，脉象细数。宣气之滞以搜痰湿，清营之热以安阳络。

制军　吴萸　川连　山栀　龙胆草　鹿啣　葛花　桃仁　丹皮　杏仁　茵陈　姜夏　川贝

【又】

烟辛伤气，酒醴伤营，气主乎肺，血藏于肝，胸次或跳或痛，鼻窍似燥似血，唇口干而起裂，舌质黄而且紫，两目皆黄，两足俱软，旧病遗精，新发寐中梦扰纷纭，脉象俱见沉大。治法仍宜苦寒。

当归　龙胆　制军　萸炒连　丹皮　鹿啣　茵陈　山栀　葛花　鸡距　广皮　姜茹

肿　胀

【徐左（二月）】

初肿必属风水相搏，久肿必属脾肾两亏，晨起上焦为肿，午后下焦为肿，腹笥膜胀，得谷更甚，心肾素亏，梦遗频来，脉沉弦，舌红绛。两补脾肾，兼搜风水。

知母　川柏　熟地　萸肉　丹皮　茯苓　泽泻　车前　牛膝　附苡　猺桂　芽谷

【杨左】

积劳积湿，伤脾阻气，腹笥作胀，面部浮肿。

茅术　川朴　茯苓　桂炒芍　猪苓　泽泻　鹿啣草　冬皮　青皮　茵陈　阳春砂　芽谷

【陈左】

痞满腹胀，面黄带浮，木土相侮，气滞湿胜。

贡沉　香橼皮　青皮　大腹　泽泻　白蒺藜　茅术　川朴　延胡　金铃　桂炒芍　佛手柑

【徐左（二月）】

腹大如鼓，由来半月，二足浮肿，已越一月。

贡沉　鸡肫　砂壳　苓皮　枳壳　姜衣　防己　冬子皮　川朴　白杏　泽泻　地枯

【蒋右（八月）】

饮邪挟气，乘胃冲肺，腹笥状如覆瓦，脘宇犹若掸丸，攻升作痛，剧时作胀，有时咳而气喘，有时呕泛清水，偃卧维艰，纳食索然，阳气升多降少，饮邪随升随逆，淫于肌肉，溢于经络，面部为浮，四肢为肿，肺气不达，州都小溲艰少，脾气不磨水谷，积聚酿痰，脉象弦滑而大。治法温运通阳。

猺桂　云苓　川附　苏子　丝瓜络　冬瓜子皮　贡沉　姜夏　白芍　白芥　橘红络　通天草

【孙右】

病由暑湿伏邪，发现白㾦而起，绵延辗转，已有二月，未㾦之前，先有脘痛，已㾦之后，亦有脘痛，呕恶痰涎，腹鸣嘈杂，纳食仅进数匙，二便一日一行。上脘窒塞，则雨露不降，下脘壅阻，则浊阴多升，肺气阻则气化皆阻，故腹满时胀时消，脾气升则口窍被蒙，故口舌或糜或甜，脉象轻抚柔软，重按又若弦滑，弦主乎肝，滑主乎痰。似此参论，总不越乎肝乘于胃，痰阻于络；调治之法，故不外乎平肝之气，通胃之腑，要之清浊升降，全赖中脘运用，中脘通则清浊升降不为混淆，人身九窍不和，必是中脘闭塞，中脘通则六腑九窍自为流利。

薤白　扁斛　左金　茯神　橘络　糯稻头　蒌皮　佩兰　通天　仙夏　丝瓜络　姜竹茹

【吴左（腊月）】

脾不足，气下注膀胱，足跗浮肿，起于秋令病后，脉象濡细，舌质净白，升阳益气，和胃健脾。

升麻　当归　芽谷　党参　茯苓　广皮　柴胡　白芍　红枣　冬术　甘草　姜夏

【顾左】

腹满按之鼓，鼓而不坚，肠间闻之鸣，鸣而有声，大便溏而不畅，泄而不多，小溲黄而不赤，短而不长，有时清水泛溢则口润，有时水清凝滞则口干，虚由脾及肾，胀由腑及脏，脾与胃为表里，肾与胃为相关，脏者藏而不泻，腑者泻而不藏，脾不为胃行其津液，肾不为胃司其关门，关门不利，故聚水而作胀，津液不升则舌燥而无苔，胃纳日少一日，精神日疲一日，生机日乏，元气日虚，左手脉弦细带滑，右手脉细弦而紧，脾胃升降窒郁，脾胃清浊交混，夫治胃与治脾有别，治脏与治腑不同，脾为湿土，宜温则健，胃为阳土，宜润则和，凡病皆以胃气为本。治法专用柔润为主，参用滋少阴之化源以利关，复入通太阳之气化以治胀。

吉林人参　麦冬　白芍　鲜苗叶　杞子　苁蓉　茯苓　泽

泻　橘白　半夏　冬子皮　扁衣

【又】

脾宜升则健，胃宜降则和，东垣大升阳气，其治在脾，仲景急下存津，其治在胃，久胀而泄，脾伤及肾，新泻纳减，肾伤及胃，中焦无砥柱之扰，气失和降，下焦失藏聚之机，气欠摄纳，饮邪停于膈，脘宇自觉懊恼，水邪蓄于肠，腹笥时或鸣响，升降之气失度，清浊之邪不分，小溲愈多，腹笥为之乍大乍小，大便为多，肠胃为之乍通乍窒，左手寸关弦细，尺部独弱，右手寸关柔细，尺部更软，舌中松白，舌边淡绛，正气久虚不复，精神殊为狼狈。欲求胃醒，务在生津养液，欲求脾健，端在升清降浊。

饭於术　米炒麦冬　茯苓　广皮　吉林人参　姜夏　芽谷　白莲子　益智仁　升麻　葛根　川萆薢　荷梗

【胡右】

肝气凝聚成瘕，已有七载，脾湿蒸腾成疸，亦有五年，瘕气流散无穷，满腹为胀，黄疸滋蔓不已，遍体为肿，夏令阳气升泄，地中湿浊蒸腾，人在气交之中，不免感受斯邪，腹满日益其憎，黄疸日益其盛，肝益病益强，脾益病益弱，条达失司，健运失职，清气因之不升，浊气因之不降，上有脘泛，下为便溏，久病阴虚及阳，久泻气虚及血，营卫疏豁，腠理空虚，忽有形寒，忽有形热，颈次微瘰，胸膺稀痞，清阳蒙蔽，目窍昏花，耳窍鸣响，浊气凝结，沉沉欲寐，默默懒语，左脉弦细，重取带数，右脉濡滑，重取焕散，大凡四时百病，皆以胃气为本，饮食仅进数调羹，生机从何而支持，久病之虚是真虚，新病之实为假实，升脾阳，益胃气，恐助其假实，通腑道，疏肝木，恐害其真虚。仿东垣升降中求之，参内经塞因塞用例，俾得扣桴应鼓，或可再商他策。

茯苓　橘红络　仙夏　竹茹　川贝　瓜子　荷梗　通天　苗

叶　玉蝶　忍冬　人参（一钱）　菔子（三钱）　同服

【石左】

风水相搏，遍体浮肿，气有冲逆，防有咳呛。

汉防己　椒目　葶苈　桂枝　川朴　泽泻　云苓　广皮　姜夏　杏仁　冬子皮　大腹

【汤左】

平日肝气强，脾气弱，原由嗜酒多，纳食少，中焦清阳，失鼓舞之机，中焦浊阴，有盘踞之势，窒碍清阳之升，浊之降阻碍气之流，血之行，清浊既混淆，气血又凝结，腹笥为臌胀，足跗为浮肿，肿自下而至上，胀亦下而及上，发现二月，渐致增剧，按之坚硬，推之不移，形容日瘦，谷纳日废，口有腻痰，喉有燥痛，舌绛兼白，脉弦兼细，臌胀已达极点，精神殊形狼狈，草木功微，难冀回春。

吉林须　茯苓　橘红络　川贝　叭杏　冬子皮　滋肾丸　芽谷　萆薢　通天　荷梗　路路通

【卫左】

肿胀未到半月，咳嗽已将半旬，风水相搏，肺胃同病。

汉防己　椒目　葶苈　猺桂　白杏　苏子　苓皮　桑皮　大腹　橘皮　冬子皮　地枯

【沈左】

肿自下及上，咳逆不获平卧，二便通利，起已半年。

川桂枝　冬术　云苓　猪苓　生苡　姜夏　麻黄　苏子　葶苈　防己　贡沉　地枯

【十一岁童】

肿常消常长，由来二年，脾肺两伤，现加外感，肿势更剧。

防己　川椒　葶苈　麻黄　桂芍　冬术　苓皮　猪苓　泽

泻　川朴　白杏　地枯

【谢左】

腹胀尚未杜根，日久脾肾两伤。

党参　冬术　云苓　白芍　广皮　姜夏　木香　阳春砂　冬子皮　苡仁　大腹　红枣

【倪左】

脐腹高凸，按之坚硬，形瘦咳呛，将成劳臌。

知母　贡沉　青皮　枳壳　瓦楞　川贝　黄柏　橼皮　金铃　白芍　叭杏　冬子皮

【王左】

能食而不能化，其咎在脾，血虚而气不调，其病在肝，肝为刚藏，燥则愈刚，脾为湿土，滞则益湿，肌肤干燥，更衣艰涩，脉象细弦，舌质糙腻。治法濡养气血，藉以灌溉肝脾。

杞子　苁蓉　当归　白芍　黑芝麻　麻仁　柏子仁　枣仁　远志　牛膝　芽谷　广皮

【二（四月）】

左脉刚，刚者阴亏，右脉动，动则痰多，肿胀之后，脾肾虚不肯复，脾不化湿，湿多善于生痰，痰阻气机，而顿滞，甚则作痛，牵及脐上，阴分素亏，肝木素强，时当湿令。法当从脾，脾气健旺，湿痰自化，稍佐柔肝，以通脉络。

桂炒芍　枳炒术　茯苓　姜夏　青皮　芽谷　旋覆　姜竹茹　橘红络　砂仁壳　冬瓜子　瓦楞子

【三方】

肿从肾出，胀从脾出，肿胀退舍之后，脾肾俱受戕伤，脾不健则湿痰易聚，湿痰多则消化愈钝，胁胀痛，脉刚动，鼓舞脾肾，藉资运化。

白归须　桂炒白芍　杜仲生　橘红络　丝瓜络　半夏　鸡肫皮　小青皮　枳壳　芽谷　砂壳　竹茹

【沈左（三月）】

肾不能司阳明之关，又不能司膀胱之气，水气积于胸中，阻窒升降流行，宿有脘泛清水，近加身体浮肿，腹筒尤肿，足跗更肿，水溢高原，气逆胸闷，脉象沉细，舌质薄腻。法从金匮溢饮中治。

附子炒泽泻　牛膝　砂仁　茯苓皮　贡沉　姜夏　桂枝炒白芍　车前　枳术　广木香　制朴　广皮

【严左（三月）】

去冬面部浮肿，今春腹部膜胀，肝脾气滞，寒湿互阻。

茅术　大腹　冬术　广皮　姜夏　泽泻　川朴　砂壳　枳壳　云苓　云曲　冬子皮

【杨左（四月）】

风水相搏，遍体浮肿，小便通利，时作时消，上行及下。

茯苓　桂枝　冬术　泽泻　猪苓　川朴　白杏仁　冬子皮　桑皮　广皮　姜夏　地枯

【刘左（四月）】

肿而兼胀，已越一月，其本在肾，其末在肺。

冬术　苓皮　川桂　猪苓　泽泻　杏仁　川朴　广皮　牛膝　车前　半夏　姜衣

蛊　症

【章左（二月）】

旧冬吐血盈盆，今春腹大如鼓，气血相击，清浊相混，已成蛊胀，延为难治。

桃仁泥　归尾　甲片　青皮　三七　金铃　延胡　橘络　大腹　牛膝　贡沉　控涎丸

【孙右】

五行之速，莫如风火，肝旺易致动风，情怀久郁化火，侵犯脾土，变为腹大，起于泛速，决非臌胀，近来寒热如疟，时或气逆作咳，舌质黄腻，脉象沉涩。当泄肝木之气，兼通络脉之滞。

旋覆　新绛　柴归　桂芍　瓦楞　白杏　大腹　冬子皮　川贝　云苓　青皮　姜夏

【孔左】

吐血盈盆，腹大如鼓，脾不统血，肝乘于土。

鳖甲　丹参　川贝　橘络　大腹　百部　金铃　青皮　瓦楞　丝瓜络　金沸　冬子皮

【卫左】

二月吐血盈盆，三月腹大如鼓，此虚中之鼓胀，自肝病伤脾，脾运失职，清浊不分，面黄溲赤，肤肿肢软，脉象濡细，舌质薄腻。宜疏通气机，以冀胀渐减。

贡沉　橡皮　青皮　大腹　苓皮　冬瓜皮　归须　桃仁泥　金铃　延胡　白芍　芽谷

和缓遗风

目　录

和缓遗风卷上

上海沈庚生（壬子年首方）

胃热则虫动，虫动则廉泉开，廉泉开则唾涎沫，此"病能篇"之言也。涎之源也，一由脾不摄其津，一由肾不纳其水；唾之来也，半由水火之升腾，半由胃热之蒸灼。木火消烁，精华形容为之日瘦；阳气不潜于阴，寤寐为之日少。涎入于胃，与火相搏，上扰清阳，神识有时烦躁，下阻浊道，更衣有时坚结。左脉搏指而急，右脉搏指而滑。涎沫即是津液，津液即是至宝，愈唾愈伤，愈伤愈竭，阳动阴涸，在所不免。欲保阴液，务在甘酸，欲潜气火，端在咸苦。

青龙齿　枣仁　怀牛膝　川贝母　陈胆星　白芍　淡甘草　生竹茹　橘红　茯神　左牡蛎　犀角汁

又复方

夙有病症，近加唾涎，肾不纳气而为唾，脾不摄津而为涎，就此而论，关系脾肾。《内经》篇云：脾为涎，肾为唾，是其证也。涎沫为胃中之津液，津液乃身中之元气，自唾涎沫，已逾匝月，津液竟日趋于困穷，元气逐日沦于凋敝。胃纳尚强，定是胃火，火盛不独令涎沫而上涌，亦且灼津液而酿痰。痰盛非特阻娇脏之清通，抑且窒气机之升降。寤寐或有或无，神识时躁时静。左脉搏指为大，右脉弦急而滑。治当甘酸，一可补救津液，约束涎沫，参用咸苦，半泻胆胃实火，半潜龙相虚火。

青龙齿　茯神　橘红　粉丹皮　犀角汁　左牡蛎　淡甘草　枣

仁　白芍　川贝　陈胆星　元参心　竹茹

又三复方

本病痫症大发，昨夜不寐，达旦烦躁狂舞，起坐不定。总有阴阳错乱，水火乖戾，遂使阳动化风，火盛生痰，痰火相搏，蒙蔽胆、胃。胆失中正，言语处世，不护周旋；胃失通降，水谷精华。陡化痰涎。涎沫滔滔于口。竟未有所底止；津液腾腾于上，逐渐形容枯耗。五志之阳，由此煽动，七情之火，亦为炽升。阳极似阴，手指自觉厥冷；阳蒸于阴，胸膺时觉有汗。左脉搏指，右脉急疾，重按六部至数不明。口渴需饮，舌质薄白。诸躁狂越，皆属于火，诸唾涎沫，亦属于火。治法大旨，援此二义。

真西珀　陈胆星　橘红　净枣仁　犀角汁　左牡蛎　川贝　竹茹　青龙齿　石决明　茯神　元参心　白金丸

又四复方

癫与狂有阴阳之分。狂与痫有痰火之殊。历久不痊，根蒂深固，非草木药所能疗，有愈之方其仙乎。要知人之言语，处世周旋，全赖胆腑决断有权。胆失决断，源由蒙蔽，则枢转失司而机关欠利，久而久之，牵及神志。心为脏神，肾为脏志，心肾不交，水火不济，有时恬寐，有时不寐。口唾液沫由来已久。涎为阴之静物，无有不从火升。脉象左搏指，右弦滑，舌质难伸越而色白。病虽由于根本发生，而目前图治，仍宜从标，以涤痰为君而潜火为臣。

青龙齿　云茯神　净枣仁　竹茹　犀角汁　左牡蛎　橘红　陈胆星　白金丸　川贝母　远志　元参　濂珠纷

又复五方

旧患癫狂未剧，新恙涎沫已减，癫狂是阴阳之错乱，遂使神不清、志不定；涎沫乃君相之蒸腾。致令津不敛、液不藏。神气多动少静，有时面红戴阳，寤寐多醒少恬，有时肉颤身掣。火炎于上，胃不减食，食停于中；脾不输精，徒化湿浊；酿成顽痰。肾之坎水枯耗，损及脏阴；肝之巽风焮腾，牵动脑筋。有限之阴水日少，无潜之阳火日炎，转瞬一阳萌动，或有大兴风波。左脉仍形搏指，右脉依然弦滑。壮水潜阳，以宁神志；熄风涤痰，以宣清窍。

青龙齿　枣仁粉　丹皮　竹茹　犀角磨汁　左牡蛎　元参心　川贝母　白金丸分冲　远志　广橘红　茯神　濂珠纷

又六复方

旧病起伏无常，新病变幻不定，无论旧病、新病，总不外乎浊痰。浊痰愈多，津液愈少，营卫二气无以维持，乍寒乍热，忽喘忽肿，有时面红烦躁，有时火升不寐，四肢常掣，六脉弦滑。节届春分，肝阳萌动。治法惟宜柔肝潜阳。

吉林参须　远志　茯神　青龙齿　橘红　法半夏　紫丹参　枣仁　白芍　左牡蛎　川贝　姜竹茹

附：陈莲芳案

春分大节，前三后四，本原病皆为发动，甚至吐沫如前。便泻已止，惟痰饮宿病，营卫大受其伤，略有寒热，脘宇满闷，烦躁起坐，两夜不得安顿。脉见弦滑，舌苔糙腻。现在见症，旧病属肝，新病与饮互扰中焦。拟柔之、镇之、利之、益之，藉以标本兼顾侯政。

吉林参须　姜竹茹　茯神　炒丹参　青龙齿　生白芍　石决

明　广皮　川贝　夜交藤　炙鸡肫　生白术　法牛夏　枳壳

上海钱

脾不为胃行其津液，肾不司胃化其水谷，津液凝聚为水，水谷蒸变为饮，蓄于肠胃，害于升降，遂使三焦决渎失司，六腑输泻失职。见症腹左或鸣或响，按之汩汩有声；腹中时抑时塞，按之温温作痛。痛有序而剧于清晨，胀无常每甚于餐后。左脉弦紧，右脉弦滑。脾、肾久伤，牵及八脉，月汛早期，临时腹痛。水为阴寒，非温不可，气亦为无形，亦宜温而和。

川附　泽泻　九香虫　小茴香　炒谷芽　枳壳　冬术　砂壳　东洋参　云茯苓　木香　荜澄茄　官桂　白芍　彩霞曲　广皮

又右

左右者，阴阳之道路；阴阳者，水火之征兆。水从阴化为饮，饮入络而阻气，左躯胁肋连及少腹，有声汩汩鸣响，有形常常攻触。鸣响者，属有形之水邪；攻触者，属无形之气聚。气水相搏，窒碍流行，或胀或痛，宜其来也。汛水超前，临期腹痛，亦气分伤牵及血分。脉象弦细，舌质净白。温阳搜饮，理所必需。

川附　泽泻　炒於术　广木香　建曲　官桂　白芍　茯苓　姜半夏　黑干姜　东洋参　广皮　乌药　陈佛手柑

钱少峰媛（首方）

冬温春发，已见表、下。气津由表而内伤，阴液由里而内耗，阴虚生热，热甚食气，食气形瘦，肤燥面红，舌白匜。月来胃纳式微，生气更薄，诸恙愈出。脉大而数，左右皆然。大为阳亢，数为阴虚。九岁幼质，照此形状，童去两字，不得不防。滋真阴不足以存液，潜虚阳有余以固津，俾得脉静、身凉，或可转圜就范。

吉林参须　青蒿子　制首乌　白芍　金钗石斛　净骨皮　炙鳖甲　炒谷芽　银柴胡　血丹参　茯神　冬桑叶

张心壶

外感风寒，触动肝胆之阳火；内伤饮食，援引脾胃之湿痰。风性清轻，伤表则汗易泄；痰为重浊，阻里则便易滞。汗既屡泄，表中固无风邪之逗留；便仅一下，里中尚有食滞之留恋。面红、巅痛，阳盛于上之现状；痰咸、喉燥，阴虚于下之见端。左脉弦而不数，尺部柔细；右脉弦而带滑，尺部软大。舌根薄白，舌尖淡绛，腭起红筋，口觉干燥，表津为汗所耗，里液为火所伤。上焦未尽之痰热蟠聚，下焦有余之垢浊壅遏。图治未便遽用滋补，潜阳泄风只固表卫之津，润阴涤痰以治里营之液。方呈请政。

真滁菊　瓜蒌子　石决明　云茯神　冬桑叶　秋石　笕麦冬　粉丹皮　西洋参　川贝　怀牛膝　枇杷叶

杭州沈惺叔如夫人（二月念五日）

人身之气血，全赖乎水谷。水谷旺则血气亦旺，水谷衰则血气亦衰，所以生血之源，脾胃后天为本。奇经八脉，隶属于下。下焦者，肝肾也。肝为藏血，肾为藏精。精与血皆资生于水谷，肾与胃为相生之攸关。脾胃亏则肝肾亦亏，肝肾虚则八脉无丽，诸症由此纷至沓来。汛事迟期，带下频多。络胀、腹胀，脘痛、腰痛。有时心悸。有时头晕。脉象弦细，舌质腻白。调脾胃之不足，藉振气血；益肝肾之有亏，以涵奇经。俾气血旺则奇经易固，奇经固则孕育易护。

紫丹参　红花染丝瓜络　芡实　云茯神　制香附　白莲须　橘

络 茺蔚子 柴胡 白芍 炒於术 绵杜仲 炒当归

石门杨蔚如夫人

旧病肝气脘痛，新恙风痰胁痛。肝气与痰，互扰中宫，或有懊
恼，或有呕吐，甚而气升眩晕、足厥。纳食粒米不进，寤寐通宵不
安，更衣溏泄，渴不多饮。左脉乍弦乍紧，右脉时滑时涩。面红颧
赤，气逆咳呛，最虑肝阳勃动，大有厥脱之患。治法镇肝之气，潜
肝之阳，参用宣肝之络，涤肺之痰，藉以标本两相顾盼。

羚羊角 云茯神 代赭石 广橘红 石决明 旋覆花 广郁
金 丝瓜络 白杏仁 白芥子 木蝴蝶 姜竹沥

许四园郎

结痂之后，复加堆沙发臭，头汗颇多，日有寒热往来，手足略
见浮肿，甚于右畔。舌有糜烂，脉形小数。脉症合参，溯厥病由，
是余毒之炽盛，气营之交耗，益加时在暑湿熏蒸，不免吸受其气。
暑为轻清，最易伤气，气失清肃，致令咳逆有痰；湿为重浊，尤易
伤脾，脾失输运，遂使纳谷日钝。气虚不能和卫，卫阳不和，则
形寒自作；阴虚易于生热，热蒸于上。则头汗频泄。毒有杂集相感
而至，湿为氤氲有质之邪。物以类聚，气血更失通流，痂靥干燥
不泽。自服参术之补，胃纳见钝，唯恐补助其邪，不敢再蹈前辙。
但气血虚乏，势难复进清凉，以伤其正，兹当清中寓补，本中兼
标，使毒邪不为补助其威，而气血不为清致其虚。酌录数味，即请
政服。

人中黄 炒当归 赤小豆 绽芽谷 防风 炒绵芪 赤白
芍 绿豆衣 橘红 忍冬藤 稽豆衣 川贝母 桑叶

沈惺叔如夫人

汛期前属热，汛期后属寒，前少而后多者，属寒而非属热也；衰少者，属气血之不足；腰痛者，属肝肾之有亏。左脉弦细，右脉濡细。录方两调气血，参用双补肝肾。至平时腹痛者，半由血虚之肝旺，半由气虚之脾湿。务使气血一调，则腹痛自减矣。

小茴　炒当归　海螵蛸　制香附　川楝子　官桂　炒白芍　川芎　茺蔚子　枳壳　炒冬术　菟丝子　广皮　绵杜仲　月季花

钱少峰媛（复方）

发痦、发疟，多汗、多下，阳津阴液均受戕伤。病起月余，未获恢复，形瘦肤燥，暮热盗汗。舌白尖红，脉大而数。近来天气寒暄不匀，稍有咳呛，谅是外感。育阴潜阳以退虚热，九岁幼质，迁延防痨。

西洋参　左牡蛎　丹参　净骨皮　银柴胡　丹皮　橘红　炙鳖甲　青蒿子　白芍　川贝母　枇杷叶

叶晋叔夫人

咳呛、经停，同时发现，绵延转辗，已将一年，饮食日少，痰浊日多，气血由此亏损，形容为之消瘦，干血痨瘵，已可概见。肝脾有相侮之势，脘或痛，腹或胀；金土无相生之机，咳时作，气时逆。头有晕，耳有鸣。左脉弦大，右脉弦细。损自下而至中上，痰蓄脾而贮于肺，三焦俱见受损，延为难治之症。壮水制火，令金脏得清化之权；养金柔木，使土宫无戕贼之害。

海螵蛸　左牡蛎　橘红　白芍　怀山药　紫石英　茯苓　北沙参　白杏仁　半夏曲　牛膝　玉蝴蝶

155

杨慎之夫人

气血凝滞经络，积久酿成肉瘤，一经刀割，瘤已平复，无如血去过多，元气大受戕伤。血属阴，气属阳，血与气为相辅。阴与阳为交恋。阴虚则阳无以恋。血虚则气无以附。遂使阳气逆升于上，耳有鸣响，头有昏蒙，脘时痛，嗳时升。左脉弦细，右脉弦滑，舌质中底俱见薄白。中焦脾胃有湿、有痰，下焦脾肾阴虚、血虚。治法培其中，藉搜湿痰，参用益其下，以滋阴血。

潞党参　姜皮　炒当归　茯神　甘杞子　茯苓　制首乌　怀牛膝　炙草　广皮　白芍　冬桑叶

邱问庵

肺为贮痰之器，痰多则肺实；肾为吸气之源，气升则肾虚。虚者真虚，实者假实。肺居上焦属阳，上焦失宣，则阳津随气外越，故多汗；肾位下焦属阴，下焦失纳，则阴液随气内耗，故多喘。多汗、多喘，真阳唯恐竭蹶；少眠、少寐，真阴犹虑涸绝。扶阳则害阴，益阴则损阳，调治之法，殊为牵制。顷诊六脉，弦细无神。时常四肢厥冷不暖。人身赖阳气维持，图治先系阳为要务，涤痰、纳气又不可废，录方还祈谷宜先生酌政。

青龙骨　茯苓　绵芪皮　蛤蚧尾　左牡蛎　淡甘草　半夏曲　川贝母　橘红　怀牛膝　桂枝　炒白芍　海浮石

又二

平时饮多而痰少，现在痰多而饮少。饮为阳衰阴盛，非真阴之有余；痰为阳盛阴衰，非真阴之有余。痰味非咸，定非水泛之为痰；痰见浓绿，却是湿胜之为痰。气逆而不喘，非肾气也；气升而多咳。是肺气也。有时脘闷，有时懊憹。显然湿痰蟠聚其中，遂使升降失司常度。动辄有汗，此肺气之过泄；四肢畏寒，乃脾阳失鼓舞。脉象弦细而无韵，舌质黄腻而不燥。益气煦阳，为治痰之本；潜火利阴，是治痰之标。录方于左，即请谷宜先生酌政。

吉林参须　川附　炒米仁　戈制半夏　橘红　炙甘草　礞石　怀牛膝　旋覆花　桂枝　炒白芍　茯苓　海石　竹二青

周湘云

溲中有浊，浊中有精，肾阴暗耗；酒能助湿，湿胜作泻，脾阳亦亏。中焦气分又有浊痰，机关流利为之失司。筋骨或有痛楚，肢体或有酸软，膈上自觉窒滞，头目亦觉昏晕。左脉沉弦，右脉滑大。当以疏补阳明，藉以流利机关。

潞党参　川萆薢　建曲　益智仁　法半夏　茯苓　杜仲　广皮　熟於术　谷芽　甘草梢　砂壳

徐荣甫（郎）

先天不足，后天失培，积湿化虫，酿疳成痨。脾不鼓动，四肢自觉寒冷；胀及少腹，肝木亦有横逆。稍有咳呛，脉不数大。现幸大便尚未溏薄，趁早调治或可转机。

五谷虫　茯苓　神曲　金铃子　鸡金皮　白芜荑　延胡　冬瓜子　青皮　大腹皮　胡黄连　干蟾腹　榧子肉

张连生母

脘痛及背，背痛及胁，辗转不痊，已越四月。胀甚，中脘积湿、积痰，阻气、阻络。肝木素郁勃。郁则化火，自觉腹有热气，即郁火也。旧春右手似痹似酸，今春左足似麻似木。左右升降交错，阴阳道路窒碍，升多降少，肺亦受害，喉痒咳呛是其征也。一团气、火、湿、痰，互相胶聚于中，遂使脾失其司，胃失其市，饮食为之易停，更衣为艰。痛属乎气。气属无形，气之升降无定，痛之上下无常。脉象两关弦涩，舌质中央薄腻。治法疏肝之郁，宣胃之滞，藉此潜降气火，疏化湿痰，俾肝胃和则气络自通，气络通则痛自止。

玫瑰花露　竹茹　八月扎　川郁金　青皮　玉蝴蝶　九香虫　金铃子　橘络　瓜蒌皮　姜半夏　丝瓜络　桂枝　炒白芍　左金丸

温馥园

营虚胃弱，风淫末疾，两手麻而难握，两足木而不仁，此半年之久病，不足以为虑也。现在所吃紧者，气升呃忒频作，舌质燥绛无津，脉象细弦无神。阳津耗于上，阴液衰于下，离脱两字，不得不防。究其呃忒之源，定是下元不固，冲任之气无以归纳，浊阴之邪乘机上逆。气升属肝，镇肝为图治之扼要，液燥属肾，滋肾亦为理所必需。

大熟地　淡苁蓉　代赭石　吉林参　怀牛膝　麦冬　刀豆子　全覆花　左牡蛎　白芍　炙甘草　柿子蒂

潘调梅夫人

肝气不调，肺络失宣，风寒湿痰乘机蟠聚，右肋痛掣，偏体酸楚，脘满气逆，咳而欲呕，形寒形热，脉弦脉滑。当调肝肺，以宣气络。

吴萸　炒川连　钩藤　法半夏　川郁金　冬桑叶　白芥子　瓜蒌皮　白杏仁　橘红　丝瓜络　家苏子　竹二青

金谷人夫人

情志不乐，心神不宁，五志之火郁而上炎，脏腑之气痹而不宣。火炎则生痰，气痹则生胀。痰溢于口，如涎如沫；胀及于腹，如膈如室。心怔忡而多疑惧，胆惊怯而少寤寐。头晕目昏，巅胀耳鸣，胃纳索然，更衣燥结。左脉弦滑。右脉弦细。阴阳逆乱，志意悖谬。治法镇心宁神，参用清肝泄胆。

紫丹参　橘红　紫石英　净枣仁　陈胆星　淡甘草　青龙齿　白芍　淮麦　石决明　远志肉　竹茹

又郎

肺与大肠为表里，肺邪移于大肠，先有肠红，继而鼻涕中见红，痰中亦红，此肺热而兼胃热也。拟清肺参以清胃法。

桔梗　淡甘草　川石斛　粉丹皮　桑叶　辛夷　绵芪　青防风　甘菊花　白杏仁　茅根　前胡

孙筱庄（媛）

前躯胸肋高突，名谓龟胸；后躯背脊高突，名谓龟背。有时痛掣，有时酸楚，咳呛气逆，如哮如喘，目红鼻血，乍有乍无。脉象小弦而数，舌质净白带绛。脏腑之外，又入任督。壮水制火以潜阳，养金柔木以滋阴。

西洋参　冬虫草　白芍　炙龟甲　牡蛎　粉丹皮　炙鳖甲　女贞子　橘红　杞子　川贝　丝瓜络

某右

肺弱无神，舌光无泽。气血耗则身体作痛，津液少则口中觉燥。八脉失固，带下多也。

西洋参　杞子　真滁菊　牡蛎　佛手花　木蝴蝶　金樱子　白芍　云茯苓　桑叶　净枣仁　夜交藤

孙成章

湿痰用事，机关欠利，腰脊痛，足底亦痛，大便溏，形体畏寒。脉右滑，舌苔黄。健脾利胃，以搜湿痰。

潞党参　广木香　云苓　桂枝　炒白芍　绵杜仲　冬术　炙甘草　阳春砂　广皮　炒粟谷　姜半夏　红枣

张瑞生

气余是火，火升血溢，痰中见红，是其征也。阳动化风，湿胜酿痰。风旋清窍，头或眩晕；痰阻气络，胁或掣痛。脘有满闷，梦有遗泄。脉象关弦尺大。治当息风涤痰。

旋覆花　川贝母　橘红　云茯神　冬桑叶　白莲须　女贞子　全白芍　竹茹　石决明　丝瓜络　真滁菊

落舍冯子怡

伤筋横疬，已将敛口，咳呛昼缓夜剧。脉象左细右滑。外感风寒入于肺胃，内蕴湿痰乘机勃发，清降之气，由此失司。治法清肃肺胃，参用宣利经络。

桔梗　淡甘草　前胡　忍冬藤　川贝母　蛤壳　橘红　瓜蒌皮　杏仁　半夏曲　丝瓜络　竹茹

张子林

脉象左大右小，显属心阴亏、肝阳旺，舌苔中黄尖绛，已着气火炽温。痰戡胸膺，乳傍有时掣痛，左右太阳有时晕胀，操烦越度，阳气燔灼。治法育阴以潜阳，参用柔肝以宁心。

紫丹参　真滁菊　怀牛膝　净枣仁　橘红　白蒺藜　焙丹皮　冬桑叶　云茯神　石决明　远志　丝瓜络

曹佩卿

右手自觉麻木，血虚风胜之朕兆；咳呛而兼痰多，气虚喘急之基础。脾不健旺水谷精华，化痰浊多，生气血少，力倦肢软在所不免。治法益中焦之阳，以搜湿痰；参入纳下焦之气，以平冲逆。

炙绵芪　西潞党　炙甘草　云苓　甘杞子　冬术　姜半夏　怀牛膝　川贝母　叭杏仁　桑枝　橘红

徐冠南夫人

肝营不足，肾水亦少，木火无制。风阳无潜，有时巅痛、耳鸣，风阳升也；有时口燥、唇疮，木火升也。睡醒中脘觉痛，动辄经络抽掣，风阳旋络之朕兆，木气侮中之明征。左脉弦，右寸亦弦；舌中黄，根底亦黄。滋补屡进无效，中焦定是湿痰。届及春升木旺，旧恙愈形发动。治法须宜王道，柔肝潜阳为主。

紫丹参　银花　白芍　白蒺藜　巨胜子　冬桑叶　绵杜仲　橘红　丹皮　真滁菊　石决明　丝瓜络

朱（左）

口喎舌斜，此风象也；项强脊突，亦风象也。脊之两傍，右又高，左更高，酸而不痛，伛而难伸，非尽在肾脉一端，其关系督脉更重。四肢酸软，络脉抽掣，甚而牵连全体，以致丝毫难举。鼻有痔，口流涎。前经巅头作痛，现在耳窍鸣。左脉大，右脉小。向有失血，旧冬大吐，诸症发现，源由皆属肾肝阴亏。滋肝以灌溉经

161

络，补肾以壮健筋骨，图治即此为扼要也。

大熟地　甘杞子　鸡血藤膏　潞党参　怀牛膝　白芍　白归身　绵杜仲　淡苁蓉　炙绵芪　川断肉　狗脊

南浔潘右（三月四号）

肺为五脏之华盖，又为音声之门户，风淫于肺，痰阻于络，咳呛者已由匝月，失音者由来七日。一经血升，欲吐不吐，咽干喉燥，冷热发斑，心悸不寐，脘馑少食。左脉芤大，右脉滑数。潜火以保金，涤痰以利络。

冰糖　炒石膏四钱　淡甘草四分　桔梗八分　元参心二钱　丹皮一钱　芦根一两　青黛三分　拌蛤壳四钱　西洋参一钱　知母一钱　丝瓜络三钱　橘红一钱　茅根一两

上海钱右

七情多郁，五志多火，火升阳动，阳动风升，一经肝厥，两年不瘥，根已深邃，图治非易。究其受病之源，由于嗔怒，伤肝损血。肝为将军之官，又有相火内寄，肝伤则火愈旺，火旺则血愈耗，诸症由此纷至沓来。左关脉大，右关脉细。头晕耳鸣，心跳筋惕，脘满脘胀，多梦少寐。治法养血以柔肝，参用壮水以固肾。

紫丹参　远志　茯神　怀牛膝　白芍　石决明　左牡蛎　枣仁　丹皮　真滁菊　杞子　丝瓜络

王右

血虚气滞，肝强脾弱，三焦作胀，已越半年。胀或上或下，或宽或急；痛时左时右，时作时辍。冲任之脉，隶属于肝，肝旺则冲任失司，故带下频多；营血之源。生化在脾，脾虚则营血失充，故汛水衰少。左脉弦，右脉紧。营虚则热易生，气滞则湿易聚。本属不足，标属有余。富调肝脾以和气血。

小茴　炒当归　延胡　贡沉香　枳壳　金铃子　制香附　炒白芍　青皮　香橼皮　橘络　茺蔚子　丝瓜络

金炳臣

病之源，七情多思、多虑；病之标，六淫多湿、多痰。平日嗜酒，酒有热气，闪烁经络，炽耗营阴。阴与阳为相辅，经与络为相佐，阴虚则阳无以恋，经虚则络无以附。阴阳虚，或有自汗，或有盗汗；经络虚，时有痠疚，时有麻木。头为诸阳之会，阳亢则眩晕；支为诸阳之本，阳虚则厥冷。心悸动，耳鸣响，背有轰热，腰有软痛，目窍迷雾，巅额抽掣。病受日久，延入八脉，所以见证丛杂多歧。左脉关部虚弱软，右脉关部虚软而滑，舌中薄黄，舌边薄白。治法交媾心肾，以宁神志，参用潜育阴阳，籍以和络。

炙绵芪　冬术　茯神　桂枝　炒白芍　龟甲　橘络　紫丹参　远志　枣仁　淡甘草　牡蛎　小麦　南枣

陈伯椿母

胁为肝部，胁痛属于肝，胃受肝侮，脘痛亦属肝。少阴肾水下亏，少阴心火上炎，白腐满口，延及咽喉，饮食不纳，经有旬余。痛甚则呃，延虑厥逆。脉象弦细，当用镇逆。

旋覆花　代赭石　西洋参　橘红　怀牛膝　木蝴蝶　川雅连　煨刀豆　川郁金　白芍　仙半夏　佛手柑

郑梓相夫人

辛伤于肺，痰入于络，胸胁掣痛，引及腰背，冷热频仍，口

163

秽痰臭，脉来滑大。病起匝月，非肺痈即肋痈也。当泻肺，参用宣络。

冰糖　炒石膏　青蛤粉　白及　淡甘草　生米仁　桔梗　丝瓜子、络　旋覆花　橘络　桃仁泥　川贝母　芦根

又复方

口秽痰臭，由来月余。胃通于口，痰生于胃，秽气臭气，皆属胃火。肺畏火刑，火旺乘肺，则清肃之气失司，故咳逆绵延不已。有时骨脊疼痛，有时形体畏寒，眠难着右，胃纳式微。左脉小，右脉大。仿用千金苇茎法，参与喻氏救肺汤。

丝瓜子络　冰糖　炒石膏　生苡仁　白及　白前　淡甘草　青黛　拌蛤壳　兔耳草　川贝母　橘络　桔梗　枇杷叶
芦根汤煎药。

又三复方

肺气通于鼻，肺火旺则鼻热；胃气通于口，胃火旺则口秽。头项发肿、发热，头目或胀，或痛，咽喉干燥，口亦渴燥，两胁作胀，两腰作痛，咳呛身热，剧于五更，失血盈盆，经有两旬。脉象转形虚弦。舌质又变薄白。实邪在于肺胃，虚损在于肝肾，切宜怡养，免致增剧。清上焦之实火，滋下焦之真水。

冰糖　炒石膏　阿胶　川贝　白及　女贞子　橘红　丝瓜子络　麦冬　桔梗　元参　兔耳草　桑叶

康锦云

酒有热气。茶有饮邪。嗜酒多，肝家定有郁热；嗜茶多，胃中必有留饮。火旺于下，循经入络，茎器或烂、或痛，小溲乍通、乍

闭；饮聚于上，阻气伤阳，四肢时寒、时暖，呃忒忽乍、忽辍。大便逾旬始通，纳食累日不进。脉象紧而大，舌质剥而白。男子年越六秩，肾元先受其衰。见症半虚半实，治法始从两顾。

生绵芪　桂枝　炒白芍　新会皮　刀豆子　姜半夏　吉林参须　甘草梢　枳壳　炒冬术　瓜蒌皮　咸苁蓉　怀牛膝

沈惺叔如夫人，复方，五月廿三号

月事不调，带下频多，无非肝脾营虚，累及奇经八脉。前方两调肝脾，参入双固冲任，信水准期两次。现在越期已有两日，带下黄色，较减淋漓之势，亦已较少。络胀、腹胀均除，脘痛、腹痛俱止。心悸、头晕又见退些，惟嫌脘宇时觉嘈杂。脉象左关尺部仍见弦细，按得右关尺部尤形濡细，舌质中间薄白而腻，根底起刺，亦有微白。种种现状，皆由下元不足，冲任二脉遂失涵养之司，月事焉克时下，带下岂能骤止。欲求月汛准期，务在调养肝脾；欲求带下减少，端在固摄冲任。

柴胡　炒当归　橘络　怀牛膝　芡实　茺蔚子　丹皮　川抚芎　连须　松子肉　白芍　制香附　红花染丝瓜

又接方

预拟逍遥法，以调养气血；参用二仙丹，藉固冲任。

柴胡　炒白芍　炒芡实　茺蔚子　绵杜仲　丹参　粉丹皮　炒当归　白莲须　金樱子　玉蝴蝶　橘络　月季花

钱少峰媛三改方

据云诸恙较减，惟热未尽，而面现红点。总有阳亢阴亏，浮火乘机上炎。改疗仍用甘缓介潜。

西洋参　炙鳖甲　青蒿子　银花　淡甘草　丹参　石决明　左牡蛎　真滁菊　丹皮　绿豆衣　桑叶

古越曹萃华，癸丑五月下旬

人之气血、精神者，所以奉生而周于性命者也。血气赖水谷以资生，水谷多则血气亦旺，水谷少则血气亦衰；精神藉阴阳以维持，阳气足则神有归宅，阴气足则神有贮蓄。一言以蔽之，血气即阴阳。发疸以来，纳食甚微，气血之源何从充裕，阴阳之气何由振作。少寐者，阳不入阴之朕兆；颤掉者，气不充裕之明征。头不晕，目不眩。肝风两字固无动摇。左脉涩多弦少，右脉沉少细多，舌中光，舌边白。人身之阴庇于阳，人身之血生于气，调治之法，不可亟亟于滋阴，庶免窒碍其胃气。为今之计。似宜温温于宗阳，藉以充长其肝营。

炙绵芪　远志　茯神　清炙甘草　真滁菊　冬桑叶　乳蒸於术　枣仁　白芍　白归身　黑芝麻　石决明

又（二）

少寐者，责之营卫循环有偏；少食者，责之脾胃健运无力。脾胃主乎营卫，营卫即是气血，气血生成于水谷，水谷蒸化为清浊。清者为营，浊者为卫，营行络中，卫行络外。经络跳跃。定是营卫之空虚，无以灌溉于脉络，头有颤掉，亦是经络之牵动，并非内风之鼓舞。更衣不通，已有三日，非液之枯耗，属气失其传道。左脉独涩不弦，涩为血少无疑；右脉独沉无浮，沉为阴虚显然。阴血既亏，则阳未尝不亏；阳气既伤，则阴焉克滋长。治法两益气血以调营卫，参用疏补脾胃以安寝食。

蜜炙绵芪　远志　归身　辰砂染茯神　霞大曲　别直参　乳蒸

於术　枣仁　白芍　带子瓜蒌　仙半夏　红花汁染丝吐头　广皮

又三

人身之动属阳，人身之静属阴。寤则属动，寐则属静，盖多动而少静，致有寤而失寐。无梦不寐，无寐不梦，亦阳筋之征，属阴虚之兆。头掉向右，足掣偏左，此肝血失藏，则经络遂无涵养之司。昨解大便，稍有黑色，非有形积，是无形之气火灼于营液。大病之后，气血并耗，五志之由此易动，七情之气随之而起，自觉气逆，并非有余之气逆。大凡阳升则肝气，火亦上升。左脉虚弦，重按或涩；右脉沉细，重取颇弱。舌质燥湿不一，而色红白无常。治法两益阴阳，参用交媾精神，使阴平阳秘，则精宁神安。

蜜炙绵芪　归身　青龙齿　远志　川贝母　橘红　别直参　乳蒸於术　白芍　石菖蒲　枣仁　夜交藤　茯神　丝吐头

又四

万事之变，不出乎阴阳偏胜四字；百病之起，总不离六淫七情两端。阴出于阳则寤，阳入于阴则寐。昨夜似朦似胧，达旦不寤不寐，阴阳之偏，固无疑义。病缠既久，源在内因，五脏俱虚，七情易感，惊怖疑惧，在所不免。惊为肝主，惧为肾主；肝为脏血之司，肾为主水之职。多惊、多惧，伤肝、伤肾。血不足无以灌溉经络，水不衡无以承制君火，不寐、颤掣，其由来也。左脉涩势较减，稍有搏指之象；右脉弦势殊少，重按弱而无力。治法暂辍温养脾胃之气，前方增用滋育心肝之营。

紫丹参　白芍　青龙齿　川贝母　橘红　夜交藤　丝吐头　远志肉　枣仁　淮小麦　白归身　茯神　鸡血藤胶　别直参

又五

左手之脉，复见虚细而涩，并无搏指形状；右手之脉，依然细弱而沉，又无弦细现象。舌质不红、不燥，苔色有白、有润。昨夜阴阳稍有交济，所以寤寐略见目睫，惟头尚有颤掉，而足亦见抽掣。其动在络，而不在脏。一身经络，皆主于肝；人身牵动，皆属于气。气主动，血主静，肝血无藏，肝气无摄。其前以头、足动摇，总不出气乘于络，设或肝风妄动，何以头目不眩。静以制动，血以儒气，治法不越两句范围。升阳益脾姑从缓投，敛阴养胃理所必需。

小麦　白芍　远志　枣仁　川贝母　白归身　茯神　橘络　清炙甘草　青龙齿　紫丹参　别直参　鸡血藤胶　丝吐头

又六

头为诸阳交会之处，头颤掉者，属于阳；足为诸阴行脉之所，足牵动者，属于阴。其阴阳者，不过分上部、下部之异；惟颤动者，并无有阴动、阳动之殊。种种动象，不外阳气。阳为神之灵，动为气之变。阳气窜出于络，不及潜入于阴。颤动愈剧，则寤寐愈难。人之寤寐，全赖阳入于阴，血归于肝。要知阳气既有形诸于外、不足于内。目睫酣睡，岂能得哉？今诊脉息，较昨无异，舌质色象，亦无变动。目前寤寐最为关系，欲求寤寐安谧，务在阴阳交固。录方摄阳敛阴，参用养血柔肝。

淮小麦　白芍　远志　川贝母　归身　鸡血藤胶　茯神　炙甘草　丹参　枣仁　北五味　龙齿　别直参　麦冬
同煎牡蛎。

又七

彻夜不寐，非止一端之原因；头足牵动，并无二义之明文。寐与动，分而晰之，不寐在阴阳，牵动在经络；动与寐，合而言之，阴阳即气血，气血即营卫。营卫附于经络，经络聊属肝胆。肝系通于心，心系通于肾。肝为藏血之司，心为生血之源。心居南，卦属离；肾居北，卦属坎。坎、离即是水、火，水、火亦是阴、阳。种种变幻形状，皆不出乎阴阳。阴阳之有偏胜，终不越于气血，阴不恋阳，则阳游于经络；血不濡气，则气扰于经络。此所以多动、少寐，异出而实同源也。左脉关部颇见虚弦，右脉关部略形振作，舌质底边薄白，尖色时或燥绛。大旨温养气血，藉以潜毓阴阳。

炙龟甲　远志　归身　炙甘草　茯神　川贝母　麦冬　青龙齿　枣仁　丹参　鸡血藤胶　白芍　浮小麦　别直参　秋石

同煎。

又八

梦寐性质有虚实之分，颤牵发生有阴阳之别。先患淋浊，经中医施以药石通关利窍，徒伤精神；后生脑疽，被西医用以刀割解筋剖肉，致截络脉。外症络脉未续，一阴一阳不相倚行，是以头不颤掉，足即牵动；精神未固，一魂一魄不相依附，以故非有梦纷，即为无寐。脉络阴阳欲求和谐，实所不易；精神魂魄希冀安谧，尤属为难。左脉寸涩关弦，右脉寸细关软。左手寸关内应心肝，涩为血少，弦为肝虚；右手寸关内应肺脾，细为气馁，软为脾弱。舌质乍燥乍湿，苔色忽红忽白。有时痰稠而韧，有时便燥而滞。种种变幻病状，莫逃气血两虚。脉络阴阳宜补、宜益，精神魂魄宜固、宜摄。痰随气聚，补气足以涤痰；便从血行，益血足以通便。然以草木之功微，未易骤生效力，务须恬淡似虚无，或可渐就痊愈。

归身　远志　制首乌　白芍　川断肉　川贝　龙齿　龟甲　枣
仁　野百合　小麦　鸡血藤胶　茯神　则直参　麦冬

同煎。

预拟通便方

不寐属本病，意图旦夕苟安，恐未能也；不便属标病，欲求朝暮更衣，或非难也。本宜补，标宜泻，标本兼顾，庶无偏弊。

紫丹参　白芍　瓜蒌仁　枣仁　巨胜子　川贝　白归身　茯
神　柏子仁　小麦　炙甘草　则直参　秋石

同煎鸡血藤膏。

吴彦臣

湿温为病，变幻不一。出于阳。有汗而不衰；入于阴，有下而不解。氤氲中焦，蒙蔽气分。一昨陡然神色昏糊，顷见面赤状如醉红，唇口燥焦。舌质灰腻，左脉弦而软数，右脉滑而洪大。左胁自觉引痛，耳窍尤觉鸣响，湿热不清，阻经入络；浊痰不化，阻气蒙窍。所持者，津液尚未戕耗；最虑者，湿热迷雾不定。酝酿疹瘖，不得不防。治法苦寒泄热，参用芳香化浊、豁痰利络之品，亦为斯症扼要。

煨石膏　川连　炒山栀　丝瓜络　白芥子　拌佩兰叶　鲜芦根　炒知母　淡芩　生苡仁　橘红络　石菖蒲　姜汁　冲竹沥

又复方

湿热蒸腾，充斥表里，表不通，则少汗而热不离体；里不通，则少溲而气有窒碍。夜半寤不得寐，语言时或错乱，左胁之下咳有引痛，湿痰阻络，固属无疑。脉象来盛去衰，滑多数少，舌质底见腻白，浮见灰黄。唇焦燥而欠润，口觉淡而不渴，邪尚在气分，未入营分，津液不升腾者，由于湿痰阻遏。湿为黏腻之邪，易于流溢三焦，变幻情状，似难逆料。欲求热势开凉，务在表卫疏泄，先哲所谓攘外即可以安内。治法仍用苦泄，参以浮萍，藉以疏泄表卫，冀其表卫通流，则汗得以自泄，而热或可始退。

真川连　黑山栀　知母　茯神　广郁金　丝瓜络　淡子芩　熟石膏　连翘　豆卷　千浮萍　芦根　竹沥

第三方

湿温下之太早，则邪传入于里，不寐、多语、灼热显然。阳明气血两燔，诸阳亦随升腾于上，神志为之混乱，语言为之错杂。昨夜寐有安顿，语有头绪，似乎狂澜已倒，渐入佳境。左脉搏指而大，按得右脉弦滑而大。既安而脉大，似有相悖，余波之未平，尚虑增剧。舌质灰腻，尖不红绛。口中或咸或苦，脘下似冷似热。自觉冷者，非真冷，定是阳气蒸腾，则脾中之湿浊随气而升，古训有热极似水，即此症之现状也。订方咸味甘凉，清气安营，参用辛芳苦寒，务使渗湿化痰。

犀角尖　鲜生地　丹皮　川连　黑山栀　竹沥　广郁金　川通草　佩兰叶　茯神　淡子芩

生地与豆卷三两捣成饼。

第四方

湿邪、温邪，入表、入里，即是逗留膜原之间。表里混淆，膜原阻遏，内不得通，则邪郁伤营，外不得通，则邪滞伤表。现在表邪由汗而解，第其里邪未下而去，关系又在胃纳如废，究竟仍留恋气分。蒸腾于上，为舌黑；发泄于外，为身汗。余波之亢阳。亦未能潜藏，左右脉象为之滑大。治法苦寒泄湿中之热，参用芳香化热中之湿。

扁石斛（原枝自剪） 川雅连 佩兰叶 广郁金 茯神 竹沥 鲜生地 大豆卷三钱 捣瓜蒌皮 黑山栀 新会红秧 针竹心

施幼亭（六月八号）

由风引动素蓄之湿，首犯上焦，而致咳嗽，绵延二月有余，风去而湿尚存，窒碍气分，化痰、化热。左右脉象俱见弦滑。治当清肃肺胃，藉以涤化湿痰。

茯苓 姜夏 杏仁 瓜蒌皮 瓦楞 竹二青 橘红 川贝 苡仁 海浮石 苏子 枇杷叶

陈秉钧夫人

产育已将三月，营卫尚未恢复，风湿之邪乘虚而入，一身之气皆阻，周行骨节皆痛，形寒、形热，头痛、头胀，脘满气逆，咳呛有痰。脉象寸口浮数。治用轻清宣表。

山栀 蒌皮 橘红 象贝 钩藤 竹茹 羚羊 前胡 薄荷 白杏 桑叶 枇杷叶

施升伯

脉象柔软而细，舌质中光无苔，显然病久，气营交亏。营虚则肝燥，目窍或有昏眩；气虚则脾湿，脘宇或有䐜胀。旧冬忽然形瘦、多呛，其中必是痰饮。盘入夏日有升腾，形躯渐充，咳渐稀，足见元阳随时振作。治法大旨，温养藉以补助生长。

丹参 仙夏 霞天曲 滁菊 茯苓 白芍 芝麻 於术 枸杞子 砂壳 橘红 桑叶

陈品山第六方（六月六号，南浔人，在塘楼诊）

体质魁腴，本属气虚，湿温蒸腾。伤及气分，气虚亦令化火，火旺炽耗真阴，纳食累日不进，津液渐形竭蹶，口觉干燥，是其明征。更衣尚有黑垢，小溲顿然殊少。舌质根淡白，尖淡绛，脉象左虚弦，右滑大。虚多而实少，何持无恐，欲求津液来复，务在濡养胃气，以胃为津液之源流也。

吉林参　西洋参　川贝母　橘红　枇杷叶　笕麦冬　叭杏仁　霍石斛　云茯神　燕根　竹二青　生熟谷芽

乌镇徐安椿第一方

无痰不作眩，无风不作痉。头晕由来七日，痉厥发现昨朝，大便不下，已将一周，神气乍清、乍昏，语言忽乱、忽静。寐不宁恬，转侧似难，衽席不甚热，痉时颇多汗泄。左脉弦劲，尺部尚见敛静；右脉柔软，关部略形滑实。舌质净白，并不干燥。病由六淫之暑湿外袭，益以七情之气火内起。饮食由此积滞，逐渐陈腐酿痰，阻遏升降之机，脘宇为之懊憹。真阴未病先虚，真阳易于鼓动，如再肝风痉厥，防其真气难敌。照此情形，危多安少，偕同艺成远孚先生，互相酌议方法，先与潜阳通腑为第一之要务，录味再请政服。

鲜生地　风化硝　瓜蒌仁　川贝母　真滁菊　菖蒲　冬桑叶　茯神木　陈胆星　新会红　石决明　白金丸

二方

隔昨风痰内阻、外窜，发现似痉、似痫，牵及全体脉络，甚而角弓反张。昨晚离坎水下、火上变幻，独言独语，遂使损及精神，几有妄见鬼神。幸而寤寐通宵安谧，精神得以相交，语言亦不错乱，时觉脘宇嘈杂，时或头目眩晕，身体并不灼热。舌苔亦见润泽，左脉弦而且细，右脉沉而带滑。外感之暑湿少，内伤之神志多。大便不下，小溲滴少，半由风胜则肠燥，半由垢留则物阻，湿痰气火。难免蕴蓄。治法潜阳熄风。参用除痰利窍，录方仍请艺成远孚先生酌政。

鲜生地　真池菊　陈胆星　川贝　蒌仁　粉丹皮　石菖蒲　石决明　川郁金　茯神　远志　濂珠粉

又三方

风痉、痰痫，两日不见复至，据此一端，足见峰回路转。第其大便仍未见下，中脘嘈杂时作时辍，身体潮热或起或平，种种皆由肝阳升炽，头重、头晕，肢挈、肢掉，无非风阳上升清乘窍。风为百病之长，善行数变，窜经入络，在所不免。腑气一日不通，浊气一日不降，浊既不降，清又不升，阳明胃腑独受迷雾，不饥不食理所当然，卧欠宁恬，事有必至。左脉弦而不张，右脉细而不数，舌质薄灰，口不恣饮。六淫之邪颇少，七情之火殊多。治法潜六阳之上升，参用润六腑之下降，藉此廓清浊痰，或冀神气清爽。

鲜生地　丹皮　陈胆星　茯神　新会红　瓜蒌仁　真池菊　川贝　石菖蒲　远志　石决明　濂珠粉

又四方

过嗜酒醴，令肝胆之相火煽动风阳；恣食麦面，阻肠胃之通降徒酿痰热。风为百病之长，痰为五谷之变，所以风痰两字，最能变幻多端。经络有时惕然而动，神识有时寂然而昧，风乘清窍，头目或重、或胀、或痛、或眩；痰阻气窍，脘宇乍嘈、乍悸、乍咳、乍吐。最关系者，大便不通，浊气由此上干清阳，愈形窒碍。目前所恃，似痉、似痫，经已三日不复发现，精神虽形狼狈，元阳决无暴脱。时在炎暑蒸腾，元阳为暑迫伤，肢软神倦，固不待言。据云脉象素见六阴，顷诊脉息与昔相符。舌质仍形薄白罩灰，扪之并不干燥无液。治法潜上亢之阳，以利清窍；参用润下焦之腑，以宣浊气。

真滁菊　桑叶　明天麻　钩藤　石菖蒲　瓜蒌子　石决明　橘红　陈胆星　竹茹　茯神苓　濂珠粉

又五方

昨晚又发痉厥，顷见身体瘈疭，中医谓之肝风，西医谓之脑炎。风为百病之长，脑为一身之系，风起于肝，善行数变；脑起于头，能布诸经。人之精神、思虑，无不出于脑筋；人之行动、知觉。皆不越乎魂魄。见症知觉少灵，手指把握无力。头目昏朦，或重、或胀；脊背反张，时作、时休。大便旬余未得其下，胃口累日勺米难进。左脉仍形弦细，右脉依然沉细，舌质中间微灰，根底亦不过腻。有形之痰浊阻填于内，无形之风阳走窜于外，一身经络，悉受其伤。治法潜风阳之亢以和肝，参用涤痰火之焰以清络。

真滁菊　桑叶　石决明　陈胆星　茯神　泡竹叶　真西珀　川贝　明天麻　瓜蒌仁　钩藤　濂珠粉

又六方

停厥一二日，前昨又厥矣。前次之厥，颈项反张，此厥而兼痉；昨日之厥，喉有哕声，此厥而兼痫。痉与厥，属风阳，流走经络；厥与痫，属痰火，壅填机窍。口有血涎，唾有血痰，身体颤动，手指抽掣，头重头胀，目晕目眩，大便窒塞，小溲短少。左脉弦多动少，右脉有沉无浮，舌质状似烟熏，根底稍有润白。六阳毕集于上，风、痰、气、火随之一身，脑筋受伤，精神为之狼狈。治法清营络之热以潜亢阳，参用润气分之燥以涤痰火。录方于左，仍请艺成远孚先生政之。

香犀尖　鲜生地　丹皮　生桃仁　橘络　川贝母　真滁菊　瓜蒌仁　茯神　石决明　赤芍　濂珠粉

又七方

诸风掉眩，皆属于肝，诸脑气筋，亦属于肝。头为六阳之交会，脑为一身之总领。头目每多眩晕，身体不能自主，此肝阳之病状，即脑筋之发炎。消烁津液，莫如风火，风胜则燥，火胜则干，大便秘结，此其常也。风火无形，善走脉络，手指为之抽掣；痰浊有质。易填机窍，神气为之昏昧。气火日腾，营血日沸，每发痉厥，必吐血沫。六部脉象，左胜于右，中间舌苔黑似烟熏。口觉苦腻，喜嗜汤饮。羚羊性灵，务使通神而潜肝；珠母色亮，藉可制阳而清气。

羚羊角　石决明　丹皮　茯神　白荷花　建兰叶　濂珠粉　犀角尖　真滁菊　橘络　蝉衣　鲜生地　瓜蒌仁　真金箔

又八方

头为阳之会，脑为肝之属，头痛、头胀、头眩、头晕，皆不出乎肝阳、脑筋。身者神之舍也，寐者魂之藏也，身体瘦疢而不自主，心神失镇摄之司；寤寐缥缈而不安恬，肝魂失归藏之职。气与血逆乱而行，痉与痫相率而来。气腾血沸，络中必有留瘀，痉发痫剧，窍中必有蓄痰。阌凝痰阻，风动火旋，神迷昏荡，无所不至，津伤液燥，肠痹便结。舌质灰腻，口觉苦燥，左脉弦细，右脉沉细。潜阳育阴。以平气血之逆乱；涤痰息风，以杜痉痫之剧烈。

鲜生地　真滁菊　茯神　羚羊角　鸣蝉　瓜蒌子　橘络　石决

明　建兰叶　丹皮　犀角尖　荷叶　濂珠纷

又九方

清阳出上窍，浊阴出下窍。头面七窍，清阳居多，为天之气；前后二窍，浊阴居多，为地之气。天气下降则清明，地气上升则晦塞。上焦不行，如天之雨露少施，沟渎皆为干燥，大便秘结，宜其来也；下脘不通，如地之云雾多升，窍络皆为蒙蔽，头目眩晕，此其证也。痉厥、痫厥，属风、属痰；身动、肢动，脑伤、筋伤。舌质灰腻较松，左脉弦势已减。清上焦之燥，以潜亢阳而利清窍；润下焦之燥，以息风火而宣浊窍。

犀角尖　生地汁　梨子汁　人乳　鲜藕汁　石决明　瓜蒌子　郁李仁　大麻仁　桃仁　柏子仁

又十方

人身之动属阳，人身之静属阴；寤则属阳，寐则属阴。头旋、头胀，身掣、身动，作于寤时，休于寐时，阳动两字，牢不可破。内风乘阳鼓动，痰火随气盘踞。风胜于上，脑筋为之不安；火胜于中，脘宇为之嘈杂。清阳居上，即头面上七窍是也；浊阴居下，即前后二阴是也。清窍迷雾，浊窍窒阻，上有巅疾，下乃便秘，清浊倒置，风痰胶柱，发痉、发痫，或作、或辍。左脉弦细。舌质灰腻。治法清上窍以潜亢阳之威，参用清下窍以涤垢滞之邪。

生地汁　藕汁　甘蔗汁　人乳汁　生梨子　瓜蒌仁　巨胜子　桃仁　郁李仁　海松子　淮牛膝　濂珠粉

又十一方

昨下大便，所下甚夥，肠中垢积廓然而清，惟下后阴分愈伤，

177

而上窍阳火愈亢，头旋、头晕，概未除去；痉厥、痫厥虽不复见，身动肢动尚觉如前。此肝阳狂澜虽倒，而未能安如磐石，掣动属阳，风从阳化；旋晕属火，风随火升。种种幻变情状。不越风、阳、痰、火，伤脑、伤筋，在所不免。左脉虚弦，右脉沉细。治法甘缓其急，参用介潜其阳。

淮小麦　淡甘草　石决明　怀牛膝　滁菊　左牡蛎　粉丹皮　冬桑叶　生鳖甲　剖麦冬　芝麻　丝瓜络

又十二方

厥者，自下而上之病也；痉者，筋掣络动之状也。自下而上，由肝而出；筋掣络动，由阳而化。现在厥状不复，痉亦不见，关系头旋、头晕，身动、肢掣。顷忽呕吐浊痰、绿水，定是中乏砥柱，胆气乘虚上犯。为日已多，真阴自耗，阳失阴恋，动则化风，风自内风，阳自虚阳。阳冒于上，清窍多蔽，头目皆欠清明；风趋于络，经脉多碍，身体不能自主。脑起于头，巅疾则脑受伤；筋附于身，身动则筋不宁。左脉弦细，重按似欠敛聚，右脉沉细，重按亦欠振作。以脉参证，虚多实少，内风、虚阳如许之鼓动，诚恐又有一番之剧烈。治法舍育阴潜阳、熄风利络之余，别无良策可采。录方仍候艺成远乎先生察核脉证，酌政施行。

紫丹参　怀牛膝　丹皮　茯神　代赭石　冬桑叶　青龙齿　淡甘草　白芍　牡蛎　真滁菊　石决明

又十三方

厥阳无一时之宁，眩晕无片刻之定。曾经吐过绿水，定是胆汁上溢，前日又发厥痫，今晚复见狂躁。痫出于阴，狂出于阳，阴为阴寒之疾，阳为阳火之邪。真阴、真阳，大受其伤；肝营、胆汁，亦受其耗。阴寒之痰，由火而鼓动；阳火之邪，无水而涵制。邪者，假邪也；虚者，真虚也。变乱种种，皆是肝阳之害。形体掉掉，亦是风邪旋络；妄见妄言、自独自语，总不越乎精神离散。脉象左沉右弦，舌质根薄中灰。灵介潜阳以泄风，金石镇心以安神。方呈质人艺成先生同政而行。

淮小麦　真滁菊　茯神　怀牛膝　石决明　牡蛎　淡甘草　丹皮　白芍　青龙齿　灵磁石　橘络

金器汤煎药。

又十四方

血并于阴，气并于阳，或痉、或厥、或痫、或狂，为日已久，阴阳俱伤，阴不恋阳，阳不恋阴，精神日渐离散，水火日失交济。体灼、烦躁，甚而欲起、欲行；头旋、目瞀，剧时妄见、妄言。阴气内伤，防液涸阳气外越，虑津脱，若见大汗滂沱，便是束手无策。左脉颇见藏蛰。右脉殊无神韵，舌质仍见灰腻，口中尚不干燥。前经吐黑、吐绿，肝肾大耗大竭。三甲潜阳以存阴，二地壮水以制火，金石镇摄，甘麦缓急，亦为此症扼要关键。录方呈请艺成远乎先生同政。

大生地　淮小麦　左牡蛎　龟板　生磁石　茯神　鲜生地　淡甘草　炙鳖甲　龙齿　石决明

和缓遗风卷下

又十五方

阳并于上则狂，阴并于下则厥。阴阳交乱，顺逆交错，或阳上而为狂，或阴下而为厥。多狂、多厥，伤阴、伤阳，阴虚无以恋真阳，阳虚无以维真阴。阴中之火由此而起，阳中之风由此而动。阴阳之变动，精神之离散，有厥必有脱，有脱必有厥，设或两相同至，性命在于须臾。左关真脏脉已见，难逃阳脱；右关不振作已久，尤虑阴涸。脑筋大伤，头旋、头胀；风阳大动，身颤、身掣。潜育阴阳，固是正法；镇摄精神，尤宜注重。录方仍候艺成远乎先生高明酌政。

大生地　生龟甲　玳瑁　石决明　淮小麦　鲜生地　生鳖甲　西珀　怀牛膝

金器汤煎药。

又十六方

痉与厥、痫与狂，其名虽异，其实则同，总由气血日偏而来。阴阳日并，如风雷之猛烈，郁极而发现，久而久之，发而发之，不特直据根荄，亦且斫伐精神。阳为神之灵，阴为精之宝，妄见妄言，非鬼非祟，实是精神之离散，遂使魂魄之无依。身体蒸蒸如日上，巅头岑岑加震动，倘见面赤如赭，汗出如淋，便是阴阳暴脱，援救无从。左脉状似雀啄，右脉仍形沉细。络脉瘈疭，环口蠕动。滋肾之阴以驱热，潜肝之阳以息风。录方还希艺成远乎先生高明酌政。

大熟地　生龟甲　法半夏　茯茯神　淡甘草　陈萸　生鳖甲　上川连　龙胆草　远志肉

生铁落汤煎药（是日晨，先服当归龙荟丸五钱，以生铁落汤送下）。

又十七方

昨夜阴阳交媾之候，忽有瞀闷欲厥之状，幸无大汗、大狂，尚未脱阴、脱阳，然汗出溱溱于肌腠，神识昏昏如醋睡，阳脱之势已见，阴脱之势在即，性命存亡，朝不保暮。目已开，口不闭。左脉乍徐乍疾，右脉忽起忽伏。心有君火，肝有相火，在其位则正，非其位则邪，邪与元气势不两立。正者真虚，邪者假实，补正不易，清邪亦难，仰屋思维，无从着手。既蒙谬爱，敢不竭诚，勉挥其汗，聊书数味，以敛固阴阳为急务，恐鞭长之不及马腹。

大生地　茯神木　元参心　带心麦冬　青龙齿　濂珠粉　五味子　淮小麦　左牡蛎　霍石斛　奎白芍

金器汤煎药。

新市徐伟人（首方）

痢疾古称滞下，必里急后重，但里急后重，虚实有不同。痢经半月，积色渐减，里急后重依然如故。前次之里急后重，是有余之积滞，现在之里急后重，是无形之气陷。下焦根蒂少固，中焦鼓运失司，清阳愈陷愈下，浊饮愈升愈上，呃忒连声不绝，甚而头额微汗。舌质萹白，喉腭糜点，左脉弦细，右脉弦滑。气营皆受戕耗，脾胃两受残伤，若不固纳中下，呃忒伊于故底。治法镇逆呃忒是为紧要关键。

吉林参　丁香　白芍　炙甘草　旋覆花　广皮　川椒　干姜

捣　五味　净乌梅肉　刀豆子　代赭石　茯苓　柿箬蒂

又二方

呃忒绝无其声。胃气日有砥柱之权，后重遽尔减少，清气日有升举之势。前日大便尚有积痢，昨日更衣转形溏薄，第其翻数仍密不少，腹笥或鸣、或痛，身体忽热、忽凉。口有腻痰，舌有葩白。左脉弦细，右脉滑大。病经两旬，气阴皆伤，治法似宜益气以和脾，略佐甘酸化阴以固肾。

龟甲　川贝　炒扁豆　茯神　白芍　左牡蛎　鳖甲　橘红　炙甘草　石莲　乌梅　吉林参

又三方

痢色已无白沫，所下尚有溏泄，次数每剧，必在阴分；腹痛里急，似有若无。脉大不藏，舌光无泽。此系痢久而下多，遂使阴涸而液竭，肝阳木火互相蒸腾，口燥、烦热、多汗、少寐，阳火如许之升，阴液愈难支持。滋肾阴以去热，潜肝阳以熄风。

大生地　龙骨　诃子　白芍　龟甲　左牡蛎　大熟地　麦冬　粟壳　茯神　鳖甲　吉林参

又四方

清气从下而注，泄泻随气而行，里急后重，甚而脱肛，腹痛乍有乍无，小溲时多时少，烦热起伏不一。脉象大小不定，舌绛无苔。夜寐无多，临圊、临食皆有汗泄，真阴、真阳皆为虚耗。浮游之火，蒸腾于上；有限之水，走泄于下，遂离坎少交，梦寐恍惚多端。治法滋肾阴而壮水，参用潜肝阳而柔木。

熟地　麦冬　牡蛎　茯神　粟壳　炒扁豆　生地　白芍　龙

骨　枣仁　龟甲　吉林参

又五方

痢疾之后，肝、脾、肾大受戕伤，清气多下，大小肠不免窒碍。气愈下，则更衣随气而频仍；下愈多，则真阴随下而消耗。后重未除，肛门仍脱，不独真阴受伤，抑且真气消夺。肝木少条达，肾气少藏纳，变患大腹膜胀，甚而上至胸脘，腰有圆形，脐有突象，鼓胀之根萌，固为可虑也。夜寐无多，小溲尚少。脉象转形弦细，舌质尚未生苔。滋养固宜，治胀尤要。

大熟地　龟甲　枣仁　麦冬　大腹皮　车前子　沉香片　牡蛎　茯神　白芍　香橼皮　冬瓜皮

又六方

脉象仍形弦细，舌质已见薄苔。夜寐多，纳食增，腹笥膜胀已减，腰圆脐突已平。所患者，气未升，大便随气而下迫肛门，有时大便尚带白积，有时更衣状似燥结，种种皆由气液并伤，大肠变化不循常度。历举滋补，尚中机宜，兹当率由旧章加减。

大熟地　龟甲　白芍　麦冬　广皮　冬瓜皮　盐苁蓉　牡蛎　杞子　枣仁　茯神　鸡内金

按：徐伟人一症，初诊时，每日利行百度于终朝。呃忒连声，喉腐腭糜，头额汗泄，人人知其为不治之症也。先生从容不迫，议病施方，一方而呃忒止，再方而痢疾除，后转膜胀，甚至脐突腰圆，时医无不归咎于补，先生知其为虚胀也，仍用前法。略佐橼皮、大腹之类，果是药到病除，胀势遽去。噫！何其神也。具通天之手眼。为万世之准绳，先生其不愧于世矣。

上谈君雪亭评。

吴兴章晋泉

膀胱不利为癃闭，膀胱不约为遗溺，此"病机篇"之言也。先有癃闭，继有遗溺，此先实而后虚也。胃司于六腑，肾开窍于二阴。纳食不多，中流砥柱无权，六腑枢转皆失其职，大腹、小腹为之胀满；遗溺不禁，下元藏叙失司，二阴机关均欠流利，大便、小便为之窒碍。溺管逼近精管，溺管动，精管亦动，遗溺多，败精亦多，流散脉络，睾丸先缩后垂。小肠附近大肠，小肠窒，大肠亦窒；遗溺多，溏继亦多，水趋络队，两足先肿而胀。左脉沉细而弦，右脉濡细而弦，舌中淡绛，舌边松白。古稀大年，下元自衰，未宜过用渗利，庶免致伤肾阴。二便或通、或闭，决无关系；大腹乍胀、乍大，颇为棘手。六腑为病，以通为用；五脏为病，以涩为事；脏腑同病，通、涩互施。睾丸之胀，总属乎肝，参用泄肝、通络；大腹之胀，总属乎脾，尤宜和脾、利气。录方还希高明酌政。

知母　川黄柏　猺桂　贡沉香　香橼皮　青皮　白芍　丝瓜络　橘核　小麦草　冬瓜皮　路路通

又二方

先癃闭而致遗溺，自腹胀而抵睾丸，卧则气着于上，胀及中脘；坐则气垂于下，胀及睾丸。二便不能如常，欲解艰难万分，大便或有溏腻，或有溏泄，小溲时或滑滴，时或遗溺，腹笥乍大乍小，睾丸或缩或垂。一团之腹，六腑俱居其中，大腹胀满，六腑皆为阻痹；二阴之窍，肾经最为关系，便溺窒碍，肾阴已受戕伤。肾为胃关，关门不利，故聚水而作其胀；肝络阴器，络脉不宣，则聚气而成㿗疝。左脉缓急不匀，右脉滑涩不调，舌边起点，舌中光绛。目前最吃紧者，惟胀势为注重。治法先宜通腑宣痹，务使六腑以通为用。

金铃子　橘核　川黄柏　知母　丝瓜络　茯苓　大腹皮　枳壳　制甲片　青皮　奎白芍　猺桂

又三方

湿邪阻痹腑阳，水邪蕴蓄肠间。升降乖戾，清浊混淆，自癃闭而致遗溺。由腹胀而抵睾丸。卧则气着于上，胀及膺脘；坐则气垂于下，胀及睾丸。腹笥鸣响如雷，睾丸缩垂如疝，二便不循常度，欲解艰难万分，大便或有溏泄，或有痰腻，小溲时见涓滴，时见不禁。舌质更变不一，或黄、或白、或绛；脉象左右不齐，乍滑、乍缓、乍急。目前惟胀最为吃紧，治法通腑是为扼要，务使腑阳通，则清浊自分；清浊分，则胀满自消；胀满消，则诸恙自瘥。录方即请明政。

川黄柏　知母　青皮　贡沉香　川郁金　丝瓜络　彩云曲　白芍　枳壳　茯苓　法半夏　上猺桂

甲寅　大塘兜陆梯云夫人（首方）（闰五月三十日）

孕已四月，病起八日，时在炎日酷暑，所受之邪，无非暑热伤气。暑必挟湿。暑为天之阳气，湿为地之阴气，阳邪从上而受，阴邪从下而受，二气相搏，上下无间。上焦气伤而化痦，下焦气阻而不便，痦少疹多，便闭溲短，暑湿之邪无由出路，头为之痛，耳为之聋，夜不安寐，胃不思食。前日无汗，体若燔炭；现在有汗，身如燎原。口渴喜饮，舌质燥白。左脉滑数，右脉濡滞。叶香岩先生论白痦一症，多是暑湿氤氲气分。治法从气分着想，做千金苇茎汤加羚羊清肺以解肌，参石斛清胃以泄热。

羚羊角　丝瓜络　生子芩　白杏仁　连翘　滁菊　鲜石斛　黑山栀　薄荷叶　生苡仁　银花　芦根

又二方（六月初一日）

产育未逾一年，后孕已越四月，血虚营热，一定无疑。迩来吸受暑湿，热邪由肺犯胃。阻气入营，蒸腾于外，为痦为疹；氤氲于内，为烦为闷。耳有蝉鸣，头有胀痛，昨夜稍得安寐，今早尤能安睡。汗泄溱溱，肌腠热势渐渐和缓，病起已有九日，便闭已过一旬。口淡无味，舌白少苔。左脉流利如珠，右脉窒塞如滞。红疹多于白痦，气热胜于营热。治法似宜甘淡轻清，藉以宣泄肺胃气分。

羚羊角　连翘　银花　生子芩　鲜石斛　白杏仁　瓜蒌皮　生苡　芦根　佩兰叶　青蒿子　丝瓜络

又三方（初二日）

昨下一点钟，身体复热，迨至三点钟，始得开凉，热剧无汗，热缓有汗，脘闷气逆，口渴喜饮，大便未病先闭，屈指已有旬余，小溲亦见通利，少腹时或作痛，胸腹、手臂发现痱痦，时觉瘙痒，甚而作痛。舌质薄腻，口觉淡味，左脉滑动而大，右脉塞滞而小。暑湿热邪，皆伤气分，蔓延三焦，阻塞二腑。最关系者，孕已四月，设有腹痛迁延，便有带病小产。治法当清气分之邪。所谓治病则胎自安。

连翘　羚羊角　竹叶　生子芩　瓜蒌子　杏仁　芦根　银花　鲜石斛　荷梗　佩兰叶　丝瓜络　知母

又四方（初三日）

暑为熏蒸之气，湿乃氤氲之邪，所在气分，必在肺胃。气分为病，无形无质；暑湿为患，忽凉忽热。昨夜已见身凉、有汗，顷晨倏尔身热、无汗，胸脘满闷，足骱酸楚，一昨少腹似痛而胀，目前痛胀似有若无，大便过旬不下，自觉后重欲圊，小溲每日一行，所行亦不过利，三焦窒滞，决渎失司。最可虑者，孕已四月，用药诸多窒碍，见症变幻不一。左脉流滑，固为孕之正脉；右脉窒滞，确是气之膹郁。清气、清热，是为扼要。天气炎热，身体燔炭，设或一旦增剧，便是束手无策。至以疹点或多或少，亦是热邪忽潮忽平。现在邪在气分居多，治法不外清气范围。

熟石膏　知母　银花　连翘　生芩　黑山栀　芦根　羊角　薄荷　杏仁　荷梗　鲜石斛　丝瓜络

又五方（初四日）

暑湿之邪，如烟如雾；气分之阻，无形无质。大便十多日不更衣，小溲每周度一通行，下流既窒，上流必塞，瞀闷脘满，在所不免，烦冤嗳气，亦所当然。胸膺红疹较少。手臂丹痱密多。昨夜寤寐能安，今晨热尚燎原，汗出颇少，转侧殊多。病起十有二日，并非表邪过郁；阴虚怀孕之体，津液难保无伤。脉滑，孕之正脉；脉滞，气之抑塞。凉膈散泻膈上无形之热，羚羊法潜肝中未动之风。

连翘　黑山栀　知母　熟石膏　银花　广郁金　薄荷　生子芩　风化硝　羚羊角　芦根　鲜石斛　荷梗

又六方（初五日）

暑湿热邪，本无形质，所伤在气，固无疑义。怀孕四五月之躯，发热十三日之久，未始不伤于阴分。难保无耗于津液，舌转灰燥，是为确据。脘满嗳气，口渴引饮，气分尚有蒸腾之火；潮热暮剧，殊多汗泄，营分亦有燎原之势。手臂红痱较少，头面丹疹尚多，大便十日不下，小溲昼夜一行，三焦窒阻，六腑闭塞，一团气火，无从出路。热病以津液为材料，治法以甘凉为注重。可恃者，神气清爽，所怕者，热势剧烈。左脉尚滑大，与病不悖。

鲜生地　黑山栀　银花　连翘　鲜石斛　白茅根　荷梗　西洋参　广郁金　知母　瓜蒌　蜜石膏　竹卷心

又七方（初六日）

胸膺红疹，如有若无；头面丹点，倏多忽少。两臂亦有红点，并不密布，形状渐热，昼缓夜剧。口渴随热随起，咋日热缓，神倦欲睡，至夜热甚，身多转侧，热甚、热缓，皆少汗泄。脘宇有时懊恼，有时呕泛，口中或觉淡腻，或觉甜腻，大便十多日不临圊，小溲每昼夜一通行，腑气一日不通，潮热一日不平。患超十四日之久，津液必两就其伤，气分蒸腾之热，无形无质；营分燎原之火，忽焰忽灭。左脉搏指而滑，右脉弦细而数，舌中灰腻，舌尖白净。甘凉清气以生津，咸寒滋阴以津藏。

西洋参　蜜石膏　知母　银花　鲜斛　生子芩　荷梗　瓜蒌子　广郁金　连翘　元参　竹心　鲜生地　藿香
青蒿露煎药。

又八方（初七日）

发热有十五日之久，大便有十八日之闭，潮热或起暮夜，或起日昼，烦闷随热剧而长。随热缓而消，热甚转侧多动，热减神倦少睡。手臂红疿稀少，头面丹疹密多，胸腹又见如晶白痦，口味自觉淡而兼甜。脉不更动，仍形左大右小；舌不迁变，依然外白里腻。怀吉四五月之多，纳食十余日不进。气津阴液已耗，气火营热尚炽，种种见端状似瘅疟。瘅疟之原委，阳亢而阴亏，治瘅疟之法程，喻嘉言为最妙。当仿其旨甘凉濡胃。

西洋参　蜜石膏　知母　淡甘草　鲜生地　生子芩苗叶　鲜石斛　青蒿子　银花　瓜蒌皮　元参心　竹卷心

又九方（初八日）

孕已四五月之多，病有十六日之久，疹瘩风波已平，肌肤自觉癣痒，瘅疟潮热未定，身体仍形发热，或剧于下午八点钟，或甚于下午四点钟，每剧烦冤懊恼，转侧多动，逾时神清气爽，安静欲睡。前半苔不多，后半苔亦少，脉象左三部滑大，右三部滑数。大便十九日不下，小溲每周度一行。下流虽有窒滞，腹筒并不胀满，急遽攻涤，必妨阴液，昔贤所谓下不嫌迟。不过脏气不通，潮热急难就轻。治法仍宜甘凉咸寒，藉以清降而保津液。

鲜生地　西洋参　元参　淡甘草　蒿梗　子芩　风化硝　蜜石膏　蜂蜜　银花　知母苗叶

又十方

午诊脉象，左脉滑大，右脉滑数；顷诊脉息，左手稍缓，右亦不急。舌质前半仍形少苔，后半亦不多苔。潮热之势，忽轻忽重，烦闷懊恼，随热随起。转侧多动，亦随热而至；气急口渴，又随热而来。热势发现，时刻无定，日久阳亢阴虚，热久津伤液耗，疑是瘅疟，似不悖谬。大肠、小肠，均被热阻，大便十九日不通，小溲每周度一行。脘宇或有呕吐，或有甜气，皆热腾之征，亦气升之兆。治法重于甘凉，不免腻于膈间；若不重于甘凉。津液难以维持，况正值虚多邪少，舍甘凉别无良策。参用咸寒沉降，以润腑、润燥。稍加流动气机，以助传道之职。

西洋参　蜜石膏　蜜枳壳　天花粉　元参　橘红　炒知母　大豆卷　捣生地　风化硝　元参心　净银花苗叶　枇杷叶

霍斛汤煎药。

又预拟方

预拟甘凉寒咸，藉以保津润液，如得更衣者用之，如不更衣者停之。

西洋参　麦冬　知母　银花　生子芩　橘红　青蒿子　滁菊　云曲　绿豆苗叶

霍斛汤代水煎药。

又十一方（十七日）

身热日渐见退，疹瘖亦已尽回，周身之癣痒似不可禁，胃思食而加餐，瘪安静而多寐，五月之身孕并无动静，二旬之便闭未觉临圊。左脉滑大并无刚躁之势，右脉虚小颇有柔软之形。舌质不红、不紫、不燥、不湿；口味或甜、或腻、或苦、或干。阴分为迁延而戕伤，气分有余邪而未尽，腑气窒滞，碍难滋养，尚宜甘凉，廓清胃腑。按九窍不和，多属胃病也。

绿豆衣　黑豆衣　瓜蒌仁　柏子仁　白杏仁　生子芩苗叶　省头草　西洋参　元参心　冬瓜仁　连翘仁　净银花

又十二方（二十日）

前日大便已通，所下尚嫌不多，肠中留蓄之垢，未必廓然一清。下流既少通降，上流必有窒滞，气分淹留之邪，尚难速化营分，郁伏之热，未易遽清。所恃胃纳渐增，津液自为来复，于是五月身孕，相安无事。潮热尚未尽退，盗汗颇多。左脉流滑而大，右肺柔软而数。舌质或光或白，口味时甜时腻。治法仍守前意，无须更易法程。

西洋参　绿豆衣　黑豆衣　子芩　扁石斛　滁菊苗叶　佩兰叶　瓜蒌子　忍冬藤　连翘　炒知母　桑叶

又十三方（二十三日）

前日便下不多，昨日后下亦少，二十多日之积垢，尚不足以尽其余，腑道失迫降之司，腹笥有痛胀之状。六腑以胃为长，胃气以通为顺，胃气窒则腑亦窒，腑气降则胃气亦降。胃少通，腑少降，得食之后，脘宇为胀，气分淹留之邪，亦难骤然廓清。潮热退。掌心尚见焦灼；自汗少。盗汗反为殊多。口甜腻，舌少苔，左脉大，右脉软。孕耽五月，病缠一月。治法通阳明之腑，藉此化气分之热。

西洋参　瓜蒌仁　佩兰叶　生子芩　彩云曲　扁斛　绿豆衣　黑豆衣　川雅连　净银花　新会皮苗叶

又十四方（二十四日）

大便连下三次，所下仍形不畅，腑中定有未尽之垢。身体复热三日，掌心更觉烦灼，气分尚有淹留之邪，口中时甜、时淡、时腻，脘宇乍通、乍窒、乍胀，头觉晕眩。舌中淡光。自汗不少。盗汗更多。左脉弦大而数，右脉滑大而数。病势迁延一月，态黑系于五月，身热如此纠缠，余邪如此缱绻。半由阴分之亏半，半由阳气之亢，余烬未尽，凤垢未下，急难遽用滋养，又难过用清凉，不若仍用苦寒坚阴、甘凉清气为平稳也。

西洋参　银花　佩兰叶　生子芩　炙枳壳　炒知母　吴萸　炒川连　连翘　黑山栀　焙滁菊　扁石斛

青蒿露代水煎药。

又十五方（二十五日）

自汗颇多，气分蒸腾之余邪未尽化也；盗汗更多，阴分淹留之余热未廓清也。自汗多则气分愈伤，盗汗多则阴分愈亏，亏则易于生热，热则肝阳易升，嗳气、头胀，乃肝病之确据；发热、口渴，是阴虚之现象。夙垢未去，新垢又来，一两次之更衣，不足以尽其余。口有甜味。舌有薄白，左脉弦滑，右脉柔软。仍宜两清气阴，略佐辛芳，藉化湿浊。

　　西洋参　熟石膏　知母　佩兰叶　吴萸　川连　茯神　扁石斛　生子芩　炙枳壳　鲜佛手　冬桑叶　银花

　　青蒿露煎药。

又十六方（二十六日）

　　掌心热，足心亦热；自汗多，盗汗亦多。中宫自觉窒滞，纳食为之不加，寤寐尚称安宁。口味又觉淡腻。舌质薄白，里多外少；脉象依然，左大右小。肺胃蒸腾之热，不易速化，肠腑留蓄之垢，又难遽清。昨夜两手麻木，头窍又觉晕胀，耳有鸣响，目无昏花。阳明之络为热灼而致虚，厥阴之风由液少而致动。阴阳两就，其伤营卫，两不相洽，为寒为热，不得不防。治法辛甘化风，参用酸甘化阴。气分尚有留邪，仍用石膏、石斛以泄蒸腾之焰；阴分犹有伏热，尚宜黄连、黄芩以清遗余之烬。

　　桂枝　炒白芍　淡甘草　生子芩　石膏　川石斛　明天麻　吴萸　炒川连　炙枳壳　西洋参　滁菊　佩兰叶　桑枝叶

　　青蒿露煎药。

又十七方（二十七日）

　　桂与芍为辛甘化风，芍同草为甘酸化阴。络中之风，得辛甘略形休息；身中之阴，得酸甘略形敛抑。于是昨日身热较退，迨至深夜亦不复热，手臂酸麻又不觉重，头目晕胀尚觉如故。气分蒸腾之焰未能扑灭，阴分蕴蓄之热又难廓清。自、盗两汗，依然不少，肛门里急，仍不临圊。脉象左大右小，舌质里腻外白。治发仍祖前意，略行变通数味。

桂枝　炒白芍　佩兰叶　生子芩　银花　炙枳壳　扁石斛　吴萸　炒川连　淡甘草　熟石膏　茯神　西洋参　桑枝叶

青蒿露煎药。

又十八方（二十八日）

表邪已解，里气已通，尚有氤氲之热，运出毛孔，遂使汗泄漐漐，动静皆多。病延三十多日，怀吉亦有四五个月，一身津液已为邪伤，一团余热未获消灭，于是而补虚，则热不能化，于是而清热，则虚不能任。虚热纠缠，一至于此。左脉虚软而大，右脉沉软而滑。舌质朝薄见腻，暮见淡光。口味时或淡腻，时或干燥。治法半补其虚，参用半清其热。

西洋参　青蒿子　奎白芍　麦冬　银柴胡　元参　地骨皮　佩兰叶　生子芩　茯神　忍冬藤　扁斛

又十九方（二十九日）

手心热，足心亦热；自汗多，盗汗亦多。久热则阴亏于内，多汗则阳越于外。阳不入阴，寤不恬寐。病后意中之事，尚不足以为虑。舌质外见淡光，里见薄腻。脉象左部效大。右部滑数。手臂时或酸楚，头窍时或胀满。三十多日之病缠，津液岂有不耗；四五个月之怀孕。营阴安能充足。气分蒸蒸之热，运出于毛孔；营分炎炎之火，逼入于肝胆。一半补虚，一半清邪，使正气不为清而致虚，则邪气不为补而树帜。

西洋参　筑麦冬　知母　净枣仁　扁石斛　忍冬藤　淡甘草　云茯神　白芍　焙滁菊　生子芩　元参心

青蒿露煎药。

又二十方（七月初一日）

手心属手少阴经，足心属足少阴经，四肢又为诸阳之本，热势剧于两心、四肢，盖热久阴分之亏，其原由阳气之亢。病机迁延三十余日，怀孕亦有五个多月，阴分虚者益虚，阳气亢者益亢。气分余波之热，时消时长；营分未尽之火，忽焰忽熄。舌质中央淡光无苔，脉象重按柔软数大。滋少阴之液，以潜浮阳；濡阳明之津，以泄余热。

紫丹参　黄柏　知母　西洋参　麦冬　扁石斛　生子芩　白芍　元参　淡甘草　云神　忍冬藤

青蒿露煎药。

又二十一方（初二日）

疹从营出，痦从气化，见回已过半月，余邪尚有淹留，内则蔓延气腑，外则布散血络，满面发现瘰垒，手臂又见痱瘰，胸膺一带，亦有显现。发热剧于手足两心，酸楚觉于左右两腕，动多自汗，静多盗汗，脘不知饥，头有晕胀。迤逦三十多日，怀孕五个余月，熏蒸之热氤氲于内，浮炎之火迫现于外，耗伤气津，消烁阴液。舌质中光少苔，脉象左大右数。两清气营，藉养阴液。

西洋参　人中黄　茯神　滁菊　紫丹参　生子芩　扁石斛　忍冬藤　麦冬　茅根　丝瓜络　奎白芍

青蒿露煎药。

又二十二方（初三日）

热起于足之涌泉，延及于手之劳宫，有汗则衰，无汗则盛。纳食之后，脘宇自觉满胀；热甚之际，头窍又觉晕胀。动则自汗较少，静则盗汗尚多。汗出沾衣，身发痤痱。痤者，小节也；痱者，瘰也。痒如虫行，痛如针刺。半由气分未化之余邪，半由血络无形之风热。左脉虚弦而大，右脉沉数而滑。口渴朝剧，舌质淡光。清气分之余热，泄血络之风热。

生首乌　笕麦冬　扁石斛　西洋参　黑荆芥　生子芩　绽谷芽　甘中黄　真滁菊　炒白芍　忍冬藤　白茅根

青蒿露代水煎药。

又二十三方

手足热多属阴亏，头晕胀确是阳亢。阴既虚，阳既亢，营分虚热易生，气分余邪愈留，汗出见湿，乃生痤痱，有时癣痒，有时疼痛。得食脘觉满胀，入夜寤少恬寐。手臂时或酸楚，身体时或罩热。左脉虚弦而大，右脉沉数而滑。口渴剧于上午，舌光现于中央。治法养胃中之津，藉以潜身中之热。

生首乌　石决明　真滁菊　甘中黄　西洋参　笕麦冬　云茯神　扁石斛　生子芩　绽谷芽　荷叶梗　忍冬藤

青蒿露代水煎药。

又预拟方

有孕久病，血液无有不伤；有汗多热，阳津未始不耗。气液已由迁延而不复，余邪必淹留而未清。诸病变出，由此来也。手足心热独高，头臂之痤瘰极多，时痒时痛，纯红无白，无非热在阳明血络。舌光少苔，淡而无绛，不外虚在阳明气津。胎前宜凉，病后宜清，预拟凉血清气，以备善后调理。

西洋参　麦冬　白芍　绿豆衣　扁石斛　生子芩　吉林参

须　真滁菊　橘络　茯神　茅根　淡甘草

大生地露代水煎药。

申江徐苍葰首方（六月初九日）

左脉刚大，右脉滑数。前经舌质变迁无常，现在舌质红绛起刺。病起十余日之多，痢下四五十之数。近日热去其七八，痢行亦少其八九。所剩之邪，不过余波未尽；所伤之处，在于阳津阴液。潮热或一日起，一日平，脘宇不烦闷，又不知饥，少腹自觉作痛，并不窒滞。推其病，测其源，蒸腾之火在气，郁伏之热在营。偕伯陶先生拟两清气营、保救津液，未卜以为然否？还祈高明政服。

秫米炒　西洋参　鲜石斛　元参　净银花　甘中黄　白芍　粉丹皮　鲜生地　茯神　川贝母　白茅根　竹心

又二方（初十日）

始病吸暑发热，下利数十多行，阳津从热而上耗，阴液从利而下伤。满口皆糜，满舌皆绛。投甘凉而津得复，进咸寒而液得生。发热、下利日益其减。口糜、舌绛日益其退，第热势一日作、一日辍，而苔一日绛、一日白。不食脘宇自觉知饥，得食脘宇自觉窒滞。寤则少寐，寐则多梦。昨日便下，小有血块；今朝更衣，未获临圈。左脉大而且刚，右脉大而且柔，六部统按，又见滑数。刚大阳亢阴亏，滑数热炽痰盛。病缠已越一月，转机已见七八。所留之邪不过余波，所伤之处在于津液。治法注重保津救液，藉退亢阳而尽余波。录方还希伯陶先生酌服。

西洋参　元参　丹皮　甘中黄　银花　奎白芍　川贝母　茯神　建兰叶　鲜石斛　茅根

生地露煎药。

又三方（十一日）

气分之邪从毛窍外腾。发现白㾦；营分之热从阴络内注，变成下利。气分之㾦与伤寒耳聋不同，营分之利与食滞腹痛亦异。热势仍形一作一辍，朝轻暮重；利色依然半紫半块。或黑或溏。白㾦显露，仅有两朝，胸膺密多，手臂稀少。发热有十四日之久，下利有四五十之多。阳津从热而耗，阴液从利而伤。舌质松白，底尖红绛有刺。左脉来盛去衰，右脉滑多数少。暑中之秽，无形无质，所伤气分，蔓延无定；湿中之痰，有形有质，妨碍气机，迁变不一。清气分之热，宜用甘凉；潜营分之火，宜用咸寒。有否的当，仍希伯陶先生察核政行。

香犀尖　粉丹皮　银花　白茅根　元参　鲜石斛　西洋参　甘中黄　建兰　绿豆衣　芦根　竹二青

又四方（十二日）

身热如潮如平，白㾦时多时少，脉象朝暮不同，舌质旦夕亦异。朝诊之脉，大势较减；暮诊之脉，大势复盛。旦见舌质绛多白少，夕见舌质白多绛少。脉如是之动，舌如是之变，气分终有邪，营分又有热。白㾦多气邪乘机外腾，下血多营热乘势内泄。所有伏邪不过余烬，无如热现半月之久，益以利下数十次行，津液大受戕耗，余邪不易廓清。治法甘凉咸寒，藉以救津保液，使津液日渐来复，则余邪日渐退舍。录方于左，仍请伯陶先生斧政。

西洋参　人中黄　丹皮　元参　银花　建兰叶　香犀尖　白荷花　鲜石斛　茅根　芦根　竹芯　竹茹
生地露煎药。

又五方（十三日）

昨夜热度极高，今晨脉象尚大。胸次之瘔仍形不少，利中之血尚见不多。在气之邪，既由瘔而外腾；在营之热，又从血而内泄。热度尚如许之高，脉象尚如许之大，一由阴分之不足，一由阳气之有余。淹留之邪，尚难速化；蒸腾之热，未易遽清。舌质有变化不一，余烬有变迁无定。气分之热，必藉流行而始化；营分之热，须俟血去而始清。大旨清气清营，理所必需，于救津液，尤不可废。酌录数味，仍请伯陶先生政行。

犀角尖　粉丹皮　银花　元参心　西洋参　竹心　竹茹　甘中黄　鲜石斛　芦根　丝瓜络　真滁菊

生地露煎药。

又六方（十四日）

身热减不足言，利不少而不多，紫块未尽，白沫尚见。白瘔先发者已回。续布者未退。舌质朝见者红绛，晚见者白糜。左脉大，尚无冲和之气；右脉滑，颇有柔软之象。气分热久而致耗，营分利多而致伤，有质之痰浊，尚难廓然而清；无形之蒸热，未易弥然而消。狂澜之势虽倒，余波之烬未息，务必津液日渐而来复。方可余烬日渐而扑灭。治法仍用甘凉咸寒，藉此可以保液泄热。录方尚希伯陶先生削政。

香犀尖　银花　连翘　甘中黄　鲜石斛　元参　粉丹皮　茅根　芦根　西洋参　竹心　竹茹　建兰

生地露煎药。

又七方（十五日）

昨日便下，仍挟紫黑红筋，今晨未获更衣；身体发热，仍形忽潮忽平，较前略觉轻些。白痦亦渐稀少。舌质又少变动，绛而不紫，白而不糜。左脉大势未去，重按如有柔软之象；右脉滑势未减，沉取颇有虚软之形。气分蒸腾之火日形其退，营分郁遏之热日益其少。惟已耗之阴液不易来复，而未尽之余烬尚难廓清。现在治法，仍宜恪守，俾病机再无变动，则法程或可更易。录备伯陶先生改政。

西洋参　生苡仁　芦根　粉丹皮　鲜石斛　扁豆衣　竹茹　竹心　香犀尖　甘中黄　茅根　元参心　净连翘　建兰叶　生地
银花露煎药。

又八方（十六日）

气分尚有淹留之邪，白痦或稀或密；营分犹有郁伏之热，利血忽多忽少。朦胧之中，汗泄溱溱肌腠；日晡之后，身体蒸蒸发热。左脉中取，大而略敛，重按颇软；右脉浮取，滑而兼数，沉按虚软。左尺部尚不垂露，右尺部颇少藏蛰。舌质时更时变，朝暮忽绛忽糜。为热已久，虚多邪少，然余邪一日不尽，则滋补一日难投。不如仍用甘凉咸寒，藉此亦可养津清邪。录方仍祈伯陶先生有道教政。

西洋参　元参心　粉丹皮　橘红　霍石斛　茅根　建兰叶　人中黄　竹茹　竹心　犀角尖　银花　淡秋石　苗叶
生地露煎药。

震泽徐眉泉母（六月初六日）

耳聋、目痛，匪朝伊夕；头晕、躯麻，由来亦久。七十有九之高年，五脏精衰之现象，若非偏枯，便有中风。迩来右目红肿视物如瞆，昨日身体发热，脘馐懊恢。顷加呕泛，时或口燥。舌质前半红绛，后半腻白；脉象左手刚大，右手数大。肝胆之风火盘旋于上，肺胃之暑湿占据其中。清阳窒阻，浊痰乘升逆，通降更形妨碍。羚羊犀灵，介潜肝胆之风火，以利清窍；芩连沉降，泄肺胃之暑湿，以宣气机。

犀角尖　酒芩　云苓　橘红　羚羊角　竹茹　川雅连　佩兰　霍梗　滁菊　仙半夏　荷叶

又二方（初九日）

内因心火、肝火，外因暑火、湿火，内外交攻，互相交炽，鼓动风阳，蒙扰气机。右目红而流泪，视物有花，左目亦有流泪，视物无花，耳窍鸣而失聪，身躯木而不仁。七十有九岁，五脏之精衰，轻变为偏枯，重变为中风。脉象刚大较减，舌质红绛亦少。脘宇嘈杂，肢软力倦。外因之火渐少，内因之火尚多。现在酷暑太亢，一水不胜二火，壮水之主，以制阳光。犀角咸寒，即是壮水；黄连苦寒。即是折火。

犀角尖　川雅连　橘红　草决明　滁菊　桑叶　羚羊角　炒黄芩　丹皮　茯神苓　佩兰　荷叶

又三方

阳动风升，阴虚生火，风胜则燥，火炎则干。风从肝胆而出，火自心肾而来，燥在于津，干在于液。烦扰懊恼，手足掣动，剧于暮夜，瘥于日昼。木火上炎，右目起红流泪；风动于络，右手发麻而木。舌质前半光绛，后半薄腻。脉象左部弦滑，右部柔软。痰韧厚不多出，食糜粥尚少进。阴愈延愈耗。阳益升益炽。耋年患此，何堪维持。咸寒入阴，介类潜阳，即壮水之主以制阳光也。

真滁菊　奎白芍　元参　淡甘草　茯神　炙鳖甲　石决明　西

洋参　丹皮　筧麦冬　川贝

生地露煎药。

又四方

身不发热，表无感邪，便有更衣，里无积滞，有时烦躁，有时懊侬，烦躁出于心肾，懊侬出于肝胃。寐有恍惚，络有抽动。左目红而流泪，右手木而且酸。前半舌质色带紫绛，后半舌苔白而薄腻。左部脉象弦滑，右部脉象软滑。食不多时，痰亦少出。元阳内虚，自觉热者，非真热也；孤阳外泄，自觉冷者，非真冷也。阳动化风，阴虚生火，实是此症之原委。介类潜阳以息风，咸寒入阴以驱热。

西洋参　麦冬　龟甲　元参　牡蛎　真滁菊　甘草　丹皮　鳖甲　白芍　川贝　生地露

又五方（七月朔日）

燥万物者，莫熯乎火；挠万物者，莫疾乎风。真阴不足于下，亢阳有余于上，阴即水也，阳即火也。阴虚不能制火，阳动遂令化风，风动于中，火烁其气，烦冤懊侬，嘈杂善食。入火无物不消，故愈食愈嘈；有风无物不动，故益动益掣。嘈在于腹笥，动在于经络。舌质前半淡光无津，脉象左部弦大有力。治法咸寒甘凉，藉以壮水潜阳。

大生地　阿胶　火麻仁　西洋参　白芍　云茯神　川贝　滁菊　怀牛膝　炙甘草　麦冬　冬桑叶

南浔陈回生（六月初四日，十岁）

前月初五日，发现暑湿症样，迨至十五，身凉、痞退始安。不意二十五日，忽染暑秽、凉风，渐即身体发热如炭，才至月杪，忽凉忽热，有汗解肌，瘰疹密布。现在热势朝轻暮重，神气奄奄似昏似寐，稍涉苏醒，语言清楚。耳无聪闻，舌有糜白。左脉弦数。右脉沉滑。暑秽从上而受，必伤气分；凉风由表而侵，必阻经络。邪郁气分，化痰、化火。腑失通降，肝失潜藏，寐醒为昏，大便为闭。治法清气清营，藉以宣窍宣腑，惟口或淡或甜，定是浊蒙清阳，辛芳气味，理所必需。

香犀尖　鲜生地　知母　元参　佩兰　新会红　羚羊角　石菖蒲　银花　连翘　滁菊　紫雪丹

又二方（初六日）

浊邪转从燥化，舌糜为转红绛，遍体斑疹渐次而回，唇口干燥亦渐滋润，神气清爽，烦潮未除，耳窍仍无聪闻，大便依然不下，热势日轻暮重。脉象左数右滑。肺津胃液，两就戕耗，遗烬余邪，均未廓清。十岁童体，阴分数亏，恰逢炎暑逼人，一水不胜二火，诸躁烦越，皆从火出。咸寒甘凉，清气清营，藉保肺津而存胃液。

鲜生地　天花粉　知母　甘中黄　滁菊　元参心　鲜苜叶　西洋参　粉丹皮　茯神　石决明　川贝　竹心

霍斛汤煎药。

又三方（初八日）

热势或朝轻，或暮剧；唇口忽焦燥，忽红燥。舌质旦夕迁变，有时绛而少苔，有时白而起屑；脉象昔今相同，左脉沉按数大，右脉重取滑数。烦扰懊憹，乍有乍无；身体转侧，或动或静。蕴蓄秽浊于肺胃气分，蒸腾热邪于肝胆营分。发热有十四日之久，便闭有十二日之多。浊邪既失下降，清津不得上升。甘凉清气以生津，咸寒入阴以存液。

鲜生地　丹皮　西洋参　滁菊　知母　建兰　瓜蒌仁　元
参　人中黄　银花　川贝　竹心

霍斛汤煎药。

又四方（十六日）

不下大便十六日，已得更衣三四次，腑气藉以廓清，留热亦随
扑灭。第邪热退则正气虚，精神为之热倦，形容为之消瘦，耳聋更
甚于前，胃纳更少于昔，头面发现疖毒。舌质转见淡光，左脉视
小，右亦不大。胃纳一日不加增，元阴一日不来复，先贤所谓得谷
则昌。无热可清，有虚难补。势必先用甘凉，务使濡养胃阴。

吉林参须　银花　丹皮　夏枯草　橘红　元参　生地　连
翘　滁菊　川贝　淡竹叶　人中黄

东阁兜徐惠人夫人（六月廿九日）

产育已有两日余，瘅疟发现七八日，面苍油亮，脘督怓懊。脉
象小弦而动，舌质淡光而白。气分蒸腾之邪，外泄于毛孔，上焦胸
膺之间，痦亮如水晶。若见风动作厥，便有阳越欲脱。治法潜身中
之阳以熄风，参用清气中之热以保津。

霍石斛　银花　连翘　西洋参　石决明　茯神　青蒿子　滁
菊　橘白　川郁金　玫瑰露　炒竹茹　芦根

又二方（初二日）

产后阳亢阴亏，发现独热无寒，一日作、一日辍，气分氤氲之
邪，蒸腾于毛孔，自汗縶縶频出，痦现于颈项。产逾两旬，热近数
候，阳津阴液俱受戕耗。脉象细中见弦，弦中见数。口味淡而兼

苦，苦而兼甜，舌尖淡光，舌根松白。治法补其不足，参用泻其有余。

西洋参　白芍　淡甘草　银花　黑豆衣　茯神　吉林参须　绿豆衣　橘白　石决明　苡仁　扁豆衣　霍斛

苔溪徐佩卿郎（六月十八日）

病机绵延匝月，泄泻纠缠两旬，身热似已开凉，神识尚未清爽。向有耳疾，近来加以失聪，累日纳废，现在勉进糜汤。口涌痰涎，所吐络绎不绝。舌质光滑，根底略形灰腻。终日寤不安寐，统夜又不安宁。左脉弦细而数，右脉滑大而数。阴分既由泄多而戕耗，气分尚有浊痰而未化。阴分如此之虚，浊痰如此之多，治法颇为牵制，就轻尤为不易。养胃津是为正当，涤浊痰又是要著。

霍石斛　川贝　茯神　冬瓜子　连翘　苗叶　扁豆衣　橘红　竹茹　陈胆星　银花　参须

又二方（十九日）

顷诊脉象，左部细弦，右部滑；视其舌质，外见淡光，里见微白。昨夜寤寐，仅有一二点钟，语言错乱，依然纷纭不宁。纳食所进，糜汤粒米难下；浊痰所出，不少稠韧异常。阴分既由迁延而日耗，气分尚有留邪而未尽。一半养胃中之津，即是存阴；一半潜胃中之热，即是涤痰。

霍石斛　川贝　丹皮　元参　茯神　甘草　新会红　竹茹　银花　胆星　苗叶　吉林参须

郭守良

暑湿伤及气分，瓜果阻塞气道，气郁渐从火化，火盛亦渐酿痰。痰为有质之邪，妨碍无形；清气升降之机，失司常度。身体发热，已将一旬，饮食不进，已有三日。头痛腹痛，或有或无，烦冤懊恼，时起时平。咳不多，昨日吐痰已有盈盏，二便通，有时口渴不多嗜饮。脉象濡滞，并不流通，右寸关部沉取带滑；舌质薄腻，尖不红绛。治法疏宣气机，藉以清化痰浊。

羚羊角 前胡 青蒿 茯苓 姜半夏 杏仁 制川朴 酒芩 橘红 藿香梗 竹茹

又二方

八岁之童体，一旬之发热，脉濡滞而不数，舌腻白而不燥。今日胃纳所进不多，两旬大便不获更衣。头晕腹胀，作辍无常，烦冤疲倦，动定不一。咳呛不多，咯痰亦少，形躯瘦怯，面质萎黄。暑湿伤气，瓜果损中，清升浊降，由此失司，脾运胃统，亦为失职，气郁必蒸热，邪郁必酿痰。脉如是之涩，舌如是之腻，欲求就轻，恐不易也。苦温燥湿，辛芳化浊，藉和脾胃而调升降。

制川朴 苡仁 茯苓 佩兰 姜夏 杏仁 绵茵 陈佛手 橘红 蔻壳 酒芩 姜茹

又三方

神气奄奄而熟睡，热势蒸蒸而未退，脉象濡滞转为滑数，舌质腻厚转为薄白。头晕似有若无，咳呛忽作忽辍。胃思食，便尚通。胃府尚有蕴蓄之湿，大阴又有熏蒸之热。升降之机，不获常度；输化之气，又失其职。热势为之淹流，神气为之受伤。苦温如嫌燥液，辛凉犹恐伤表，不如平淡为平稳也。

川石斛 橘红 山栀 通草 地骨皮 茯苓 生苡仁 酒芩 佩兰 银花 青蒿子 竹茹

朱铁珊夫人（叔泉）

寒少热多，间日而至，虽非正疟，固无妨碍。疟中邪热独炽，遂使脘满烦闷，益以误服鳝鱼助热、桃子耗气，升降窒碍，热势益剧，口渴溲多。今日疟非临期，诸恙遽尔退舍。所吃紧者，孕已九月。右脉滑大，舌质薄黄。清泄气分，和解少阳。

川雅连　黑山栀　酒芩　广皮　青蒿梗　知母　鲜石斛　软柴胡　枳壳　连翘　家苏子　荷叶

又二方

前日疟期，寒热又来，今日疟期，寒热已去，诸恙亦随之而减。脘宇竟未获通畅，旧恙脘痛，乘机勃发，胃纳依然不能多进，大便又阻，瘄寐亦少。左脉弦数，右脉滑大。少阳、阳明余邪未清，治法仍用苦辛通降。

川雅连　苏梗　广皮　扁石斛　枳壳　茯神　瓜蒌皮　知母　酒芩　黑山栀　银花　荷叶

又三方

间日寒热，仅发三次，不足以去其邪，氤氲肺胃气分，烦冤懊侬，满闷欲嗳，头面燔热，无汗口腻，大渴引饮，大便十五日不更衣，小溲每周度数十行，夜不安寐，胃不增谷。左脉细弦无力，右脉数大而滑，孕已九月，津液耗炽。治法注重甘凉，藉以保津退热。

西洋参　知母　石膏　玉蝴蝶　茯神　元参　全瓜蒌　子芩　银花　黑山栀　橘红　竹心

又四方

昨下大便，已得更衣，今日又复两次，所下甚夥，肠胃垢浊，廓然一清。前半夜寤不安寐，后半宵寐欠安恬。脘气犹觉满闷，纳食亦不多进。舌白口燥，身热多汗。左脉仍形细数，右脉依然滑数。怀孕体瘦，阴液本难维持；炎日酷暑，元气何堪胜任。治法仍用甘凉，以冀热退津复。

西洋参　橘红　子芩　白杏仁　茯神　芽谷　霍石斛　连翘　银花　瓜蒌仁　知母　竹心

又五方

左右脉象，已见平均，根底舌苔，转见薄腻。前半夜虽能安寐，后半夜未能熟睡。胃不加纳，便不复通。热久阴液耗伤，体虚血液枯耗，肠为之燥，胃为之干，遂使肠失传道之司，胃失化浊之机，所以口中尚嫌腻浊，脘宇尚觉窒滞。治法仍用甘凉气味，合乎邪少虚多之计。

西洋参　佩兰叶　知母　扁石斛　瓜蒌仁　酒芩　生芽谷　云茯神　橘红　净银花　青蒿子　竹心

长兴董子文（三月廿七日）

吐血根起六年，屡发屡止，咳呛由来五载，时作时休。少年不足于阴，有余于阳，失血愈耗其阴，愈亢其阳。阴虚生热，理所当然；阳亢生火，亦是常情。近来稍积饮食，陈腐亦能化热，与液相搏，亦能化痰。热乃熏蒸之气，善于消铄津液，痰为重浊之邪，易于窒碍升降。脘宇自觉满闷，纳食因之如废，腹笥时或鸣响，更衣由此秘结。前经盗汗，现在更多，精神狼狈，昏然如寐，谵语喃喃，手足掉掉，痰黏如丝，舌绛如火，咽喉觉痒，口渴思饮。左脉弦细而紧，右脉弦细而数。阴有内涸之势，阳有外越之象。虚损至此，岂不危险！失血咳嗽，固可从缓而图；身热阳动，是为目前之急。治法咸寒育阴以驱热，介类潜阴以息风，俾得阳平阴秘，庶几精宁神安。

元参　秋石　川贝　牡蛎　橘红　炙龟甲　牛膝　龙齿　茯苓　鳖甲　丹皮　糯稻根

又二方

热从虚出，薄暮为剧；汗从睡出，黎明特甚。纳食累日如废，神倦终夜欲寐，有限之真阴愈延愈耗，无形之亢阳益炎益升。阴虚生火，消铄津液，阳动化风，走窜经络，手足时或振振欲掉，舌中已见光剥无苔。左肋自觉板滞，大腹又见鸣响，喉痒口渴，气逆痰韧。左脉沉弦而细，右脉柔软而大，春令万物发陈，阴阳维续为艰。五日以内，两次寒热，设或旧态复作，难免阳脱阴随。脘宇窒塞不舒，其中必有积滞。虚中挟实，实中兼虚，调治为难，不可言喻。为亟亟于补虚，窒升碍降；倘战战于泻实。妨害其元。不如仍蹈前辙，潜育为平妥也。

西洋参　龟甲　牡蛎　鳖甲　丝瓜络　新会红　旋覆花　龙齿　茯神　芽谷　川贝母　冬桑叶

浮麦汤煎药。

又三方

夺血者无汗，夺汗者无血。旧冬阳不潜藏，有血而无盗汗；今春阳气升泄，有汗而无失血。血与汗，异出而同源也。前经盗汗溱溱，现在自汗涓涓。朝热之作，剧于薄暮；盗汗之多，甚于曙光。水亏不能涵木，金虚不能制木，左升为之太过，右降为之不及。胁有胀满，非有形之滞；腹有鸣响，是无形之气。气余是火，火即是气，气火相搏，销津铄液，阴不恋阳，阳不生阴，阴阳相离，精驰神动。左手脉小弦而紧，右手脉细弦而数，真阴一日不复，亢阳一日不敛，欲求潜阳，务在滋阴。录方即请吉士有道法政。

绵芪皮　龟甲　牡蛎　川贝　茯神　白芍　淡甘草　稆豆衣　鳖甲　龙齿　橘络红

（吉林参八分、淡秋石四分）同煎另服，浮麦汤煎药。

申江邢钧庵夫人（八月十二日）

暑湿至秋分，发现气深远，固不能一表而散，得汗即解。初起又有积食，久郁渐从痰化，热愈蕴愈炽，痰益聚益多。无形之热，流散无定；有形之痰，凝聚不移。身热乍轻乍重，脘宇时窒时塞。左脉数大，右脉数滑。舌薄色白，渴不多饮。日延已久，邪非在气。清营分之热，涤气分之痰。

犀角尖　丹皮　连翘壳　瓜蒌皮　茯神　丝瓜络　鲜生地　银花　黑山栀　冬桑叶　芦根　竹二青

又二方（十三日）

伏暑之邪，发于秋分，发表固不能生效力，攻里亦不能见效验。身热忽轻忽重，脉象乍大乍小，舌中已有剥痕，舌底尚有薄黄。脘宇犹觉满胀，不思纳食，腹笥仍或作痛。大便溏薄，当脐之下，时或鸣响，屈曲之间，传道失司，余遗之积，因之留滞。两清气营，藉保津液。

犀角尖　鲜生地　连翘　黑山栀　通草　冬桑叶　羚半角　粉丹皮　银花　扁豆衣　茯神　鲜芦根

又三方（十四日）

身体朝暮俱热，腹笥旦夕作痛，痛在于下，不在于中。胃中之积滞已化，肠中之垢滞未化，滞既不去，痛焉得休。耳聋目掣，寐不安稳，少阳经尚有伏热；肠鸣溲少，便不通畅，太肠腑尤失传道。发热日延已多，经行才过未久，不独气分有热，难保营分无热。左脉弦数，右脉滑大，舌苔薄白，尖色微绛。治法仍宜两清气营。

犀角尖　鲜生地　茯神　连翘　川通草　茅根　羚羊角　粉丹皮　丹参　银花　黑山栀　芦根

又四方（中秋节）

热度高，脉息数，气分有郁火，营分有伏热。便溏薄，下不多，肠中有积滞，传化失常度。滞不去，腹必痛，痛在于下，不在于中。积滞阻于肠，而不阻于胃。寐不多，食亦微，胃津已耗，肾阴亦伤。手指动，耳窍聋，肝胆风阳之见证也。病缠已越两旬，经行未过十日，营络空虚。愈虚愈热。清营泄气，率由旧章。

犀角尖　苡仁　芽谷　石决明　桃仁　黑山栀　茅根　鲜生地　丹皮　路路通　连翘　云茯神　芦根

又五方（十六日）

病热已将匝月，汛过未到一旬，昨日又见复来，色现紫而带黑，此系离络之瘀，似非热入血室。不过经行之后，营分未必无热，热度高而脉数，气分尚有余邪。大便通而不畅，溏薄下而不多，腹笥痛而且鸣，胃纳进而不多，肠胃屈曲之处蓄之滞。气分之邪，必待流而始衰；营分之热，须俟病去而始清。率从旧章，两清气血。

犀角尖　苡仁　芽谷　桃仁　茺蔚子　芦根　石决明　鲜生

地　丹皮　丹参　黑山栀　茅根　连翘

又六方（十七日）

伏邪愈蕴愈深，真阴益延益耗。热不独在气，而营分亦被其灼；虚非特胃津，而肾液亦受其戕。热郁如此。不易日就其衰；津伤如此，尤难日来其复。经过复来，色现紫黑，营热固属无疑；脘宇作痛，当脐亦痛，气郁概可相见。左关部脉独见指抟，舌质满苔，薄腻而燥。清气营即是救津液，宣气化亦可调肝胃。

西洋参　金铃子　川郁金　丹皮　连翘　石决明　木蝴蝶　元参心　云茯神　芽谷　茅根

银花露煎药，霍石斛汤过口。

又七方（十八日）

身体朝热暮凉，寤寐昼多夜少，胃纳所入甚微，更衣所出甚艰。少阴之液，既由迁延而日衰；阳明之热，尚有淹留而莫化。肝木乘机扰动，不免凌脾侮胃，或有中脘作痛，或有少腹作疼，汛事止而复来，来而复止。脉象左关抟指，右关弦数，舌质红退而白尚存。热病以津液为材料，津液赖谷食以资生。治法不越养胃之旨。

西洋参　石决明　桑叶　茅根　丹皮　木蝴蝶　真滁菊　金铃子　茯神　连翘　元参

芽谷汤煎药。

又八方（十九日）

昨夜交十二点钟，少腹痛更剧于前。顷视舌苔，前半剥蚀更多于昔，左部脉象大势稍退，右部脉象数势未静。每餐所入水谷，仅有三四调羹，入夜所得之寐，仅醒三四小时。身热时轻时重，大便忽行忽止。经汛才过，营分必虚，热病既久，气分亦伤，余波之热，郁遏之火，毕竟未获廓然而清。胃津肾液，失于敷布，口中燥为渴而欲饮。治法仍用甘凉养胃，藉此可以恢复津液。以胃为生机之总司，尤为津液之源头也。

西洋参　元参　滁菊　甘中黄　茅根　石决明　剖麦冬　连翘　山栀　牡丹皮

桑芽谷汤煎药。

又九方（二十日）

绕脐作痛。剧于夜半，大便两日不见其下，身体发热，不甚猖炽，口觉苦味，渴不多饮，胃纳不多，寤寐不少目睫，盗汗濡于衣，耳窍鸣响，略形聪灵。热病久未始不伤津液，经才过未必不伤营阴。气之邪，营之热，固不易就其衰；既云痛，必有滞，痛喜按必无积。左脉弦紧而大，右脉弦细而数，舌质如昨。法从旧章。

西洋参　元参心　石决明　青皮　池菊　茅根　筧麦冬　甘中黄　稽豆衣　丹皮　桑叶

芽谷汤煎药。

又十方（二十一日）

气不平则腹鸣，气不通则腹痛，鸣有水声，痛绕于脐，大肠、小肠屈折之处，必有饮邪阻碍流动。所谓痛必有滞，滞必有痛，滞当去而气通，通则不痛，大便不下已有三日，脐腹疼痛由阵而作，痛主于气，愈聚愈散，所以痛势忽作忽辍。热病已久，气分已伤，经过未远，营分亦虚。左脉弦紧，舌见点剥。育气液，疏气滞。

西洋参　丹皮　茅根　大腹皮　元参心　路路通　剖麦冬　白芍　青皮　小茴香　石决明

芽谷汤煎药。

又十一方（二十二日）

左脉弦紧之势逐渐退舍，右脉弦滑之形未见全去，前半舌质红绛少泽，后半舌质腻白而松。肠中时鸣时息，脐腹时痛时止，鸣必浊饮留聚。痛必气机窒郁。欲使不畅，甫有四日，肠中不独浊饮之阻，亦且余蓄之垢，留而未去，胃中津液亦受戕耗，气分氤氲之邪，聚而未化。痛为不通，务在宣通，参入甘凉养胃泄热。

西洋参　麦冬　丹皮　小茴香　炒白芍　冬瓜仁　银花　元参心　青皮　茆根　大腹皮　柏子仁

芽谷汤煎药。

又十二方（二十三日）

无形之气聚，腹为之痛，有形之瘀阻，腹亦为痛。昨夜连次更衣，所下尚少渣滓，而痛势不减于前，其肠中定有蓄邪。非特此也，经行才过，冲任空虚，血络易热，热则不易归经，随聚随离。于络窒碍，气街不通作痛。气分余蕴之邪，亦未廓清，阳明津液之伤，尤难来复。右部脉象紧滑，舌质前绛后白。缓剂宣通，务使不痛。

西洋参　青皮　麦冬　丝瓜络　延胡　乌贼骨　金铃子　茆根　茴芍　九香虫　丹皮

芽谷汤煎药。

又十三方（二十四日）

冲脉、任脉，皆丽于下。大肠、小肠，皆位于下。痛至绕脐，与肠相连。经行之后，冲脉、任脉无有不受影响；积滞既久，大肠、小肠未始不受戕伤。冲任虚则易热，肠腑伤则易滞。滞为不通，致令作痛；热能阻气，亦使作痛。忽痛忽止，乍鸣乍平，于气者多，于滞者少。左脉时弦时大，右脉时紧时滑。舌质朝白暮红。仿用通则不痛。

金铃子　旋覆花　绛帛　西洋参　茀根　辰砂染麦冬　海螵蛸　小茴香　炒白芍　丹皮　丝瓜络　青皮

芽谷汤煎药。

又十四方（二十五日）

热度低，大邪可许廓清；喉尚燥，余波未曾扑灭。环脐作痛，缓而不止，作辍无常，轻重不一。肠鸣似有若无，更衣欲下不畅，胃纳未见加增，痞痊仍不减少。初痛在经，久痛入络，痛在于脐，与肠相连。向来经来脐痛，现在经过未久，奇经冲任二脉未始不受影响。左脉弦多大少。右脉大少紧多。舌质中绛边白。治法以通为主。

旋覆花　猩绛辰　麦冬　青皮　茴芍　丝瓜络　西洋参　归须　金铃子　丹皮　茀根　青葱管

又十五方（二十六日。是日贴洞天毓真膏）

冲汪二脉起于少腹，挟脐上行，散于胸中。痛起于少腹，连及于中脘，此痛在于冲任两脉。此脉隶于肝胃两经，冲主冲逆，任主担任。经过之后，冲脉空虚，血不濡肝，气不充络，络虚作痛，状似收缩，剧于上午，瘥于傍晚，前经拒按，现在喜按。拒按属实，喜按属虚。肠鸣或起或平，痞痊乍多乍少。左脉弦而不张，右脉滑而不数。治痛不外乎通，务使通则不痛。

炒当归　猩绛　西洋参　辰砂染麦冬　茴芍　怀牛膝　金铃

子　青皮　旋覆花　延胡　丹皮　青葱管

又十六方（二十七日）

冲为经脉之海，挟任脉起于下焦；任为阴脉之海，与肝脉行于腹里。所以绕脐作痛，关系冲任二脉；有时痛连中脘，亦是冲任逆，以冲任二脉挟脐上行，散于中焦也。舌质转形滋白，津液有来复之机；面色槁白无泽，气血无振作之象。左脉弦势未退。右脉滑势未尽。痛为不通，通则不痛，仿此宗旨较为平善。

当归　金铃子　青皮　西洋参　芝麻　青葱管　茴芍　延胡索　猩绛　旋覆花　桑叶　糯稻根须

又十七方（二十八日）

绕脐作痛，两日未曾复见，大便之秘，五日不获更衣。脐痛出于冲任，与便秘无干涉；便秘属于肠胃，与脐痛无关系。不过，脐部与肠相近，肠既窒滞，升降妨碍，一团之腹，未必安然，所以痛势犹虑复萌。前经脐痛，状似收缩。甚而痛剧，连及中脘，是为痛久入络，牵及上下脏腑。左脉细弦，右脉弦滑。舌质滋白，口觉甜味。治法大旨率从旧章。

当归　茴芍　旋覆花　新绛　金铃子　怀牛膝　青葱管　芝麻　桑叶　柏子仁　青皮　西洋参　佩兰叶

又预拟续方

热病后气分必伤，经行后营分必亏。大便乍行乍止，肠胃输泄失司；脐痛忽作忽辍，腑络流动失灵。有形之津液日见来复，未尽之余热日见廓清。邪愈退，正愈虚，虚在气血，不在津液。气既亏，血既少，内不灌溉于脏腑，外不充养于经络，力不易恢复，神不易振作。预拟两益气营，务使日臻完然。

炒当归　芝麻　橘络　茯神　怀牛膝　糯稻根须　紫丹参　桑叶　青皮　白芍　佩兰叶　吉林人参

又预拟再续方

预拟之方，两益气营，设或有生效力，趁此进步原意，增重其制，以便续服。

女贞子　丹参　橘络　芝麻　甘杞子　怀牛膝　海螵蛸　白芍　茯神　桑叶　玉蝴蝶　吉林参

附：陈莲芳治光绪皇上案

请得皇上脉，左细弦带数，右濡细无力，属阴分有亏，则生热，热则食气，气分遂弱，所以营卫不和，营争为寒，卫争为热，微寒、微热由此而来。心肾交差。有时遗泄，有时少寐，病情纷至沓来，扰于肺则咳呛、口干，及于肝则头晕、耳鸣，因之机关欠利，筋骨酸痛，更衣润燥不定、未能得畅。惟不受补，为从中挟湿停饮，用药之义，偏温纳则碍阴，偏滋腻则滞气。谨拟摄上下、和表里，藉以标本兼顾。

北沙参　霍石斛　白芍　茯神　潼蒺藜　怀山药　白蒺藜　绵杜仲　白莲须　红枣　法夏　橘红　白归身

录费钝甫先生案

痢疾多因感冒外邪，挟素蓄之热，淆乱清浊。清气不升，下利红积，腹痛贲响；浊气不降，脘闷心烦，饮食少进。解表清里，风邪外解，湿热内清，下痢自止。李士材治痢九法，意美法良。但求止痢，而不正本清源，邪热毫无出路，蕴结于中，气液皆受燔灼，口干、苔黄，夜不成寐，掌心内热，精神恍惚，自觉难支。邪气蟠聚于内，正气散失于外，脉来细弦而结。脉有止歇，气机不相接续，已著正不胜邪，势极危险。喻嘉言治正虚邪实，每用逆流挽舟之治，转危为安。清解血热，化湿生津，徐灵胎治痢尤为精当。姑拟补正退邪。

人参　茯苓　丹皮　川石斛　谷芽　桑叶　冬瓜子皮　西洋参　黄连　白芍　生甘草　茆根　黄芩

复诊第二方

湿热内蕴，风邪外袭，淆乱清浊，升降失常，下痢红积，腹痛贲响，每日三四十行。胸脘不舒，饮食少进，口干、舌黄，掌心内热，已经八候，病势日增，目畏火光，精神恍惚，阴液已伤，胃失宣布，已可概见。脉象细弦而结，脉症细参，正不胜邪，邪气内陷，正气外脱，非可轻视。姑拟生津泄邪、清化湿热法，以望转机。

川雅连　北沙参　酒芩　枳壳　葛根　大腹皮　川石斛　山楂炭　桔梗　神曲　赤苓　荷叶蒂

某

操持烦劳，五志阳动；谋思远虑，七情阴伤。平素体质，寒湿恒多，每交长夏，必有湿温。湿者阴邪。阳胜者，则寒湿无以羁留；阳虚者，则寒湿易于蟠聚。可见寒湿之为病者，正属阳虚之明征也。去夏湿病以来。辗转反复蝉联。交立春后，春木萌动，肝气随升，肝与胃为克制，肝动必侮胃，胃窒必运艰，敷布无权，湿浊渐胜，湿蒸阳则为痰浊，凝阴则为饮。痰饮多属有形之物，最易阻碍升降之道，脾者当升而不升，胃者当降而不降。脾胃为表里相生之机，脾为阴土，赖胃阳以煦之；胃为阳土，藉脾阴以濡之。脾不升，则胃家多燥而有火；胃不降，则脾家多湿而成饮。火炎于上，口燥咽干，有所来也。饮停于中脘，拒纳废自有至矣。不纳者，已有浃旬。胃液益延益耗；脘拒者，已将两候，中气愈结愈锢，痰阻气痹。饮为阴类，阴者静已，从阳而动；气者阳也，随火而升。所谓阳动则火升，火升则饮升。顷诊：左脉弦而带涩，弦主肝旺，涩主血少；右手三部均见沉滑，沉为阴胜，滑为痰多。视其舌质，腻白带灰。咽喉略红，而微觉痛。无形之火，一经炎上，非发散可解，非沉寒可降，与六淫气火迥异。有形之饮，占据乎中，非辛香何以开之，非甘温何能燥之。目前阴伤液耗，原非辛香、甘温为善策；气伤饮阻，岂敢遽投甘凉濡养。然阴液不顾，防有告竭之势，而饮邪不去者，尤恐蔓延。无已，今当举其要纲，以胃虚木乘论治，暂仿仲景代赭旋覆汤主之，参入半夏汤以润燥和胃，且半夏亦有搜痰饮之功能。但汤液不能下受，恐难奏效。

代赭石　橘红　牛膝　甘草　白蜜　丁香　炒白芍　旋覆花　半夏　刀豆　谷芽　生姜　吉林参须

金氏门诊方案

顾左二十六岁

久遗伤肾，肾虚内热。多冷伤卫，卫虚力倦。坎离少交，寤寐梦纷。宜育阴。

炙鳖甲　绵芪　秦艽　蒺藜根　生地　茯苓　牡蛎　桑叶　潞党参　广皮　龟甲　首乌藤

朱左四十三岁

肾不纳气，脾不化湿，喘急痰饮，由来三年。近日肺家又为火燥，声嘶音哑，咽燥喉痒。喉痹形状，已达目的。

灵磁石　橘红　凤凰衣　怀牛膝　叭杏仁　川贝　赤苓　淡甘草　生薏仁　桔梗　元参　枇杷叶

吴左三十岁

无梦而滑，谓之肾亏，腰背酸楚是其证也。

炙龟甲　杜仲　肥知母　泽泻　炙鳖甲　茯苓　丹皮　牛膝　川黄柏　牡蛎　白芍　蒺藜

陈左五十一岁

肺虚作咳，肾虚作喘。年已五十，欲杜其根，恐难言矣。

粉沙参　茯苓　淡甘草　牛膝　叭杏仁　白前　白石英　半夏　冬虫草　川贝　枇杷叶　橘红

杨左三十三岁

肾阴下亏为精滑，肺火上焰为喉痒，经络又为痰阻，气机亦被湿困，腹筒时急时痕，腰背乍酸乍痛。左脉弦数，舌质白腻。当育肝肾以潜龙相。

青龙骨　牡蛎　广皮　金铃子　潼蒺藜　丹皮　茯苓　炙龟甲　川贝母　白芍　莲须　元参心

徐右二十七岁

血海多热，经水淋漓；阳络多火，鼻衄上出。

柴胡　炒当归　丹参　白芍　茶花　怀牛膝　丹皮　佛手柑　桑叶　女贞子　茯神　茺蔚　海螵蛸

张左

浮肿属脾，咳呛属肺。葶苈泻上之气，五苓渗中之湿。

甜葶苈　猪苓　川桂　荜澄茄　茅术　广皮　防风　骷髅　制川朴　泽泻　冬术　茯苓

吴右六十三岁

肝肾不足，湿火乘虚下注，气血俱伤，带下赤白并见。

砂仁　捣熟地　黄肉　丹皮　冬术　海螵蛸　茯苓　杜仲　山药　制首乌　莲须　萆薢　白芍

吴左三十五岁

上冬曾发便毒，愈后余邪逗留，挟肝之风阳，犯阳明、冲巅，或有头痛，或有脘泛，咽喉两旁发现白糜。关尺脉象均见数大。和肝胃，潜风阳。

川连　桑叶　白芍　天麻　萆薢　元参　钩藤　竹茹　决
明　银花　橘红　滁菊

沈左五十二岁

外证之后，旋即气急，筋掣足肿，气血两亏。

绵杜仲　牡蛎　炙绵芪　忍冬藤　宣木瓜　白芍　丝瓜络　会
皮　川断肉　当归　防风　牛膝

叶左三十六岁

脉滑属痰，胁痕属气，痰聚气机，不通则痕。

莱菔子　瓜蒌　橘红　竹茹　瓦楞子　丝瓜　枳壳　砂壳　白
芥子　腹皮　茯苓　冬瓜子、皮

沈右十八岁

形瘦，咳呛，食少，停经。干血痨瘵，已见一斑。

柴胡　炒白芍　川贝　丹皮　牡蛎　炙鳖甲　茯神　茺蔚　桑
叶　怀牛膝　地骨皮　丹参　柴芽

马右十六岁

气分积湿，腑阳窒郁，当脐作痛，中脘呕泛，心有悸动。脉见
紧弦。温运宜湿，藉和肝脾。

陈枳壳　金铃子　乌药　路路通　小茴　炒白芍　延胡索　青
皮　荜茄　制香附　姜半夏　茯神　官桂

俞左二十二岁

老病肝气，少腹作痕；新病湿温，遍体酸楚。头蒙耳聋，寐梦

谵语。舌白，脉濡，面㿠，肢瘛。湿温已从痰化，犹虑风动作痉。

大蝎尾　桑叶　苡仁　竹茹　川通草　酒炒黄芩　茯苓　胆星　焦山栀　连翘　橘红　滁菊

钦右三十岁

血中风热透出，肌肉发现红块，上下俱有。咳呛少痰，咽喉觉痒，大便实结，小便火热。脉象细弦而数，舌质腻黄而燥。肺肝挟有风热，脾胃蕴蓄湿火。宜先清风热。

青蛤散　川贝　桔梗　淡甘草　粉丹皮　白杏仁　元参　桑叶　丝瓜络　冬藤　滁菊　枇杷叶

张左四十九岁

肝气化风，脾湿生痰，互相上扰，先咳后眩。

明天麻　川贝　竹茹　甘草　钩藤　滁菊　桑叶　白芍　怀牛膝　姜夏　石决　广皮

卢左十九岁

先天不足，后天又亏，年将弱冠，犹未身发。或疟、或血，此长彼消，上损已及中交。咳呛兼有呕恶，盗汗淋漓，夜不安寐。脉象细数无神，舌质薄白而润。两补气血，是为正当。

炙绵芪　贝母　浮小麦　桑叶　炙甘草　稽豆衣　牡蛎　党参　白杏仁　夏曲　橘红　茯苓

倪童十三岁

无痰不痫，无风不厥，风痰炽盛，痫厥频作。

瓦楞子　法夏　黄沉香　竹茹　石决明　滁菊　淡甘草　胆

星 风化硝 礞石砂 茯神 橘红

沈右二十二岁

肺主气，气虚多咳恶寒；肝藏血，血虚心悸烦热。旧冬蓐后。元虚未复。脉弦，舌白。当用潜育。

炙芪皮 牡蛎 川贝 丹参 熟半夏 螵蛸 白芍 炙草 南北沙参 茯神 橘红 苏子

吴童

暑湿伤气，积食伤脾，不从疟化，更患便积，身热腹满。当用和中，佐以泄热。

广木香 净银花 腹皮 秦皮 白头翁 焦神曲 楂肉 荷蒂 川雅连 带皮苓 川柏 酒芩

徐左三十二

阴虚火旺，气逆金伤，先患纯血，继而痰血。

川贝母 旱莲 元参 茅根 女贞子 丹皮 蛤散 功劳 冰炒膏 牛膝 橘红 知母

张右

把握不灵，麻木不仁，偏于右手，此风胜也。

炒当归 桑枝 丝瓜络 白芍 五加皮 木瓜 忍冬 秦艽 川桂枝 丹参 首乌 防风

彭孩无方

颈项强急，此痉厥之征兆；目斜、咳呕，乃慢惊之基础。未到周岁，纯阳不足，照此形状，力有不逮。

吴右四十岁

休息痢仍作，惟下数较稀，色见赤白，气血俱伤。患起一年，脾肾亦亏。脉来弦细。舌质薄腻。效用缪氏脾肾双补。

炒槐米　於术　肉果　菟丝饼　巴戟天　扁豆　山药　新会皮　破故纸　茯苓　甘草　潞党参

万左二十三岁

三疟本从阴出，愈后阴分更亏。或寒或热，忽往忽来。

扁石斛　酒芩　秦艽　丹皮　银柴胡　淡草　鳖甲　橘红　丝瓜络　骨皮　蒿梗　桑叶

汪右三十三岁

水不涵木，血少濡肝。气升难寐，瘕聚块痛，心悸筋掣，头晕耳鸣，食减脘闷，咳逆痰多。显然肝侮土，木刑金。左脉弦细，舌苔黄腻。拙拟抑木和肝，参入养金泻火。

旋覆花　代赭　丝瓜络　生苡仁　石决明　茯神　贝母　玫瑰　炒竹茹　西洋参　橘红　代代花　冬瓜子、皮

陈左二十四岁

失情积劳，积郁气逆。咳血咳痰，面色萎黄。舌质薄白。气分似有湿热。治法非宜滋补。

瓦楞子　橘红　白前　苡仁　绵茵　陈苏子　桑叶　冬瓜子　白杏仁　茯神　贝母　竹茹

崔左二十岁

前次浊气在上，腹筒膜胀。现在清气在下，大便溏泻。

绵茵陈 制川朴 泽泻 茯苓 粉猪苓 桂枝 炒白芍 二皮 冬瓜子、皮 广木香 姜半夏 苡仁 冬术

徐右二十七岁

血海多热，经水淋漓；阳络多火，鼻衄上出。厥阴偏旺，变证百出。

柴炒当归 丹参 海螵 茺蔚 怀牛膝 茯神 山茶 香柑 奎白芍 女贞 丹皮 桑叶

沈右二十六岁

产育六年，未获复孕。经来腹痛，逾时瘕升。

冬瓜皮 海螵 香虫 茯神 柴炒白芍 丹参 香附 佛手 川郁金 丹皮 牛膝 八月札

金左十七岁

痫中兼厥，迭见三次。肝胆风阳，挟痰上扰。

明天麻 橘红 滁菊 牛膝 石决明 钩藤 茯神 丹皮 黑知母 丹参 胆星 桑叶

李左六十五岁

肝气挟饮，流入脉络，自胁至腹，疼痛兼胀。究其受病之源，不外情郁二字。

旋覆花 白芥子 茯苓 姜竹茹 法半夏 瓦楞子 桂芍 归须 丝瓜络 新绛 路路通 橘络红

高左二十五岁

咳而无痰，谓之肺燥。久咳伤络，虑其见血。

功劳叶　冬瓜子　桑叶　枇杷叶　淡甘草　杏仁　元参　桔梗　青蛤散　橘红　梨子　白茅根

沈左四十八岁

由泻转积，积行旬余，腰腹俱痛，翻数犹多。

江西术　楂肉　苡仁　扁豆　广木香　诃子　车前　荷蒂　阳春砂　茯苓　骨脂　广皮

左十六岁

不咳咯血，腹痛便血，左胁痞满。清运治之。

炙鳖甲　大腹　青皮　海蜇　丝瓜络　蓬术　白芍　藤皮　冬瓜皮　当归　桃仁　茯苓

陆左十九岁

肺受风热，脾积湿热。形寒形热，咳逆咳痰。

煅蛤壳　前胡　苡仁　杏仁　冬瓜子、皮　川贝　淡草　青蒿　银柴胡　苏子　橘红　竹茹

陈左

先咳后血，定是火燥。伤络体痒、牙斑，亦是火蒸胃络。

粉丹皮　川贝　枇杷叶　苏子　忍冬藤　蛤粉　白茅根　杏仁　丝瓜络　橘红　芦根　竹茹

陈左四十八岁

浮肿稍减，咳呛仍剧。肺不降气，脾不化湿。

姜半夏　橘红　苏子　川贝　怀牛膝　杏仁　茯苓　骷髅　冬瓜子、皮　川朴　桑皮　大腹

陈左二十五岁

腹痛下血，已有五年。脾胃致伤，统血失司。

制川朴　葛根　冬术　红枣　炒槐米　茯苓　广皮　白芍　广木香　芸曲　智仁　扁豆

沈左二十一岁

左右脉象，均见弦细；满苔舌质，颇形滋白。弦为饮邪，细为阴亏。舌白中焦，定为寒湿。腹有动气，胁有络掣。肝阳时有勃动，太阳时有痛痕。询悉情志，多郁致伤肝木。治法须当和肝以舒络脉。

广郁金　桑叶　丝瓜络　橘红　法半夏　滁菊　白芍　竹茹　冬瓜子、皮　茯神　川贝　丹参

沈左三十四岁

腹笥作痛，胃纳式微，面黄少华，舌白带剥。脾胃升降失调，寒湿盘留不化。

大腹皮　谷芽　茯苓　路路通　枳壳　青皮　金铃子　小茴香　香橼皮　砂壳　建曲　沉香

叶左四十岁

思虑伤脾，怒郁伤肝。便泄经久，剧于半夜。有时心乱神呆，

将来难免怔忡。切脉细弦。当用潜运。

石菖蒲　远志　秫米　枣仁　巴戟天　茯神　会皮　西术　广木香　交藤　半夏　丹参

刘左

胁下痞满，偏在于左，阴虚络阻何疑。舌见红刺，脉来细数，火旺津伤之兆。

细生地　青皮　丹皮　白芍　炙鳖甲　金铃子　川斛　丝瓜络　左牡蛎　橘红　桑叶　当归

潘右四十三岁

木叩金鸣，咳呛一年，已见气急，殊难杜根。舌质黄腻，脉象弦滑。上下气少，摄纳药饵不过苟延。

白石英　白前　川贝　枇杷叶　瓦楞子　淡甘草　苡仁　竹茹　怀牛膝　茯苓　橘红　半夏曲

王右

体素阴亏，症见丛杂，近加情志不乐，致伤脾肝气营。

玉蝴蝶　白芍　八月札　牡蛎　法半夏　谷芽　青皮　腹皮　制香附　昆布　丝瓜络　橘红

周左二十岁

鼻红有根，咳呛四年，旧秋曾经痰红，今春屡见寒热。肺肾阴分有亏，肝胆气火偏旺。脉细数。当潜降。

粉丹皮　云苓　川贝　茅根　怀牛膝　苡仁　蛤壳　首乌　女贞子　茶花　白芍　橘红

吴左膏方

补肝营藉利筋络，益肾阴而壮筋骨。

大熟地　枸杞子　党参　灵仙　宣木瓜　白芍　绵芪　忍冬　怀牛膝　当归　首乌　狗脊　制玉竹　川断　菟丝子　锁阳　淡苁蓉　龙胆　杜仲　坎版

上药浓煎三次，去渣存质，加驴皮胶、虎骨胶，溶化收膏。每用一匙，开水化服。

周右

坎阳不足，脾土又亏，便溏不实，脉细无力。肝肾阴分亦亏，浮火上乘。傍晚目红而肿，髓骨作痛。温补三阴，以资灌溉。

东洋参　杜仲　白芍　二皮　宣木瓜　鹿霜　於术　肉果　淡川附　霞曲　骨脂　杞子

又膏方

益真阳以温脾土，补真阴以处肝木。

大熟地　於术　白芍　骨脂　制萸肉　吴萸　杜仲　山药　东洋参　甘草　菟丝子　首乌　霞天曲　泽泻　黄芪　归身　巴戟天　茯苓　肉果　杞子　宣木瓜

上药煎三次，取浓质，以鹿角胶、驴皮胶浓化收膏。

李左

左脉弦，右脉滞。舌质润，苔色黄。肝肾阴分积虚，虚则生风、生火；肝肾气分有亏，亏则生湿、生痰。风无形，易蒙清孔，头痛偏左，目肿，肢振。痰有形，易阻气机，脘闷呕恶，便下不畅。先消理，后滋补。

姜半夏　广皮　滁菊　桑叶　石决明　肫皮　蒺藜　芽谷　明天麻　钩藤　茯苓　竹茹

又膏方

滋坎水以济离火，柔巽木而安坤土。

大熟地　茯神　杞子　山药　粉丹皮　滁菊　坎版　鳖甲　淡苁蓉　生地　首乌　泽泻　制萸肉　冬术　牛膝　牡蛎　奎白芍　潞党　归身　桑叶

上药浓煎三次，入驴皮胶收膏。

陈左

湿旺之体质，木火之用事。夏令四肢麻木，冬令鼻窍流水。有梦而遗，无梦而滑。原由肝肾不足，遂使坎离失济。脉象左弦右细。治法先宜潜育。

大生地　茶花　石决　茅根　扁石斛　女贞　白芍　桑叶　焙丹皮　坎版　旱莲　牡蛎

又膏方

肢麻甚于夏令，鼻水剧于冬令，有时梦遗，有时精滑。本病龙相火旺，标病湿痰偏胜。值此冬令。舍标求本。用拟膏方，以资调理。

牡蛎　坎版　大生地　萸肉　滁菊　茯苓　旱莲草　首乌　杞子　桑叶　山茶花　丹皮　丹参　莲须　扁石斛　女贞　白芍　茅根　淡苁蓉　鳖甲

上药煎三次，取浓汁，以驴皮胶收膏。

许左

三春咳呛。至夏始愈。八月咳呛，至今未已。肺不降气，肾不纳气，动则喘急，静则平缓，咳而胁痛，络伤防血。素有遗血，早伤肾阴。脉象坚数。法当清肃。

旋覆　蛤散　竹茹　桑叶　杏仁　川贝　丝瓜络　枇杷露　牛膝　石英　毛燕　橘红

翁左

右脉柔小，左脉数大。小为阴亏，大为阳亢。年未弱冠，梦有遗泄。趁此冬令，先宜培养。

熟地　萸肉　山药　丹皮　泽泻　归身　白芍　杞子　生地　绵芪　潞党　坎版　鳖甲　沙苑　远志　莲须

上药以驴皮胶收膏。

江左四十岁

病久阴虚，虚则生热，热蒸于肺，便为咳呛。形瘦，肤燥，力疲。脉细。若不冬令调治，春令便有难救。

旋覆花　橘红　夏曲　枇杷叶　毛燕根　川贝　云苓　竹茹　川石斛　牛膝　虫草　扁豆

陈右

阴虚生热，气滞作痕，脘腹又为痞满，咳呛时有上逆，汛参乱。法逍遥。

茺蔚子　楞子　青皮　白芍　柴胡　当归　香虫　郁金　腹皮　枳壳　香附　丹参　川贝

沈左

胁痞腹痛，由来已久。肝强脾弱，寒湿蟠覆。

川桂枝　川朴　腹皮　茯苓　泔茅术　青皮　首乌　冬瓜皮　瓜蒌皮　枳壳　谷芽　白芍

富左四十三岁

疼痛偏于左太阳，麻木甚于右手指，遗体酸楚，两膝痿软。外风、内湿，走经入络，甫有二月，已成痹证。胆胃又为痰阻，入夜为之少寐。脉寸浮，法温通。

桂枝　炒白芍　防己　秦艽　竹茹　仙半夏　秫米　滁菊　桑枝叶　川萆薢　橘红　茯神

沈左

真阴不能治浮阳，真水不能制虚火。形瘦善食，口渴喜饮。脾家又为木侮，腹性遂为胀满。舌质光降，脉象浮弱。济水火。育阴阳。

大生地　丹皮　泽泻　麦冬　上猺桂　茯苓　黄柏　天冬　制黄肉　知母　白芍　山药

沈右三十三岁

咳呛白沫，痰带咸气。营分有热，月汛早期。

元胡　炒白芍　橘红　蛤散　归身　杜仲　茺蔚　丹皮　杏仁　牛膝　丹参　枇杷叶　茯神

陈右二十岁

逢节吐血，已有半年，汛停一月有余。先起悲怒，后因惊恐。

紫丹参　石决明　白芍　女贞　旋覆花　橘红　云苓　贝母　粉丹皮　佛手柑　牛膝　茅根

朱右三十岁
血虚营热，气郁生火。月汛延期，净后身热。

制香附　牛膝　柴胡　薄荷叶　焦山栀　丹麦　川芎　归身　鲜石斛　丹皮　白芍　月季花

钱右二十三岁
浮肿半年。经停四月。气血两阻，寒湿两胜。

柴炒归身　砂壳　茺蔚子　川芎　桂炒　白芍　广皮　腹皮　橡皮　枳炒冬术　香附　苓皮　泽泻

陈右四十六岁
始而带下，继而血漏，失血肠燥，大便为难。

仙夏　麻仁　丹参　白芍　牛膝　广皮　蝴蝶　枳壳　海松子　苁蓉　柏子仁　杞子

陈右四十五岁
发热，耳聋，汗多，便溏，两手自动，神识昏糊。

焦山栀　钩藤　石斛　二青　鲜生地　连翘　郁金　决明　陈胆星　蝎尾　法夏　橘红

吕右四十一岁
产将三月，汛红颇多，入暮焦热，胃减身倦，三春咳呛，尚未杜根。

杏仁　麦冬　橘红　驴胶　生地　白芍　贝母　枇杷叶　丹皮　螵蛸　元参　骨皮

许右五十八岁

痰阻于上，浊阻于下，翻胃膈证，已达极点。

火麻仁　郁金　谷芽　竹茹　咸苁蓉　广皮　丝瓜　白芍　姜半夏　蒌皮　桃泥　枳壳

郭左二十四岁

血行清道，鼻红已见三月。湿阻营卫，疟疾发现一旬。

姜半夏　黄柏　生姜　腹皮　吴萸　炒川连　酒芩　丹皮　茶花　软柴胡　秦艽　橘红　知母

徐右

食滞中伤，升降窒碍，懊憹呕泛，食减便结。脉象弦大而滑，胃腑窒而不宣。

元胡　炒川连　腹皮　橘红　竹茹　广郁金　茯神　杏仁　路通　蒌皮　云曲　法夏

吴左三十岁

新患咳呛，日渐而止。旧患肿胀，消长无常。

甜葶苈　防己　苏子　枳壳　陈香　橼皮　骷髅　青皮　腹皮　蜜炙麻黄　沉香　半夏　杏仁

计右三十八岁

去秋崩漏，旋即停止。近十日来，血块叠下，头痛腰酸，寒噤艰难。

小茴　炒当归　桃肉　丹参　杜仲　吴萸　炒川连　杞子　川芎　乌药　官桂　炒白芍　东参　茯神　广皮

沈童

腹大如墩阜，四肢俱浮肿，咳呛气急，胃纳不佳。

大腹皮　川朴　苓皮　泽泻　葶苈子　桂炒芍　杏仁　控涎丸　猪苓　冬瓜子、皮　苏子

平左十六岁

阳络伤则鼻红，气机阻则痞硬。右腹满大，年轻非宜。

瓦楞　芜荑　丹参　鳖甲　神曲　银胡　茯苓　海蜇　楂炭　川连　青皮　银花

潘左四十二岁

自胸及腹，痛剧如卷，上呕清水，亦不大便。

瓜蒌皮　姜夏　澄茄　白芍　黑干姜　蒌仁　猺桂　云曲　薤白头　八月札　广皮　路路通

陈右三十三岁

咳呛失音，胎前延及产后。腹痛便溏，往年宿根发现。病缠四月，形瘦，冷热。脉虚，舌薄。延防蒡损。

凤凰衣　桔梗　淡草　枇杷叶　北沙参　牛膝　贝母　茯苓　饭蒸於术　橘红　玄参　牡蛎

李童十二岁

不咳吐血，血来颇多，病逾两旬，近发五天。

根生地　牡蛎　丹皮　茅根　黑旱莲　女贞　橘红　侧柏　生三七　功劳　茯神　牛膝

叶左三十二岁

脉滑属痰，胁胀属气，痰聚气机，不通则胀。

瓜蒌皮　橘红络　枳壳　二青　白子　腹皮　砂壳　冬瓜子、皮　莱菔子　瓦楞　茯苓　瓜络

黄左

肾关不固，小溲频多。湿火乘虚下注，膀胱气化失权。尺脉细。清湿法。

扁豆　知母　竹叶　荷梗　黑栀　广皮　草梢　茯神　潼蒺藜　丹皮　黄柏　泽泻

董左预拟方

养正气，清余邪，虚实两相顾盼，偏胜不致为害。

吉林参须　甘草　桑叶　茯神　冬瓜子　橘红　扁豆　绿豆　扁石斛　苡仁　杏仁　竹茹

范左

头痛牵眉，心悸，身掣，咳而多痰，咽燥少津。病根已有六年，诸虚由此毕露。

叭杏仁　滁菊　橘红　白芍　石决明　丹参　元参　川贝　黛蛤散　桑叶　云苓　枇杷叶

范右

怀孕之体不耐烦热，热伤胎元，腰腹作痛。孕已九个足月，犹虑带病分娩。形冷热，脘满闷，眩晕，自汗。脉滑，舌薄。当治其病，毋害其胎。

西洋参　云苓　广皮　钩藤　稽豆衣　佩兰　滁菊　杜仲　冬桑叶　佛手　黄芩　竹茹

祝右

气血俱亏，肝肾并伤。不独汛来衰少，抑且诸症杂出。

杜仲　牡蛎　奎芍　玫瑰　绵芪　丹参　稽豆衣　螵蛸　首乌　归身　龙骨　茯神

许童

咳稍缓，血仍吐，面浮，足肿，冷热，腹胀。八岁童子，已成童劳。

川贝　谷芽　冬瓜子皮　枇杷叶　杏仁　茯苓　百部　款冬　紫菀　山药　於术

董右

浊蒙清窍，头晕耳鸣。湿阻气机，脘泛呕恶。近加忧郁，肝阳勃升。

法夏　蒺藜　蔻壳　竹茹　石决　钩藤　郁金　桑叶　藿梗　枳壳　会皮　滁菊

石童

暑风入肺，食滞伤脾，上有呕吐，下有泄泻。

法半夏　前胡　扁豆　杏仁　广木香　苡仁　象贝　钩藤　焦神曲　橘红　通草　竹茹

曹右

满腹作胀，愈而复发。气病应血，月事愆期。

吴萸　炒川连　小茴　郁金　砂壳　桂枝　炒白芍　腹皮　枳壳　茺蔚　冬瓜皮　青皮　茯苓　路路通

张左

中脘胀满已减，饮食仍不多进。有时气不通顺，痛胀并作；有时阳不潜降，寤寐维艰。种种病象，仍在阳明腑络。改方法程，尚宜通利腑络。

金铃子　青皮　枳壳　腹皮　北秫米　姜夏　茯苓　丝瓜　夜交藤　郁金　橘红　路路通

张左三十六岁

胀在中脘，痛在右腹。中主胃，右主气。胃气失其下行，右降遂为不及。气滞则胀，气胀则痛，久痛久胀，入经入络。大便艰涩，纳食减进。舌质糙白而厚，脉沉滞不畅。胃者为六腑之总司，胃病则六腑亦病。按腑以通为用法，当以通为要。

两头尖　姜夏　金铃　青皮　枳壳　桃仁　彩云曲　槟榔　瓦楞　瓜蒌　丝瓜络　路路通

赵右五十岁

饮停于中，噫嗳吞酸，寤寐欠宁，时有眩晕。

炒黄连　桂芍　佛手　竹茹　炒秫米　半夏　橘红　甘草　黑

240

干姜　云苓　夜交　枳壳

又左十九岁

咽喉间痒，膺脘亦痒，蒂丁下垂，水亏火旺。

左牡蛎　黄柏　元参　桔梗　炙鳖甲　丹皮　生地　秋石　坎版　淡草　萸肉　知母

厉右二十岁

手少阴火旺，并足少阴水亏。肺有风热，鼻窍为之成渊；胃有湿火，蒂丁为之下垂。精为火动则梦遗，络为火燥则痰血。头目眩晕，颈背络痛。舌质黄，脉细弦。症复杂，治不易。

制萸肉　川贝　茅根　茯苓　旱莲草　牡蛎　女贞　橘红　功劳叶　丹皮　莲须　生地

王左三十五岁

能食而不能化，其咎在脾；血虚而气不调，其病在肝。肝为刚脏，燥则益刚；脾为湿土，滞则益湿。肌肤干燥，更衣艰涩。脉象细弦，舌质糙腻。治法须养气血，藉以灌输肝脾。

怀牛膝　柏仁　当归　苁蓉　远志肉　枣仁　白芍　谷芽　甘杞子　麻仁　广皮　芝麻

陈左四十三岁

火炎则金伤，气实则失音。治节失司，肩背酸痛。

生石膏　知母　元参　桔梗　川贝母　淡草　丝瓜　海石　煅蛤壳　苡仁　芦根　琼玉膏

李左四十三岁

素体水不涵木，渐至木火刑金。先咳而后失血，自春延至立夏。痰阻于肺，气失宣华，胸脘满闷，缺盆胀痛；左升太过，右降不及，动辄气甚而咳嗽。脉弦细而数。法养金柔木。

金沸草　元参　石决　枇杷叶　女贞子　川贝　牛膝　橘络　青蛤壳　丹皮　茅根　旱莲

罗左二十五岁

少阴肾亏，太阴脾湿。湿聚蒸化为痰，咳呛、头胀、腰酸、肢软。脉象弦滑，舌质腻白。阴虚生火，耗伤胃津，故口渴喜饮，小溲红赤。肾清脾湿。

黄草　川石斛　仙夏　淡草　橘红　云茯苓　瓜子　川贝　牡蛎　滁菊　桑叶　牛膝　苡仁　竹茹

张左

左右脉均弦滑。弦主饮，滑主痰。痰饮盘踞中上，而窒碍上下呼吸。肺不降，肾不纳，动辄气逆，状如喘急。素有遗泄，肾阴久耗。多年老病，根深蒂固。

元武版　橘红　炙草　茯苓　鳖甲　川贝　杏仁　牡蛎　冬虫　牛膝　六曲　石英

朱左

心多浮，夜少寐，盗汗，精滑，心肾不交。

左牡蛎　龙骨　甘草　枣仁　远志肉　莲须　茯苓　知母　川柏　丹参　生地　柏仁

李右

脘痞胀痛，经淋带多。脉象弦细，舌质薄黄。阳明不合，冲任不固。患起小产，已越一年。气血已受戕伤，诸恙遂为杂出，阖阳明之气，固冲海之血。

潞党参　远志　海蛸　川芎　炙绵芪　茯苓　枣仁　牡蛎　杜仲　白芍　丹参　茺蔚

朱右

未产先泄，既产又泻，绵缠一年，脾肾阴中之阳虚矣。于是满痛、泄泻，剧于清朝时候。前半舌质淡绛，脉象左尺濡大。双补脾肾，藉资运纳。

巴戟天　潼蒺藜　菟丝子　破故纸　奎白芍　煨肉果　淡吴萸　五味子　怀山药　土炒於术　云茯苓　谷芽

陈左

咳呛五年，气急三载。近加丧明、嗔怒，肝气升炽化火，迫伤络脉，吐血复崩，兼即鼻血，亦是络热。左脉大。拟潜育。

大生地　怀牛膝　粉丹皮　石决明　山茶花　墨旱莲　女贞子　橘络　川贝母　湖藕节　白茅根　绵纹黄

又

血从清道由鼻而出，从浊道由口而来，咳呛气急，辗转不停，丧明嗔怒，气郁不舒。左关脉大。法当潜降。

橘红络　叭杏仁　丹皮　降香　怀牛膝　茯苓　白芍　川贝　青蛤散　藕节　茅根　山茶

沈左

大便有血，小溲酸痛。疟发三阴，已有半年。

制草果　鳖甲　秦艽　槐米　制首乌　川柏　知母　草梢　姜半夏　萆薢　茯苓　桂拌白芍

又右四十岁

津液为火消烁，渐成三消大症。形瘦善食，口渴喜饮，溲浊频多，舌根脱苔。腹笥似觉痞满，脉象兼见弦濡。仿用知柏八味丸，藉以壮水制火。

知母　黄柏　生地　山药　萸肉　丹皮　泽泻　元参　茯苓　麦冬　天冬　石斛

盛右四十五岁

肝肾阴虚，冲任失司，经汛超前，带下殊多。中间痰饮盘踞，咳呛作辍无常。

杜仲　云苓　川贝　蒺藜　竹茹　叭杏　丹参　半夏曲　石英　芡实　莲须　橘红

姜右三十一岁

经来衰少，五年不育，血虚气滞，累及冲任。

当归　柴胡　白芍　茺蔚　川贝　橘红　丹参　杏仁　海蛸　香附　丹皮　玫瑰

李左四十八岁

肝肾不足，肺胃有火，屡次失血，时常咳呛。去冬曾经失音，今春复加腰痛。脉象细数。法当潜育。

甘草 玉竹 女贞 旱莲 龟甲 前胡 丹皮 杏仁 生地 川贝 橘红 茯苓

郁右三十岁

去冬三疟，近来无绪，热势燎原，略有咳呛。

鳖甲 银胡 蒿子 秦芃 白前 骨皮 知母 桑叶 丹皮 桂芍 杏仁 竹茹

顾左六十岁

有年气血本衰，病后气血更弱，头面多汗，腰痛膝酸，步履少力。

党参 牡蛎 甘草 桂芍 冬术 龙齿 黄芪 茯苓 夏曲 磁石 冬瓜皮

陈右四十一岁

血虚生风，心悸肢振，目盲多泪。头痛偏左。

白归身 泽泻 杞子 甘菊 大熟地 白芍 茯苓 蒺藜 制黄肉 丹皮 山药 桑叶

毛左二十二岁

心肾素亏，梦遗频至，嗜酒致伤阳络，络松血从上溢，陡然吐血二十余口，阴亏阳亢，时多冒热。脉细，舌黄。法当潜育。

紫丹参 丹皮 茯神 莲须 川雅连 龟甲 茅根 葛花 鸡距子 石决 桑叶 山栀

平右三十九岁

产后腠理空虚，寒邪易于侵袭。形寒头晕，脘痛腹痛。

东洋参　龙骨　姜夏　佛手　牡蛎　首乌　谷芽　广皮　杞子　沙参　白芍　蝴蝶

唐右二十二岁

咳呛自冬而起，经汛自春而停。声嘶音哑，咽燥喉痛，虚火上烁，已成劳损。

淡秋石　牛膝　冬虫草　桔梗　川贝　元参　芦根　青蛤　杏仁　甘草　米仁　枇杷叶

俞左四十九岁

便溏四年，胸满五日。脾升胃降，已失常度。

制川朴　姜夏　木香　茯苓　枳壳拌炒　白术　扁豆　砂仁　谷芽　彩云曲　广皮　腹皮　冬瓜皮

李左四十三岁

少阴水亏，太阴金燥，肝肾龙相之火乘气上扰，遂使肺络受伤，先咳后血。肝木之气多升，肺金之气少降，气逆作咳，咳甚作呕。脉象濡细，舌质光剥。俾能带病延年，亦是人功克尽。

旋覆　淡秋石　牛膝　川贝　麦冬　蛤壳　元参　女贞　丹皮　旱莲　丝瓜　冬虫草

吴右三十六岁

隐情曲意不伸，气血俱少流畅，肝木犯胃，饮邪留中，呕泛清水，胸闷作痛。久痛则气愈乱，气乱则病愈甚。奇经亦受影响，月事愆期，腰间酸楚。六部脉象，均见沉涩。当调肝胃，以和奇经。

上猺桂　郁金　香附　甘松　萸炒白芍　姜夏　乌药　八札　佛手柑　广皮　枳壳　獭干

陆左三十九岁

阳动于络，阳即气，动则跳。偏在于左，左主血，而主子于肝。有梦则遗，无梦则滑，耳鸣，头晕，腰酸。脉细。心肾阴亏，肝胆阳亢。病自七情中来，切宜顾养为上。

石决明　浮小麦　枣仁　橘络　远志肉　淡甘草　芝麻　桑叶　粉丹皮　云茯神　莲须　滁菊

施左十七岁

病起半月，形寒身热，有汗而热不散，有咳而痰不利。

焦山栀　橘红　丝瓜络　芦根　瓜蒌皮　茯神　知母　米仁　川通草　杏仁　竹茹

沈左三十四岁

梦中遗溲，便后痔血。脾肾阴亏，湿火下注。

沙苑子　芡实　白芍　远志　绵杜仲　丹参　葛花　木香　炒槐米　茯神　枣仁　冬术

许左二十二岁

形瘦便溏，脾肾阳虚；头晕咳呛，肝肺风热。

广木香　川贝　冬瓜子　茯苓　炒扁豆　杏仁　蒺藜　冬术　法半夏　前胡　桑叶　砂壳

247

朱左二十七岁

中脘痞塞，时作时辍；少腹瘕聚，时上时下。食后则吐，便秘半月。胃气不降，腑气不通，气郁化火，津伤咽干。

鲜石斛　蒌仁　半夏　橘白　咸苁蓉　麻仁　松子仁　谷芽　炙枳壳　柏仁　郁李仁　姜竹茹

朱左二十六岁

咳引胸痛，喉痒有痰，有时头晕，有时身热。

瓜蒌皮　前胡　橘红　杏仁　生薏仁　茯苓　丝瓜络　桑叶　地骨皮　淡草　元参　二青

赵左二十六岁

中虚湿胜，气攻脘痛，痛甚吐泻，根起五年。

姜夏　冬术　云曲　砂仁　枳壳　川朴　炙草　腹皮　木香　广皮　谷芽　附炒泻

李左三十七岁

金水两亏，肝脾气逆，咳呛失血，咽痛喉痹，盗汗时有时无，大便时溏时结。左脉虚弦，右脉细数。劳损已达极点，夏秋最为吃紧。

大生地　川贝　丹皮　桔梗　黑豆衣　牡蛎　元参　丝瓜子　冬虫　淡草　薏仁　芦根

周右二十七岁

左咽稍痛，黎明便溏。起由产后，将成蓐劳。

北沙参　冬瓜子　丹参　麦冬　牡蛎　丹皮　白芍　银胡　炙

草　地骨　螵蛸　川斛

罗左

囊痈一年，夜不多寐，阳阴造偏，冷热头晕。

真滁菊　焦山栀　夜交藤　秫小米　冬桑叶　广皮　粉丹皮　姜半夏　茯神　石决明　酸枣仁　竹茹

赵左四十八岁

咽喉作哽，胸闷饱胀。火炎于上，痰阻于中。

淡秋石　橘红　川贝　丹皮　淡草　竹茹　瓦楞　柿霜　蒌皮　桔梗　元参　橄榄

陈右四十三岁

火炎则金伤，气实则失音，治节失司，肩背酸痛。

生石膏　知母　甘草　丝瓜络　米仁　蛤壳　桔梗　元参　川贝　芦根　海石　琼玉膏

陈童

暑气由肺胃充斥三焦，蔓延气分，外达肌肤而为痦。痦发不多，邪热未能清澈，致令中脘懊忱，神识乍清乍昏，身体忽寒忽热。脉象左部沉弦，右部滑数。体素薄弱，正气不能截邪，以致留恋于中。姑拟扶正逐邪，未识然否。

佛叶参　川通草　茯神　银花　连翘　鲜石斛　蒿梗　郁金　丹皮　鲜生地　芦根　益元散

钦右二十四岁

先由白带，继而赤带，益于经水淋漓，甚而色紫起块，少腹抽痛，牵及经络。形寒头痛，脘泛食少。脉象弦芤，舌质腻白。病在奇经八脉，尚挟寒湿阻遏。治法益气血之虚，参用通气血之滞。

紫丹参　茺蔚　橘红　萆薢　怀牛膝　法夏　石英　丹皮　陈阿胶　新绛　白芍　螵蛸

又二方

肝肾阴虚，冲任失固，自白带而转赤色，由经漏而至成块血。既失其所养，气遂乘于脉络，少腹掣痛，面目浮肿，冷热头痛，耳鸣盗污。脉象弦芤而滑，舌质薄腻而白。脾胃为湿所困。治法缓根滋补。

旋覆　新绛　归须　萆薢　丹参　丹皮　杜仲　白蒺　螵蛸　茯苓　白芍　白术

章左二十三岁

旧冬吐血盈盏，今春腹大如鼓，气血相击，清浊相混，已成虫胀，延为难治。

桃仁泥　腹皮　沉香　牛膝　炙鳖甲　当归　橘络　铃子　参三七　青皮　延胡　控涎丸

徐左三十岁

初肿必属风水相缚，久肿必属脾肾两亏。晨起上焦为肿，午后下焦为肿。腹笥膜胀，得谷更甚。心肾两亏，梦遗频多。脉沉弦，舌红绛。两补脾肾，兼搜风水。

炒知母　黄柏　泽泻　附片　拌薏仁　上猺桂　萸肉　茯

芩 谷芽 大熟地 丹皮 牛膝 车前

金左二十四岁

肝强脾弱，气滞湿胜。水谷易停，腹筒易胀。

制川朴 谷芽 姜夏 泽泻 大腹皮 砂壳 广皮 芡实 彩云曲 茯苓壳 竹茹

史左三十五岁

风湿阻气，咳呛痰黏，咽喉肿烂，已有两旬。

煅石膏 知母 淡草 元参 活水芦根 桑叶 杏仁 枇杷叶 连翘壳 橘红 姜皮 竹茹

沈右三十七岁

肺气失其清肃，咳呛无痰；肺气通于表分，卫虚畏寒。

生绵芪 苏子 橘红 冬术 旋覆花 杏仁 川贝 防风 桂炒白芍 白前 薏仁 枇杷叶

余左四十二岁

痢下红黑，去秋及今。

东洋参 槐米 木香 广皮 枳炒冬术 肉果 砂仁 白芍 胡桃 炒故纸 淡干姜 茯苓 炙草

许左四十二岁

痢红数月，后重腹痛。

川雅连 白头翁 春砂仁 广木香 炒银花 秦皮 楂炭 酒芩 炒扁豆 广陈皮 姜炭 云曲

杨左

向有哮喘，近加咳呛，痰滞气机，脘宇遏塞。

旋覆　苏子　甘草　冬瓜子皮　海石　芥子　橘红　云苓　瓦楞　杏仁　法夏　二青

吕左三十八岁

素有哮喘，旧冬增剧，气逆碍卧，痰味带咸。肺实泻之，肾虚纳之。

旋覆花　杏仁　夏曲　茯苓　干姜　捣五味子　麻黄　贝母　海石　怀牛膝　橘红　葶苈　竹茹

姚左二十四岁

负伤吐血，脉象小弦。虽有离络之血，不可止涩为事。

参三七　女贞　大黄　丝瓜络　仙鹤草　丹皮　白芍　茅根　墨旱莲　橘络　牛膝　藕节

王左七十八岁

高年血少，气衰中焦，运磨失职，得食作胀，夜寐不安。

咸苁蓉　炙草　刀豆　郁金　吴萸　炒川连　广皮　川椒　白芍　咸半夏　云苓　乌梅　竹茹

杨左四十岁

积劳积湿，伤气伤脾。得食腹肿，面黄带浮。

泔茅术　云苓　冬瓜皮　芽谷　川朴　广皮　泽泻　砂壳　绵茵陈　腹皮　枳壳　黑栀

沈左三十四岁

痛在于右，右属气滞；久痛有块，是谓痞气。

淡干姜　甲片　香附　三棱　红花　元胡　枳壳　郁金　吴萸　炒川连　青皮　蓬术　铃子

左四十九岁

劳伤气分，咳呛一月。肺燥脾湿，治当两顾。

旋覆花　蛤壳　炙草　二青　叭杏仁　橘红　贝母　枇杷叶　半夏曲　云苓　桑叶　梨子

徐右三十五岁

旧夏产育伤元，继而咳呛、水泻，冷热，食废。蓐劳难图。

别直参　於术　谷芽　杏仁　清炙草　麦冬　肉果　贝母　怀山药　橘红　茯苓　白芍

潘左二十五岁

脾肾为食致伤，消化遂失常度，得食作胀，甚而嗳酸。

制川朴　云曲　郁金　谷芽　淡吴萸　枳壳　广皮　砂壳　鸡肫皮　云苓　姜夏　腹皮

钦右

少腹之痛已减，经带之淋依然。八脉之亏，阳维为病，苦寒泄热，此《内经》篇之言也。气分兼挟湿邪，清浊失调，升降失司，足腿为肿。舌质薄黄，脉象弦细。平补肝肾之阴，参化脾胃之湿。

淡苁蓉　金沸草　新绛　杜仲　川柏片　甘杞子　茯苓　忍冬　川萆薢　紫丹参　知母　螵蛸

张

酒醴之热，灼伤肺胃，先干咳，继口血。根起四年，时欲举发。口燥，脉细，冷热，盗汗。夏令升泄，最易增剧。

旋覆　牛膝　女贞　旱莲　秋石　杏仁　元参　贝母　甘草　知母　橘红络　茅根

姚左四十二岁

痰滞于膈，气滞于中，脘腹痞满，咳呛气逆，二便皆滞。六脉弦细。参涤其痰。

雅连　杏仁　橘红　川朴　枳壳　姜皮　瓦楞　苏子　桃仁　竹茹

金子久医案医论选萃

目 录

医论选萃

五脏根本说

夫五脏之根本脾也，肾也；而五脏之枝叶心也，肺也。脾不足无以化精微而为痰浊；肾不足无以纳真气而为短气；肺不足无以肃清气而为咳逆；心不足无以镇神志而为缥缈。肾为肝母，肺为脾子，肾病则肝木失滋养之权，脾病则肺金失相生之机。木能克土，金能制木，金虚不能肃木，木气势必横逆，土受木侮，下为泄泻；金被火刑，上为咳呛。要知根本一拨，则枝叶未有不凋者也。

脾胃为后天之本

万物以土为根，而人之精神亦以土为宅。后天脾胃得振，则真元自有充复。人之气机阴阳全赖脾胃为主。人之天真之气，全在于胃，养其胃津，便是补虚。

盖胃主藏纳，脾主运化，胃为阳土，脾为阴土，胃阳赖脾阴以濡之，脾阴借胃阳以煦之，脾胃相为表里，而为后天生化之源。惟治脾者有一举而兼备三善：一者脾气旺如天青日朗而龙雷潜伏；一者脾气旺则游溢精气而上供于肺；一者脾气旺而水谷精微以复生其不竭之血也。

四时百病皆以胃气为本，得谷则昌，俾饮食增得一分，则病邪退得一分。故病久必究寝食，寝不安，食不和，津液焉能恢复，生机从何支持？病后调其脾胃，冀中气得振，则馀邪自可解化而肝阳气火亦不致上浮耳。

脾宜升则健，胃宜降则和，东垣大升阳气，其治在脾，仲景急下存津，其治在胃。欲求胃醒，务在生津养液，欲求脾健，端在升清降浊。

论天人相应脾胃升降之义

人生一小天地也。呼吸升降，效象天地，准绳阴阳。易曰：履端于始，序则不愆，升已而降，降已而升，循环无端，主化万物。人之脾胃居于中焦，主分清泌浊。脾为万物之母，性喜燥主升，胃为水谷之海，性喜润主降，脾胃为表里相生之机。脾为阴土，赖胃阳以煦之，胃为阳土，借脾阴以濡之。饮食入胃，其精气先输脾归肺，行春夏之令，以滋养全身，乃清气为天者也；升已而降，下输膀胱，行秋冬之令，为传化糟粕，乃浊阴为地者也。

脾气者，人身健运之阳，如天之有日，脾旺则如烈日当空，片云纤翳，能掩之乎？胃有三脘之分，上脘象天，清气居多，下脘象地，浊气居多，而升清降浊者，全赖胃气为之运用，一如天地定位，不可无人也。试观天地间，有时地气上而为云，必得天气下而为雨，则二气合而晴爽立至，若一味浊气上升，天气不降则天气窒而成阴噎之象，人之胃中亦犹是也。下脘浊气本当下，无如胃气残伤，不能阻下脘之浊气，有升无降，则乖舛矣。求知于此，则知履端之义。

盖胃为六腑之总司，因小肠居于巨虚下廉，大肠居于巨虚上廉，此二穴皆在三里穴之下，故大肠小肠均禀受其气，而膀胱之气化，亦赖中气之运行。胃气不循常度，则六腑为之欠利，不独清浊混淆，而大肠小肠亦受其病。是故中焦旺，则水谷之清气上升于肺而灌溉百脉，水谷之浊气下达于大小肠膀胱，从便溲而消，中州何窒塞之有哉！此所以培养中气为亟亟也，俾中气旺，则浊气不久停于下脘，而膈下丹田之真气，方能上下无碍，可以呼之于根，吸之于蒂，生生不息矣。

气机升降出入论

经云："脾气散精，上归于肺"，此地气上升也；肺主治节，通调水道，下输膀胱，此天气下降也。气之呼吸，关乎肺肾，肺主呼气，肾主吸气，肺气清肃，则升降无碍而呼吸自如，一有逆乱，便生乖违。呼吸不利为之逆，升降不顺为之乱，清阳之气不通，则升降流行为之窒阻，而津液敷布亦为失常。

然上升之清，下降之浊，全赖中脘为之运用，盖脾胃位乎中，为呼吸之总持，中脘通则清浊升降不为混淆，六腑九窍自为流行。故脾胃之盛衰，关乎一身之气机。如中焦无砥柱之权，则升降不调，呼吸欠利，吸纳之气，无以归壑，游溢之精，不获敷布，则左右错行，阴阳逆乱矣。

体质禀赋嗜好与病有关

体肥丰腴，肌肤柔白，阳虚禀质显然；形瘦尖长，皮色憔悴，阴虚木火无疑。

年逾弱冠，质素清癯，本非松柏贞固之姿。瘦怯之体，阴分固虚，阴虚火旺，固其常也。

体质魁梧，似属阳虚，素嗜茶酒，必有内湿，湿痰偏多，阳分无有不亏也。

四时气候致病举隅

人身气机，合乎天地自然，一有偏胜，便有错乱。先天素亏，蛰藏失职，阳气疏泄，感邪得以凑袭。孟春蛰虫始振，主乎肝木之疾，风为天之阳邪，主乎发泄，内应肝胆，木旺用事，气火易于升逆；时届立夏，六阳渐升于上，地中之湿亦随阳而上腾。

夏令暑湿交争，秋际寒燠不齐，人在气交之中，不免感受斯邪。暑邪从阳而亲上，故上先受之，湿邪从阴而亲下，故下先受之。秋分司令，燥火行权，肺金最畏火刑，故咯血之症，交白露每易复发也。冬至一阳萌动，浮阳乘机升越，动则血上溢，时或咳呛，肺家未必不伤也。

辨舌察苔杂谈

舌为心之苗，苔是胃之气，察舌质可知气血虚实，看舌苔能悉病邪进退。舌苔薄白而口不渴者，邪在表属卫多也。苔见黄燥，内伏之气火已盛。苔色腻白，内伏之湿浊颇多。中薄带黄，气分之热可知。中白带灰，湿热互结之证。口淡而有秽气，乃阳明湿浊之熏蒸。舌苔微糙而白，似气分湿邪之未尽。舌边糙白而舌中干绛者，肺胃之气火颇形炽盛。

舌苔白腻而转见灰黑者，重浊之湿痰已从燥化。舌质燥而带灰，口渴索饮者，显然邪热之炽旺。舌苔白而带润，中间带绛者，此为正虚而邪实。燥而且灰，扪之不泽，显属阴液之不足。如见厚腻，中间不润，恒少津液之来复。舌质光剥，阴虚可知，苔见光白，气津受耗。舌边绛中灰，扪之无泽，上焦蒸腾之热，灼伤其津。苔腻白中灰，口中淡味，中焦氤氲之湿，郁于气分。

气伤而津耗，阴损而液竭，则舌质有干绛垢腻之状。邪漫延气分，热迫入营络，则舌苔呈光绛尖刺之象。苔色黑似烟熏，乃阳盛化火，掀旋于上。舌光不能越齿，系厥阴动风，阳明络虚。舌剥苔腻，脾肾无蒸廪之力。舌黑口燥，真阴有内涸之忧。舌燥无泽，苔光无华者，是为枝叶未凋，根本先拨之兆。舌苔花剥，舌质淡绛者，乃是肝肾不足，源头亏乏之候。

辨脉泛论

脉诀有云："春弦、夏洪、秋毛、冬石"，是为应候而无异虑也。而病者有千变万化，脉分三部九候。外感风寒，辨乎左脉，内伤饮食，辨乎右脉。浮者风也，浮大者，风从火化也。滑者痰也，滑数者，痰中有火也。浮数主乎风热，滑大主乎痰火。脉见小浮而弦，风在表而寒在里也。脉大为阳亢，脉数为热炽。弦为肝脉，主乎风疾。

左关脉者，肝之部位也，左关弦急，肝胆多火而定有所伤；右关脉者，脾之部分也，右关滑大，脾家有湿而必然痰胜。左脉虚大，肝火未平，右部滑数，浊痰未化。脉来细弦而数，乃肺受火刑，虚久防入损门。

六部沉细而弱，乃肝肾不足，系气血之有亏。细为脏阴不足而营虚，弦是肝阳有余而火旺。脉象小数，虚中有热。脉来濡软，气虚使然。郁主邪滞，紧主寒痛。沉者病在里，实则邪气盛。尺部柔细，肾阴命阳有亏。脉不流畅，恐是浊邪上僭。

阴分为病，沉细居多，沉为阴胜，细为气衰。气口属肺，如见虚滑，乃真气之不足。左关属肝，如有独弦，乃木火之炽盛。左脉少藏，右脉欠畅者，当从肝脾着手；右脉紧滑，左脉细弦者，应以寒痛论治。沉弦兼滑，动则气逆似喘者，当用镇摄下元，俾真阳有固补之力。沉细而弱，重按并无急数，应以养金柔木，使上焦得清化之权。脉不数不大，邪有退舍之象。脉小而柔细，阴虚阳弱可知。六脉柔和，则真阴有来复之兆，左右柔静，而真阳无浮越之象。设若脉呈歇止，不满十至而代，此五脏真气已散，诸气逆乱而上，喘脱在即，岂不危哉！

论营卫寒热

新感由表入里，伏气由里透表，表里同病，营卫同伤，营争则寒，卫争则热。

卫主于气，营主于阴，气阴俱形不足，遂使营卫造偏，忽寒忽热，乍往乍来。

风湿留滞经络，阻碍卫气流行，遂使营卫偏胜，以致寒热交争。

脾为营源，胃为卫源，脾胃空虚，营卫无以资禀，营虚生热，卫虚生寒。营卫两气，昼夜循环不息，营卫两虚，日暮寒热不已。

痰饮流络，不通则痛，络气阻则营气亦阻，致寒热如疟而作。肌肉经络皆附营卫，营卫流行为之乖和，形体寒热为之往来。

真阴为热邪所劫，营卫为之失谐，遂使营虚则生热，卫虚则生寒，此所以寒热交争者，似非邪之有余可知也。

肺虚伤风说

营卫疏怯，藩篱不固，外感风寒，乘虚凑袭，风伤于上，鼻孔或窒或通，寒伤于卫，身体乍热乍冷。清肃之气，愈受戕伤，肺降无权，咳而少痰。盖肺司营卫，而主一身气化，肺虚则营卫失司，故有寒热见端，肺虚则气化失行，故肢体痛楚也。

风温论治

风温由皮毛而入肺，肺者卫也，肺虚则卫疏，卫疏则易感。感入之，则肺气易伤，清肃失司，遂令咳嗽气逆。当以辛凉表透，以解外来之风温。而风温为燥血之邪，燥从气化，热归胃经，故肺胃为风温必犯之地，而凉润又为燥热一定之治法也。

暑湿小议

大凡六淫之邪，多因乘虚而袭。时当炎夏之令，人在气交之中，难免感受时令之邪。暑必挟湿，暑邪从阳而亲上，故上先受之；湿邪从阴而亲下，故下先受之。暑为熏蒸之气，无形而居外；湿为氤氲之邪，有形而居内，上下内外之间，邪相搏击。暑先入心以助君火，湿先入脾以伤气分，气郁渐从热化，邪由气而入营，热蒸肺胃，灼津酿痰，外达皮毛，酿疹化痦，此痰从气化，疹从营出之由来也。营分既受邪累，肝阳安能宁静，阳炽风动，气阻痰迷，且痰为有形之物，最易阻气，痰浊之蒙蔽，肝阳之升越，阴液之内耗，阳津之外伤，则神烦少寐，壮热谵语而诸证蜂起矣。

若论治法，湿性重浊，原非一汗可解，湿胜于热，法宜芳香苏气，热多湿少，不得不用清凉，自当甘凉，救肺胃之阴液，以拯上炎之危；佐以咸寒，清肝胆之阳火，以制内风之动。如痰浊炽盛，清阳为蔽，宜清肃上焦，庶免顾此失彼。而于暑湿邪退正虚之际，攻补最难措手，养阴则碍邪，清邪则碍正，存津养液为第一要着。如湿中尚有余热，略佐清化其热，自亦不可偏废也。

论湿温多汗忌

天气燠热，必有大雨，人气烦热，必有大汗，始终无汗，邪何由泄？欲求热势开凉，务在表卫疏泄，表卫通流，则肤腠汗出溱溱，而热势始可退舍。盖风温一表可散，伤寒一下可愈，而湿为重浊之邪，从阴而亲下，性本粘腻，固属纠缠，原非一汗可解。湿邪伤气而化热，热蒸于液而汗泄，表汗多，再汗徒伤其表，无如汗出过多，气液势必受伤，津液无所敷布，阻碍升降流行，上下内外之间，郁邪氤氲不撤，充斥气营，流连三焦，化疹化痦，伤津伤液。

夫汗者，乃人之阴液所化，汗多必然伤阴，则真阴何堪久持，而津液亦难上供。汗为心之液，多汗则心虚；阳为神之灵，阳亢则神耗，神朦嗜寐，是湿浊之蒙蔽，即是内闭；汗出如雨，是浮阳之泄越，即是外脱。故云：湿温多汗，最虑生波，汗多防厥，厥来防脱。湿家不宜过汗，汗之则变痉，此仲景之名言也。

温病论下

凡热病中，燥结于下，势必阻清阳之气，气不通则升降易窒，邪不达则流行易阻。气郁邪郁，化燥化火，下窍不通，上窍愈塞，上流不行，下流不通，中焦胃腑，独受其害，津液升降，愈难敷布。气愈郁则邪愈窒，邪益结则燥益盛，浊阴不降，清气何升？积滞不夺，热亦不衰，邪气一日不下夺，津液一日不来复，里积之垢既多，急下亦可存津。胃宜柔则和，腑以通为用，胃气和则亢阳不为升腾，腑气通则热邪不致留恋。

温病注重津液

六淫之邪，咸从火化。火为无形之邪，滋蔓无定，火炎于上，肺失清肃，燥从气化，热归胃经，故肺胃为风温必犯之地。盖燥热为销烁之气，燥则伤津，热则伤液。津为邪所耗，液为火所烁。有限之津液，日形竭蹶；无穷之热邪，日形猖獗，伤津伤液，在所不免。

大凡热病之后，须宜注重津液。热证注重于阴，阴一日不复，邪一日不退，欲求退邪清热，务在存阴生津，故热证以津液为材料，而凉润为燥热一定之治法，立方以存津液为扼要，甘凉为第一之要务。刻刻注重津液，俾津液复得一分，则邪热退得一分。津液日复，余热日清，使阴分日渐来复，则阳自潜而热自泄，故舍保津存液外，别无方法可采。否则阴愈延愈耗，阳益胜益炽，气津阴液，皆为戕耗，阴竭于内，阳越于外，内涸外脱，阴阳离绝。

肺痨病源论

肺象空悬，名为黄钟，居上象天，其位最高，既为呼吸之橐钥，又为声音之门户。肺受脏腑，上朝清气，司呼吸，能主一身气化，性主乎降，可谓娇脏，不耐邪侵，一有偏胜，便为逆乱。肺属金，五行中火能克金，木火愈升愈旺，则金气愈伤愈虚，升太过，降无权，气有余，便是火。气与火同是一源，气升则火升，气逆则肺逆。火有余，便生咳，故咳呛之症，定有不平之火，火盛则生痰，痰盛则气逆。

然火有阴阳之别，痰有虚实之异，久嗽之阴亏，其火必从阴中而来；久咳之多痰，其痰必从虚中而出。而痰之为病，变幻百生，故有百病多从痰而起之说，无痰则气不咳，无咳则气不逆。气与痰相辅而行，咳之作，气之升，皆由有形之痰，妨碍无形之气。痰是五谷所化，其源不离乎脾，咳由肺脏所作，皆从气逆而来。

肝升有余，肺降不及，木火刑金，则络中之血，随气上溢，此为损证之萌蘖也。然人身呼吸之气，呼出主肺，吸入主肾，全赖肺肾之相涵。如收摄有权，则呼之于根，吸之于蒂。若肾水不足，肝木失涵，肾中之龙火上升，肝中之相火上腾，火上炎，则肺愈不安，水下亏，则肾益不摄，此肺受伤之源也。

虚损咯血论治

左升太过，右降不及，木失水涵，火失水制，以致木火刑金，络血不为宁静，伤肺伤络，遂成气逆痰血，或有外寒内热，或见目合盗汗，咳嗽声嘶，咽痛喉痹，络道为痹，气机如阻。盖气与血两相维附，气不得血，则散而无统，血不得气，则凝而不流，故阴气动而阴火亦动，阴火上奔则阴血亦奔，血气为之沸腾，吐血为之莫遏，此乃气为血帅，气升血溢之义也。

若论治法，当与潜阳以和阴，并用抑木以安金，清气之燥，潜营之火，清气安络，凉血止血，或取纳气以摄血，参用去瘀以生新。如挟夏令暑湿蒸腾，当参清暑潜火之法，如兼便溏不实，形疲损怯，则宜益土以生金。治法在人，贵在变化也。

失音虚实辨

失音原因，虚实不同。津液亏损，虚火上炎，为虚中之失音；痰浊内盛，气火上腾，为实中之失音。忽然失音，虚少而实多。盖肺主轻清，痰为重浊，痰阻肺之清虚，声音为之失扬，即所谓"金实不鸣"也。又肝脉走咽，肾脉循喉，肝肾阴亏，龙相火腾，上灼咽喉。肾为肺子，子虚及母，浮游之火，上扰于肺，肺金受灼，黄钟失韵，声音不得嘹亮，此金破不鸣者也。

论呃忒

身半以上阳主之，身半以下阴主之。阴气过甚而乘阳位，则有气满呃忒之患，所谓地气上为云者是也。经云："脾气散精，上归于肺"，此地气上升也；肺主治节，通调水道，下输膀胱，此天气下降也。设或地气多升，中焦必有晦塞，浊饮无以所化，上逆而作呃忒矣。丹溪云："上升之气，多从肝出"，肝有相火所寄，气升则火升，浊升则呃升，呃升则呕升，是以中下脾肾阳亏，厥阴肝木上乘，胃少坐镇之力，此呃忒之所来也。如以声辨之，中焦呃忒其声短，盖痰饮蟠聚也，下焦呃忒其声微，因正虚邪搏也。

痰饮述要

痰与饮异名而同类也，推溯痰饮原因，不外脾肾阳虚。脾不为胃行其津液，肾不为胃司夫关门，水谷之湿，蕴蓄中焦，从阳化痰，从阴化饮，蓄于脾，贮予肺，咳喘由斯作矣。

饮有内外之分，脾虚生外饮，肾虚生内饮，所以内饮属肾，外饮属脾。

痰与饮壅阻气机，升与降失司常度，有时气多升则喘，有时气多降则肿。气与痰相辅而行，气行则痰行，气动则咳逆，气升则嗽痰。肺胃之气多升，则痰饮愈不下达，痰饮之邪少降，则气机易有上逆。

肺主出气，肾主纳气，气逆而不喘，非肾气也，气升而多咳，是肺气也。肾虚不能摄纳，气不归源，喘急难卧。

论痰者，亦有虚实之殊，如风湿阻气酿痰为实痰；肾水冲逆，酿成虚痰。痰味非咸，定非水泛为痰；痰秽带绿，肺热而兼胃热；痰有腥气，是膈上留饮化热，晨起痰沫先浓后薄，定是脾胃湿痰；喉中声如锯，咯之颇不爽利，粘如胶漆，此痰非虚痰也。

咳嗽二字，大多各殊，咳由肺出，谓之上燥，嗽从脾出，谓之中湿，无痰为咳，有痰为嗽。

脾为生痰之源，肺为贮痰之器，可见治肺为标，治脾为本；肾主纳也，喘急者，治肺为流，治肾为源。

饮为阴类，阴者静也。有形之饮占据乎中，非辛香何以开之，非甘温何能燥之。益气煦阳，为治痰之本。

脾宜升则健，胃宜降则和，务使脾胃升降得调，何有湿痰之盘踞，和脾胃升降之气，使升降和不为气滞而生痰。

气有余便是火，所以火潜则气自平，而痰随气升，冀其气平，则痰自降。

咳从气而作，顺气可安娇脏。治咳必先顺气，顺气则咳自宁；顺气则痰不留。

顺上焦之呼气，纳下焦之吸气，呼气利则痰饮自化，吸气利则喘息自平。

窠囊说

窠囊者，痰气相搏，结而成囊之谓也。犹蜂子之穴于房中；莲子之嵌于蓬内也。痰居其中，生长则易，剥散则难，如寇贼之依山傍险，蟠居一方，难于剿伐。良由土弱湿胜，水亏木旺，木旺则火升，刑伤肺金；脾之湿火，肝之相火，交炽而互蒸，结为痰浊，溢于上窍，久而不散，结成窠囊。

清气入之浑然不觉，浊气入之，顷刻与痰浊狼狈相助，壅塞关隘，阻碍气道，不容呼吸出入，而呼吸之气转触其痰，遂使气急如喘，痰壅咳逆，涎涕交出，状若伤风。推测病情，总由浊痰随火而上乘，所谓火动则气升，气升则痰升，丹溪所云气有余便是火。夫痰饮为难治之症，而治痰饮结囊者更难。

岂第窠囊之中，即肺叶之外，募原之内，顽痰凝结既久，若树之有萝，宅之有苔，附托相安，亦不易除。窠囊之痰，既始于浊痰随火上腾而成，虽当以治火为先，然治火不治其痰则无益，治痰不治其窠囊之痰更无益。治痰之法，曰驱、曰导、曰涌、曰涤，前人之法，不谓不详。

至于窠囊之痰，任行驱、导、涌、涤之药，不惟拒而不纳，反致徒伤他脏。是故非攻击不破，宜用十枣汤以攻逐之。惟汤性润下，难达其所，改汤为散，使其布及窠络，直捣其穴，而无伤他脏之虞，并用葶苈以泻肺，佐以潜肝之火以降气，务使左升不致太过，右降得以有权，肺中之浊痰解散下行，从前后二阴而出，窠囊得破，则痼患庶几可图矣。

胃病浅说

中脘象地，胃居于中，主乎藏纳，为六腑之总司。胃气和，纳食增，气机健运则中土无戕贼之害。如热入于胃，胃火烁气，脘嘈易饥，所谓有火无物不消，是以愈食愈嘈也。胃既有寒，则流行之气易阻，升降之气易滞，上下既有不通，中脘遂为痞塞，清阳窒郁，浊阴凝聚，留蓄中焦，阻碍气机，胃脘作痛，甚而泛水，脘宇满闷，嗳气不畅，痛久入络，延及胁肋，痛及于背，或呕而不便，或消化不灵，或为脘胀，所谓九窍不和，多属胃病。

胃宜柔则和，腑以通为用，胃气和则亢阳不为升腾，腑气通则热邪不致留恋。通六腑之机窍，端在利滑，机窍通，则氤氲之积滞亦可随而下行。盖脏病宜藏，腑病宜通，若不通降胃腑，则肠胃传导失度，升降愈窒愈滞，故四时百病，皆以胃气为先。而治痛之通套，不外乎疏运耳。

泄泻证治

脾主健运，胃主受纳，脾宜升则健，胃宜降则和。东垣大升阳气，其治在脾。脾胃健运，则水谷充旺，资生有本。如若中气失运，砥柱无权，虚实混淆，升降逆乱。清阳少升，大便或溏或泄；浊阴少降，脘腹或痞或胀。中焦升降益窒，下焦传导益阻，脾胃失调，气机亦阻，脘满腹痛，输运失度，清浊不分，遂成泄泻。

胃为阳土，脾为阴土，胃阳赖脾阴以濡之，脾阴藉胃阳以煦之，所谓脾胃相为表里，而为后天生化之源。调治法程，当鼓舞中焦，调益脾胃，扬清激浊，调和升降。如肠胃有滞，则宜通宜消，盖腑病以通为用；若脾胃有虚，则宜补宜清，因脏贵藏而不泻。气已下陷，若再行其气，后重岂不更甚？阴苟消亡，若再通其滞，津液岂不愈竭？设若胃阴伤、胃液耗，中阳式微，当以振作胃气，参用益火生土，使后天生气日旺，纳谷日增，则阴津庶可充长，气营庶几渐充。

痢疾论治

痢之为病，虚实各殊。先泻后痢，脾病传肾。夏秋得此，初病多实多湿；病久得此，每多虚多寒。久病脾伤及肾，阑门清浊不分，清气不升，气虚下陷，气伤及血，痢见红色，肠失关闸，痛痢无度，纳食不振，里急后重。

脾为万物之母，肾为万物之元，脾肾两经，关系根本，多泻则脾伤，多痢则肾伤，脾肾俱伤，根本俱竭。命火无薰蒸之力，坤土无健运之司，则关闸从何而固？泄痢从何而止？火者土之母，虚则补其母，益火以助转运之机，补土以助出纳之权，益火生土，是为必要，务使火强，则转运不息，而升降自如。是以益气固脱，藉此止泄止痢。

阳黄论治

湿热成黄，气郁失舒，湿属粘腻之性，困于脾、阻于胃。久困不化，悉化为痰，痰流于络，络气阻遏，不通则痛。而痛在右胁肋下，显然太阴脾络，惟肝脉布胁肋，痛既在胁，乃肝络亦有关系也。中焦既有蓄湿，则清阳无以旷达，清气少升，升降为之阻碍。厥阴气旺，则胃土日受其害；运行失和，而纳谷为之索然。脾阳窒钝，水谷之精微，易于蒸湿而成黄矣。表里不和，则有寒热见端，气血失畅，脘宇时或胀痛。治法大旨，清热利湿，两和肝脾，务使脾运气畅，则湿邪不攻而自罢，木土调和，则营卫不治而自和。

臌胀论治

从来遍体肿胀者为易治，而单单腹胀者为难治。遍体肿胀，无非风水之邪，单单腹胀，系由脾气衰困。虚实之判，霄壤天壤，实者可施峻剂，虚者难胜攻伐。盖虚证难进攻伐，尽人知之，而虚者不可投补，则人多未知也。然非谓虚者不可以投补，而单腹胀者，则不可以投补也，何也？腹大如鼓，筋露脐突，胀势蔓延，牵连季胁，补之适足以助其邪气，邪气日盛则正气日衰，故曰虚不可补也。

况脾虚不能燥湿，中脘痰湿必胜，人之脾土，全仗肾中真火熏蒸，得能运输健旺而纳食强盛，散精归肺，调达裕如。如肾火一虚则土失所生而熟腐失职，脾气日困，臌胀之势成矣。故当壮水中之火，调郁滞之气，务使火旺则土健，气调则胀消。且肾司开合，如阳微阴盛，合多而开少，则水聚而为肿也。《内经》云：肾者，胃之关也。关门不利，故聚水而从其类。古人立法，既属脾肺，亦每兼治其肾者，是即益火之源，以消阴翳者也。

水肿谈

肿属于脾肺者何耶？夫足太阴脾，能以转输水谷于上，手太阴肺，是以通调水道于下，运转自如，则海不扬波。惟脾肺二脏之气不运，则胃中之水日蓄，浸灌表里，无所不到，是则脾肺之权可不伸耶？然其权尤重于肾者，盖肾，胃之关也。胃为水谷之海，水病无不本之于胃也。肾司开合，肾气得阳则开，阳盛则关门大开，水直下而为消，肾气得阴则合，阴盛则关门大合，水凝结而为肿。经云"肾本肺末"，相传为言，然则肿乃脾肺肾为三纲也。使肾气收摄，则水不至泛滥。肾与膀胱相表里，俾膀胱旺则气化自调而水道自利矣。

治气三法

治气之源有三：一者清肺，肺清则周身之气肃而下行；一者清胃，胃清则胸中之气亦能下降；一者清膀胱，膀胱之气清则能吸引肾气之收摄。气清源洁，以复运行之常，而收和平之功。

浅谈治风先治血

血乃有形之物，灌溉百脉，筋得血而能伸，足得血而能步。血虚则十二经脉咸失其养，不能灌养经络，经脉空虚，或痛或痹，血不养筋，指节为酸。有形之血既伤，无形之气亦阻，气不充络而致络阻，血不养筋以致血滞，经络既形不足，风湿乘虚为痹，风淫末疾，或为手足不仁，或为关节酸痛，故曰：治风先养血，血行风自灭。

论中风

风为百病之长，乃天之阳气也。风胜即能化火，阳动亦能化风，火僭于上，致令目窍上视，风入于络，遂使经脉抽挛，而为痉厥之状。风者善行数变，一身脉经均受其邪，火为熏蒸之气，清阳机窍咸被其蒙。风阳迫伤阴液，则越而为汗，风火灼伤气液，则滞而为痰，痰火入胃与风相乘，口角为之㖞斜，牙关为之紧急，外风之盛已见，内升之邪不息。通治之法，亟当缓肝之急以熄风，咸寒介类以潜阳，清火祛痰，开窍宣闭，亦为至要也。

膀胱气化小议

膀胱者，州都之官，津液藏焉，气化则能出矣。膀胱者，肾之腑也，肾气足则膀胱气化通利，肾气亏则膀胱气化窒阻，不利而为癃闭，不约而为遗溺。究其原委，膀胱之气阻，半由肾元之不足，半由湿浊之壅聚。湿为阴邪，随气下注，关键为痹，气道为塞，致令小溲频数，甚而遗溺失禁。肾司二便，下元不足则气摄无权，或为遗沥，或为失禁，肾虚是本，湿聚是标。调治法程，治本为宜，治标为急，主次之间，不可不顾。

耳鸣析

经云：肾开窍于耳，肾虚则耳鸣，理势然也。而不知心肝胆窍亦附于耳络，心阳亢，胆火炽，亦有耳鸣见端。有因肾水不能涵甲木，木火上扰于清窍者，有因肝阳煽动内风，蒙蔽于听宫者，当分而析之。

奇经八脉为病说

奇经八脉，隶属下焦，下焦者，肝肾也。肾阴不足，下元不振，八脉失固，奇经无以附丽，月事不以时下。八脉者，跷维冲任督带也。阳维主外，为病苦寒热；阴维主内，为病苦心痛。冲脉为病经事早期；带脉为病带下频多；冲任之脉，皆行于腹，冲任为病腹筒膜胀，冲任无资，月事停期。督脉行于背，督脉为病脊强背张，此奇经八脉之为病也。然冲脉亦隶属于阳明，胃气虚则冲脉失荣，是以经少带多。冲脉动则气火频升，收摄无权，是以经来为崩。有孕而胎漏者何也？肾阴亏则肝动，肝动则冲任之气亦动，冲任动则血不能涵养其胎而胎漏作矣。

多产致病论

产育过多，气血两亏，肝肾营损，连及八脉，阴虚则阳无以潜，血虚则气无以附。水虚于下，腰痛乏力；精失于上，头晕目眩。血虚液涸，冲任无资，奇经俱受其害。气不帅血，血液空虚，营养灌溉失司，以致面白无华，心悸肉瞤，寐不安恬，经络掣痛。血燥则生风，风胜则燥，燥胜则干，大肠液涸，更衣为难。血虚风胜，上扰清空，是为头痛。多产伤血，阴从下耗，阳从上越，气血既形不足，上下流行窒碍，左右道路阻痹，病出多此，殊难缕述也。

证原杂谈

头为诸阳之会，又系清空之窍，精液有亏，肝阴不足，血燥生风，风阳上乘，络窍被蒙，此偏头痛之由来也。

内夺而厥，则为喑痱。内夺者，谓精血之枯槁，喑痱者，为中风之形状。

身半以上肿属风也，身半以下肿属湿也，风湿相搏，一身尽肿。

目窍干燥是肝家之燥火，目窍昏糊是肝家之风热。风性轻清，可从表解；水性重浊，须从里泄。肺气不能通调水道，脾家不能运行水谷，以致机轴阻滞，腹笥为之胀满。

脏阴虚而腑气实，肝木旺而脾土困，气血痰湿壅阻为痹，酿成臌胀之患。

痛甚于少腹，当责乎肝，泻剧于阴分，必责乎脾，木土同仇，显而易见。

烟酒有害论

烟有辛燥之气，最易耗气伤肺，肺伤则气失清肃，黄钟失韵，致有咳呛失音之患。酒有暴烈之性，亦能耗神伤血，其气热，主乎消铄，先入肝胆，胆火猖炽，气失潜降，肝阴被劫，血失宁静，易有逆升吐血之变。况酒性有湿有热，湿伤脾，则生饮，痰饮易于蟠聚；热伤肺，则生咳，咳喘易于发生。久虚不复，肺伤及肾，肾为水脏，肾水一亏，则五火猖集，销铄气营，故有吸烟耗气，嗜酒伤血之论也。

281

论保赤万应散

　　小儿初病易除，原无七情六郁之感，只有寒热食水四症，一切大病俱由此四症而起，当早治之，庶无后险。此药不损脏腑，不伤元气，能治急惊，风痰涎盛，两肋攻痛，嘈杂呕吐，宽胸膈，消乳癖，能化积聚食痫，诸疳泻痢及肚大颈细，咽喉不利，大便酸臭等症。每服二、三厘，稍加白糖，滚水调服，至重者不过五厘为度。痰积于胃，吐之而愈，痰凝如胶，便之而痊，立效如神，永无巨症之患矣。

　　生南星一两，镜面朱砂一两，净巴霜六钱，焦神曲一两半，右药各研细末，瓷器收贮。巴豆去衣将仁研烂，用纸重压出油，再换纸压，无油为度；南星淡水漂，春季二天、夏季一天、秋季二天、冬季三天。

　　做药工人须用甘草汤洗手。

医案选按

风　温

案一

风温由皮毛而入肺，秽浊从口鼻而入胃，前用辛凉透皮毛以解风温，芳香宣阳气以逐秽浊，汗泄蒸蒸，在表之风温渐从汗衰，大便频频，在里之秽浊渐从下夺。而舌苔仍形黄腻，其中尚有浊邪，诊脉象依然数大，上焦犹有风热。风为阳邪，鼓荡肝阳，阳升于上，耳窍为鸣，风淫末疾，指节为酸，阳动则心烦，热炽则唇燥，胃气尚窒，纳谷未增，病邪专在气分，气郁渐从火化，大旨似宜前辙，以芳香轻扬法。

羚羊角　连翘　山栀　钩钩　鲜石斛　滁菊　丝瓜络　橘红　佩兰叶　栝蒌皮　郁金　桑叶

案二

咳呛已有一旬，身热亦见七日，表邪有余，终日热不离体，阴分不足，统夜热甚于肢，每日咳呛有一二十声，每夜身热无片刻之凉，胃纳较昔减去一半，隔时热中又见畏寒，左脉浮数而大，右脉滑弦而数，舌苔薄白，唇口干红，表中之风非辛凉不解，里中之热非甘凉不泄，调治法程，姑仿其旨。

连翘　玄参　桑皮　丹皮　杏仁　蛤壳　川石斛　山栀　薄荷　菊花　橘红　竹茹

二诊：身热已有退舍，咳呛未见减去，有声有痰，肺燥脾湿，口舌唇红，湿蒸热腾，胃纳仍然减退，更衣依然通利。左部脉象搏指而大，一由肝火有余，一由肾水不足；右部脉象弦滑而数，半由肺金多燥，半由胃土多湿。燥火上炎为咳逆，湿热中焦为嗽痰，夏令湿火用事，治法务在潜火，气火一降，咳逆日缓。

铁皮石斛　菊花　秋石　玄参　杏仁　芦根　冬桑叶　苡仁　丹皮　橘红　地骨皮

三诊：预拟廓清肺胃标病，藉以潜育肝肾本病。
粉沙参　青蛤壳　知母　玄参　丹皮　茅根　川贝母　铁皮石斛　橘红　秋石　菊花　甘草

案三

时感风温，逗留肺胃，外达皮毛，发现斑疹，内郁气分，酝酿痰热，痰阻清肃，时或咳逆，热入肝窍，目眶癣痒，稚阴不足，病热晡剧，脉象浮数而滑，当用轻清宣泄。

羚羊角　连翘　黑山栀　钩钩　川通草　橘红　栝蒌皮　象贝　忍冬藤　滁菊　白杏仁　竹茹

案四

大衍余年，阴液始衰，风温病将经月，咳逆反复蝉联。痰粘艰咯，肺气无肃化之权，唇焦齿干，胃液有枯槁之象，纳谷渐减则生机更耗也，大便窒滞是液燥使然也。五六日前一经大汗，真元已从外耗，脉象虽不空乏，重按均无神韵，舌中虽腻边尖光绛，证颇棘手，延防涸脱，虚多邪实，调治极幻。亟宜润燥生津以涤痰，存液执中平妥治之，未卜应否。

西洋参　粉沙参　玄参　旋复花　天冬　川贝母　麦冬　枇杷叶　浮海石　燕窝根　糯稻根　橘红

暑　温

案一

天暑地热，经水沸溢，上见吐衄，下见崩漏，血去之后，营阴大耗，暑热乘虚羁入营分，是以身热暮剧，口渴引饮，肝阳乘扰阳明，烦闷气逆懊侬，脉象左部弦芤，右部大小不匀，当用清营通络，佐以潜阳平木。

犀角尖　鲜生地　赤芍　粉丹皮　连翘　黑山栀　橘红　参三七　广郁金　石决明　牛膝　白茅根

案二

热蒸营分为疹，热蒸气分为瘰，夫一疹一瘰尚不足以去邪，为日已有一旬，正气有所不逮，神识昏，谨防内闭，手足抽，又虑外厥，脉弦滑而数，舌淡绛有刺，热证以津液为注重，治法以甘凉为扼要，加轻清之品以宣肺气，参灵介之类以潜肝阳。

西洋参　玄参　胆星　羚羊角　连翘　芦根　熟石膏　知母　石决明　钩钩　淡甘草　竹沥

二诊：痰阻碍气分，热迫入营分，津为邪所耗，液为火所烁，唇焦齿燥，舌绛口渴，神识有时昏糊，语言有时错乱，最关系者早暮不寐，邪由此不潜消，风由此有炽动，顷刻便下甚多，时常汗泄不少，左脉细弦而数，右脉小滑而数，治当清邪承阴，参用泄风潜阳。

　　羚羊角　生地　石斛　茯神　桑叶　菊花　川贝　郁金　钩钩　橘红络　西琥珀　竹叶　卷心

　　三诊：暑风伤气，湿痰阻气，肺火失降，胃失通行，胸脘痰滞，颈项瘰泄，为日二旬，气阴受伤，左脉数大，右脉数滑，舌干燥，口喜饮，甘凉生津，咸寒存液，兼宜无形之气，以涤有形之痰。

　　冰糖煅石膏　银花　玄参　杏仁　甘草　枇杷叶　粉沙参　茯神　竹沥　连翘　橘红　苡仁

　　四诊：白痦渐次而回，身热复觉增剧，气火上凌，咳呛频仍，湿热下注，泄泻并作，寐不安宁，痰不爽豁，舌质黄腻，根底带灰，左脉疾大，右脉疾滑，病起三旬有余，邪势尚见鸥张，恐力不胜任，殊为棘手也，涤膈上有形之痰，清肠中无形之火。

　　羚羊角　胆星　橘红　扁豆衣　鲜石斛　竹沥　杏仁　葶苈子　茯神　苡仁　淡甘草　煅石膏

暑　湿

案一

　　暑湿久伏于内，复加风寒袭表，中腑兼有食滞，气机失宣。始患寒热似战，欲疟欠达，邪无发泄，蕴逗阳明，阻气化热酿痰，中脘窒滞不通，二便俱涩，气逆口渴，夜少安寐。风性轻清，善走皮毛，所以遍体发现似斑非斑，似疹非疹。一昨复见寒热，无非风邪尚留表分，顷诊脉象浮滑而数大，舌质白腻带黄而尚润，身体并不酸楚，神识亦不烦躁，可见卫有流通之机，营无邪热相干，当用清气宣腑为要务，泄热利痰为佐之。

淡豆豉　黑山栀　银花　铁皮鲜石斛　陈枳壳　连翘　栝蒌皮　丝瓜络　酒炒黄芩　莱菔子（炒研）　橘红　竹茹

案二

暑为熏蒸之气，湿为氤氲之邪，二者皆伤气分，气郁渐从热化，由气而入营，所以疹瘩赤白并现，遍体磊磊密布，身热蒸蒸如燎，烦扰少寐，黏痰欠豁，纳废便秘，唇燥舌干，脉象左数右滑。病邪专在肺胃，阴液已受戕伤，时当炎暑逼迫，诚防逆传迁变，第其表邪尚实，未便专顾营阴，治以辛凉解肌，甘寒清邪。

连翘　黑山栀　薄荷叶　橘红　知母　鲜石斛　栝蒌皮　象贝　杏仁　益元散　丝瓜络　石膏

案三

稚质懦弱，阴常不足，阳常有余，理势然也。阴虚则热炽，阳亢则痰旺，当此炎暑蒸迫，体虚难胜时热。热者暑邪也，暑者必挟湿，暑先入心，以助君火，湿先入脾，以伤气分，气失输运，热迫旁流，大便为之泄泻，小便为之欠利，为日已多，阴液受伤，致令口渴索饮，神疲嗜卧。邪热炽盛，肝阳煽动，所以目窍少泪，手指时厥，顷视舌苔薄白，摩之并不枯燥，诊得关纹青紫，尚未越出辰位，借此两端，犹有一线之机耳，急当渗泄气分以和脾，佐以宣化热邪以平肝，药取甘凉轻清，庶不耗伐生气。

霍山石斛　益元散　茯神　连翘　钩钩　青蒿子　葛根　於术　六神曲　车前子　莲梗子

二诊：身热已退，病有转机之兆，胃纳未增，脾失苏运之司，关纹尚青，脉形犹数，稚体阴虽欠充，其中余邪尚留，仍宗前方出入，以冀缓图。

於术　扁豆　神曲　益元散（包）　连翘　橘红　姜半夏　青蒿子　胡黄连　砂壳　谷芽　鲜莲子

案四

大凡六淫之邪多乘隙而袭，真元之虚不言可喻。暑邪从阳而亲上，故上先受之，湿邪从阴而亲下，故下先受之，暑邪无形而居外，湿邪有形而居内，上下内外之间邪相搏击，内则邪郁而酿痰，外则邪泄而酝疹。疹中又现白㾦，㾦从气化，疹从营出，可见邪已充斥气营。营分既受邪累，肝阳安能镇静，阳炽风动，两手为之抽掣，气阻痰迷，两目为之露睛，寐欠安适，略有错语，亦是痰浊蒙蔽风阳之升越。病起旬余，热不开凉，阴液由热而内耗，阳津由㾦而外伤，如再迁延，二气恐相失纽，内闭外脱，不得不防在先。顷诊脉象，左部弦动，人迎独大，右手滑数，重按带促，舌中绛燥，根苔腻白，咽喉略形起腐，口渴时或引饮。亟当甘凉救肺胃之阴液，以拯上炎之危；佐与咸寒清肝胆之阳火，以制内风之动，而痰浊之炽盛，须加宣肃上焦，庶免顾此失彼之虑，证属棘手，录方请政。

西洋参　麦冬　玄参　香犀尖　鲜生地　丹皮　鲜石斛　羚羊角　益元散　青黛拌茯神　竹沥　牛黄清心丸
荷花瓣煎汤代水

湿 温

案一

风暑湿三气合而成热，热阻无形之气，灼成有形之痰，清肃失司，酿成咳呛，热蒸肺胃，外达皮毛，所以斑疹白㾦相继而发，点现数朝，遍体似密非密，汗泄蒸蒸，肌腠热势乍缓乍剧，脉象左部数而带软，右手滑而不疾，舌质白而尚润，似见绛燥，真元虽虚，病邪尚实。所恃者肝阳渐熄，两手抽掣已缓，所虑者疹发无多，邪势未获廓清，如再辛凉重透，尤恐助耗其元，若用甘寒重养，不免助炽其邪，兹当轻清宣上焦之气分，务使余邪乘势乘隙而出，略佐清肃有形之热，以冀肺气不致痹阻，录方列，即请法政。

连翘　黑山栀　鲜石斛　橘红　丹皮　益元散　通草　丝瓜络　胆星　栝蒌仁　银花　天竺黄　活水芦根

二诊：白㾦渐次而退，身热尚未开凉，但汗泄蒸蒸未已，而胃纳淹淹未增，脉象左关仍形弦滑，右寸关部亦见如前，舌腻苔白，口觉淡味，其无形之暑邪已得汗解，惟有形之湿邪难堪汗泄，毕竟尚郁气分，熏蒸灼液酿痰。痰为有形之物，最易阻气，所以中脘犹觉欠畅，清阳为痹，下焦亦有留热，腑失通降，是以大便艰难，为日已多，阴液尚未戕耗，㾦发已久，真元不免受伤，当此邪退正伤之际，攻补最难措手。论其湿之重浊，原非一汗可解，前经热多湿少，主治不得不专用清凉，顷已湿胜于热，录方未便仍蹈前辙，兹当芳香以苏气，淡味以宣湿，然湿中尚有余热，略佐清化其热，庶免顾此失彼之虑。

连翘　扁石斛　通草　滑石　苡仁　鲜佛手　栝蒌皮　赤芍　银花　广郁金　佩兰叶　姜竹茹

三诊：白㾦已回，热有廓清之机，大便已下，腑有流通之兆，胃纳尚钝，中枢失转运之司，舌苔犹腻，湿浊无尽彻之象，但湿为粘腻之邪，固属纠缠，蒸留气分之间，最易酿痰，脉象左关仍弦，右关尤滑，余部柔软少力，病起由于暑湿化热，必先伤于阴分，然病久耗元则气分亦未必不伤，阴分一虚，内热易生，气分一亏，内湿易聚，热从阴来，原非寒凉可解，湿从内生，亦非香燥可去。刻下虚多邪少，理宜峻补，无如胃钝懒纳，碍难滋腻，当先醒其胃，希冀胃气得展则真元自可充复，而阴液亦可滋长，先贤所谓人之气阴依胃为养故耳。

豆卷　绿豆衣　云茯苓　广皮　仙夏　广郁金　佩兰叶　佛手　川石斛　赤小豆　砂壳　稻苗叶

案二

大衍余年，真阴始衰，凡人气以成形，赖气机输运得宜，畅胃无阻恣之患，何病之有。述症先由情志之碍，继受暑湿之感，暑为无形清邪，必先伤其气分，湿为有形浊邪，亦能阻于气分，气阻邪郁，渐从热化，热炽蒸蒸，蔓延欠解，外攘酿㾦，内扰酝痰。上焦清肃失行，清阳蒙蔽为耳聋，下焦健运失宣，热迫旁流为便泻，痰热占据乎中，升降格拒为脘满纳废。病起两旬有余，阴液为邪所击，前经汗出过多，阳津为汗所伤，肝阳素所炽盛，阴火似欠潜藏，阴液阳津俱伤，肝木无以涵制，每交子丑之时，肝阳上乘清窍，致令巅热，内风淫于四末，遂使肢麻，阳明机关失司，遍体为之酸楚，窍络窒阻欠灵，舌音为之謇涩，顷诊左关脉象弦数，右寸关两部滑数，左右尺部俱欠神力，舌质满绛、中带黄色，咽喉窄隘欠舒，口渴而不喜饮，病属湿温，最属纠缠，治当清三焦之热邪，涤气分之痰浊，参入甘凉养胃以生津，介类潜阳以熄风。

连翘　银花　橘红　益元散　仙半夏　西洋参　通草　石决明　麦冬　丝瓜络　茯神　竹二青

案三

暑热化火，湿热酿痰，肺不宣，腑不通，病起两旬，大便一更，耳有痹鸣，足有酸楚，纳食如废，昏沉若寐，舌苔黄腻，咽干喉燥，脉象弦细，重按带滑，邪乘虚而入阴，痰随气而阻络，治宜轻扬宣泄，务使肺气通化，熏蒸之气则从外泄而汗出，柔浊之痰则从下行而便趋。

雪山石斛　丝瓜络　广橘红　银花　栝蒌仁　滁菊　空沙参　白杏仁　连翘壳　益元散　竹二青　芦根

案四

病势已久，痦发亦多，真阴大有戕伐，虚阳焉能退舍，阴虚阳亢，热无休息，脉象左大右数，舌质根腻尖光，当用参麦养阴，三甲潜阳。

石决明　鳖甲　龟板　白芍　麦冬　甘草　西洋参　丹皮　银花　豆卷　橘红　糯稻根须

伏　暑

案一

伏邪久羁，风寒暴袭，加以饮食之滞，扰动湿浊之痰，风寒伤及流行之经络，食滞窒其升降之气机，邪郁气郁，化火化热，援引肝胆之风，扰动肺胃之痰，忽有昏乱欲狂，忽有抽掣欲动，表气开，汗出沾衣，里气阻，脘闷作嗳，胸腹一带疹点透露，大小二便俱见窒滞，左脉搏指而带弦劲，右脉数大而兼弦滑。天气燠热，必有大雨，人气烦热，必有大汗，汗多防厥，厥来防脱，欲求神清气爽，务必目睫安睡。清肺胃有形之痰火，潜肝胆无形之风阳。

羚羊角　滁菊　桑叶　茯神木　石决明　钩钩　连翘心　山栀　芦根　真细珀　橘红络　竹茹

二诊：昨诊脉象，适值昏乱狂躁，脉不平静，颇有数大，今诊脉象，正在神清气爽，左手弦劲，右手滑大，昨夜达旦，寤不肯寐，汗虽出而未见滂沱，疹虽露而未获畅布，外感之风寒已从表汗而外解，内蓄之痰火仍阻气分而内郁，壅滞阳明之府，扰动少阳之经，阳明者胃也，胃不和则卧不安，少阳者胆也，胆不清则寐不宁，舌红口渴，是阳明之热见端，耳鸣手动，是少阳之风征兆，治法清阳明燔灼之热，参用潜少阳掀旋之风。

羚羊角　石决明　滁菊　鲜石斛　钩钩　桑叶　龙胆草　丹皮　山栀　茯神木　竹茹　翘心　芦根

三诊：昨日前半夜，先厥逆后昏乱，迨至后半夜，先安寐后更衣，顷诊脉象，左手仍是弦劲，右手依然数大，按之均无神力，刻视舌苔前半尚形薄腻，右半犹见糙燥，扪之颇不润泽，胃中之津液已受戕耗，肝中之风阳未能扑灭，所下大便水多粪少，所见气逆咳多痰少，面色有时妆红，手指有时蠕动，膈上之痰未删，腑中之垢未净，今夜当虑变端，未便遽许妥当，录方存津养液，参用熄风涤痰。

羚羊角　桑叶　石决明　钩钩　白杏仁　滁菊　鲜石斛　丹皮　茯神木　胆星　竹茹　郁金　芦根

四诊：肤腠汗泄蒸蒸，热势渐渐和缓，在表之邪已衰，在里之火尚盛，火盛生痰，痰盛生风，风胜则津燥，火炎则液干，心神为火而不宁，肝魂为火而不藏，心悸胆怯多恐，指掣手抽少寐，左手脉搏指弦劲，右手脉柔软滑数，舌或糙或润，苔或白或灰，唇尚焦，口尚渴，一身之真阳为邪所耗，一身之真阴为火所烁，三焦之郁热尚未廓清，六腑之积滞犹未尽化，法用甘凉存津养液，参用介类潜阳息风，涤痰当不可少，化滞尤不可废。

霍山石斛　石决明　龙齿　羚羊角　牡蛎　滁菊　竹茹　佛兰参　冬桑叶　郁金　茯神木　胆星　栝蒌仁

五诊：左脉弦劲未退，风阳尚有煽动，右脉滑大未尽，痰火犹有炽盛，舌根灰白带腻，舌尖淡绛而滋，寐中多梦，寝中少宁，身体乍有烦热，头面乍有汗泄，心空悸，脘嘈杂，阳津为火外迫，阴液为火内伤，肠腑之中，还有垢滞，传道失其常度，更衣不复续下，仍用甘凉法存津养液，参用介类品潜阳熄风，津液复风阳熄，则痰火自化，垢滞自下。

西洋参　龙齿　桑叶　石决明　羚羊角　滁菊　陈胆星　栝蒌仁　川贝　云神木　霍山石斛　梨子　竹茹

六诊：病有退无进，症有减无增，肝中之风阳虽熄，胃家之痰火未去，阴阳遂为错乱，寝寐遂为梦扰，肠间还有宿垢，血液易燥；脘宇犹有亢阳，气津易结，口渴而思饮，舌黄而带燥，左脉胜于右脉，右脉缓于左脉，弦数之势未退，滑大之形犹见，病日虽多，元阳尚敛，厥脱之患，或可无虑，育阴存津一定成法，潜阳熄风当不可少。

西洋参　石决明　丹皮　玄参　滁菊　知母　风化硝拌　栝蒌

仁　陈胆星　桑叶　竹茹　霍山石斛

案二

素耐烦劳，真阴暗耗，夏令暑湿交争，秋际寒燠不齐，人在气交之中，不免感受斯邪，迄因外感触动，即《已任篇》中所谓晚发症也。顷诊左脉躁动而大，右部滑数而大，舌质根边腻白，中灰光绛起刺，唇齿皆燥，渴不嗜饮，一身经络抽痛，遍体骨节酸楚，热如燎原，入暮更剧，烦冤瞀闷，神昏谵语，其有形之痰浊冲犯于包络，使神有余，则笑不休；而无形之热邪煽动于肝胆，使魂失藏，则害不寐。急当咸寒入阴，介类潜阳，甘凉润燥，芳香宣浊，俾得浊邪运出于毛窍，或可能转凶为吉，如再迁延，则阴耗阳动，昏愦痉厥奚辞，岂不岌岌乎哉？

犀角尖　鲜生地　连翘心　西洋参　羚羊角　鲜石斛　玳瑁　佩兰　辰茯神　石决明　竹茹　芦根

案三

伏暑内蒸，秋风外来，暑伤阴而化热，风伤阳而为汗，始而寒热如疟，继而纯热欠解，舌质光绛，口燥不思索饮，脉象小数，右部浮滑带大。风性轻清，似可从表而解，暑邪深伏，业已蔓延气营，肺失宣肃则周行之气皆阻，故遍体络脉掣痛，胃欠通降则输运之机被室，故纳谷辗转不增，当用甘养胃液，参入清化热邪。

西洋参　麦冬　连翘　扁石斛　益元散　橘红　通草　钩钩　黑山栀　谷芽　青蒿子　荷叶

案四

伏邪由秋入冬，延绵匝月之久，犹然寒热耳聋，其邪尚在少阳，渐至神识昏迷，亦是邪阻胆络，因胆为清净之腑，一经邪着，则神识似欠清爽，视其舌质不绛，决非邪蒙膻中，诊得脉象数大而滑，时或咳呛乏痰，便泄纳废，一派清气已伤，浊阴蟠聚，童体阴分素薄，如再迁延，将何以克当耶？胆为主表主里，非和解邪从何去，参入芳香之品，以宣浊而通气络。

西洋参　仙半夏　通草　辰茯神　广郁金　橘红　菖蒲　佩兰叶　柴胡　炒白芍　於术　桑叶　糯稻根须

案五

秋感触引暑湿，食滞壅阻气机，邪逐渐化热，食逐渐化痰。食非饮食之食，洵是瓜果，湿为有形之物，势必阻清阳之气，气不通则升降易窒，邪不达则流行易阻，气郁邪郁，化燥化火，无形之气热，外腾于皮毛，发为斑疹；有形之食滞，内阻于脏腑，酿成疼痛，疹瘩现于颈项，疼痛及于少腹，瘩不明，痛拒按，八日以来，二次大便，此非垢滞下夺，乃是热迫旁流，汗多而热不衰，转侧而寐不宁，噫嗳频升而不畅，浊痰溢泛而不出，舌质灰燥，舌尖红绛，左脉数滑，右脉促数，流利之气不通，则热不能衰，积滞之垢不夺，则热亦不衰，表汗多，再汗徒伤其表，里积多，急下亦可存津，仿用凉膈散法，可涤肠中有形之垢，可清膈间无形之热，一方皆可兼顾，庶无偏胜之弊。

制军　石膏　山栀　连翘　枳壳　栝蒌仁　法半夏　橘红　羚羊角　竹茹　芦根　郁金　黄芩

热毒发斑

案一

无形之酒毒流及营卫，有形之食滞阻遏肠胃，营卫阻则气血失于宣通，肠胃滞则升降失其和畅，血滞化热，发现斑块，气滞化热，遂成肿痛。腑气不运，更衣艰难，胃气不降，呃忒连声，前经吐红吐黑，不外嗜酒致伤，现见脐痛腹疼，定是宿垢积聚，红非阳络之血，黑是胃底之浊，斑非外感之风，肿是酒热之毒，无形之热毒逐渐由肝传胃，唇为焦燥，眶为红肿；有形之食滞毕竟由胃入肠，腹为鸣响，腰为痛楚。左脉窒郁不畅，右脉滑涩不匀，病状已有十日，增剧仅有半旬，实症何疑，舍攻奚就。

制大黄 枳实 厚朴 豆豉 大青叶 连翘 山栀 丹皮 桃仁 白茅根 忍冬藤 酒药二粒

（原注：服后下黑粪二次，呃忒即止，肿痛亦减。）

二诊：先吐粉红色，后吐灰黑色，所吐痰水粉红甚多，灰黑不少。粉红者，是酒热伤及胃络。灰黑者，是酒热伤胃底。不吐已有二日，得下连有数次，无形之酒热得吐而发泄，有形之食滞得下而外夺，胃中尚有未尽之酒毒，布散气血，流入脉络，四肢酸楚而肿，甚而发斑，肠中犹有不净之垢滞，阻遏升降，满腹鸣响而痛，遂使食废，唇齿焦燥，舌质干黄，阳明实火之兆；斑底紫红，斑顶焦黑，阳明血热之征。左脉弦而不张，右脉数而不滑，身热神清，无内陷之虑，呃止寐安，无外脱之虞，昨用承气汤似嫌太峻，今用清营法较为稳妥。

犀角汁 人中黄 大青叶 丹皮 白茅根 桃仁泥 忍冬藤 连翘 桑枝 丝瓜络 橘红络 竹茹

三诊：两手之肿，左轻右重，两足之斑，左稠右密，左面先起之点，有焦形；右面后起之点，见紫色。遍体酸楚，牵及四肢，卧不宁贴，常多转侧，脘宇自觉满闷，腹笥不知按痛，更衣欲下不畅，有似后重，左脉转形弦大，右脉亦见滑大，重而按之，仍形柔软，舌尖红刺不多，舌中灰黄尤多，阳明之热毒充斥营卫，阳明之垢浊阻塞腑道，胃津受伤，肠液亦伤，治法清血络之毒，参用涤肠腑之垢。

忍冬藤花　连翘　木防己　冬桑枝　钩钩　蜜炒枳实　桃仁　粉丹皮　白茅根　竹叶　红花染丝瓜络　生石膏　风化硝　竹茹　犀角汁

四诊：服二剂后去犀角、石膏、枳实，加西洋参、霍山石斛、山楂炭，接服二贴。

五诊：诸恙皆退，惟身体仍觉疼痛，大便时溏时结。左脉浮大尚存，右脉滑数尤烈。

当归尾　新绛　丝瓜络　忍冬藤　白芥子　全栝蒌　茯苓　杏仁泥　风化硝　青礞石　炒薤白　枳实

六诊：服后病势减，再拟舒经通络法。

全当归　赤芍　羌活　防己　桂枝　杏仁　海桐皮　牛膝　石膏　炙草　姜半夏　野桑枝

伤　寒

案一

初一晚先觉形寒头痛，旋即身体壮热，两手脉象沉细而迟，此少阴伤寒也。误投辛凉，逼阳外越，致面赤如脂，汗泄如雨，四肢冷过肩膝，势已危乎其危，用通脉四逆辈，冀回阳气于万一。

人参　附子　桂枝　白芍　干姜　当归　茯苓　甘草

二诊：昨方连服二剂，肢体稍温，汗泄未已，面色虽淡，而红未退，脉象未起，两尺更沉不应指，仍用前法，参入敛汗。

川附　干姜　桂枝　白芍　芪皮　牡蛎　龙齿　甘草　浮麦

中　风

病案

口角歪斜，偏在于左，手肢拘挛，亦偏于左，八月已见气升作厥，隔时又见故态复作，两旬来不食不便，半月间不寐不宁，真气不纳于下，痰火留滞其中，升降逆乱，呃忒连声，舌光无苔，脉滑少力，治法从瘖俳门着想，俾得效力，庶可苟延。

大熟地　苁蓉　法半夏　磁石　茯神　淡秋石　麻仁　淮牛膝　川贝　橘红　柿箬蒂　刀豆子

二诊：内夺而厥，则为瘖俳。内夺者，谓精血之枯槁，瘖俳者，为中风之形状，况两旬余匀谷不下，且半月来昏睡如寐，宗气愈伤，下元愈竭，时有气逆，时有呃忒，舌少苔，脉少力，仿瘖俳门地黄饮法。

大熟地　苁蓉　麦冬　茯神　麻仁　牛膝　淡秋石　川贝　橘红　法半夏　鲜稻头

肝　风

案一

水不足以制火，阴不足以恋阳，火沸阳升，掉头手振，心不交肾，坎不济离，怔忡不宁，寐寝不安，肝胆阳动，化火化风，循经入络，清窍蒙蔽，头痛筋掣，前连太阳，后达脑际，肝既偏亢，脾为受侮，中焦通降失权，纳谷为减，更衣为滞，所进式微，精液不获化气化血，留恋中宫，酝湿酿热，真阴日虚，浮阳日亢，阴虚则内热易生，阳盛则外热易炽。脉象细弦而数，两尺亦欠藏蛰，治当举其要纲，毋遑病杂缕治。

鳖甲　石决明　龟板　丹参　牛膝　桑叶　龙齿　西洋参　左牡蛎　白芍　橘络　滁菊

案二

初起头晕，仅一二日即愈，续而头晕，至四五日方止，自愈以来，已有半年，阳未获潜，脏阴未获充之，肝家之风随阳而动，脾家之痰乘气而聚，风能消烁，形为之瘦，痰能凝聚，食为之停，面有冒热，阳动无疑，腰间疼痛，阴虚可知，前半舌苔薄灰，后半舌薄黄，左手脉象柔细，右手脉象更细，育阴潜阳以熄风，宽脾和胃以搜痰。

龟板　牡蛎　菊花　牛膝　云茯苓　橘红　鳖甲　羚羊角　杞

子 半夏 姜竹茹 桑叶

案三

体质魁肥，阳明脉络空虚，血分亏弱，厥阴风木鼓动，乘于巅为头晕，甚而昏厥，动于络为筋惕，甚而瘛疭，心悸胆怯，遂使旦夕不寐，思虑疑惧，致令善怒无常，脉弦而滑，舌薄而白。平时湿痰用事，近来风阳炽盛，宜先息风，后涤痰。

生铁落 西琥珀 白芍 淮小麦 枣仁 橘红络 清炙草 南枣 羚羊角 远志 石决明 真金箔四片（另调）

风阳挟食

病案

外受惊恐，触动肝胆之风阳，内停食滞，窒塞胃腑之气机，气郁热郁，风动阳动，陡然发厥，迭见二次，神昏嗜卧，已有四天，寤时清爽，寐中昏糊，身体早热暮凉，咳呛时有时无，右关脉滑，舌苔糙绛，治法清肝胆之风阳，消胃腑之食滞。

羚羊角 钩钩 连翘 山栀 薄荷 桑叶 鲜石斛 茯神 杏仁 竹茹 生姜皮 郁金 鸡内金

二诊：气分实热已去，营分余热未清，寝寐安，肝胆风阳有潜藏之势，纳食增，脾胃气机为苏醒之机。前日大便垢滞已下，近日身体焦热未清，左右脉象，仍见数势，调治法程，尚宜清泄，饮食注意多餐少食，庶几不致变幻反复。

银柴胡 青蒿子 连翘 山栀 丹皮 鲜石斛 鸡内金 银

花 滁菊 桑叶 川贝 橘红 谷芽

三诊：能食少运咎于脾，今日大便已二次，色黑而青，兼有痰浊，久热必伤于阴，阴虚则阳失潜，热在于额，是其明征，小溲频数，亦是阴亏。舌质带绛，又属阴伤。右关部脉滑数，其中尚有余热，上灼于肺，时或咳呛，健脾借资运化，育阴以清余热。

西洋参 川贝母 茯苓 於术 扁豆衣 炒白芍 瓦楞子 谷芽 经霜桑叶 鸡内金 冬瓜子

虚 损

案一

年逾弱冠，质素清癯，本非松柏贞固之姿。益以下焦为病，久浊久淋，中焦为病，少纳少运，中下之根本先受其拨也，要知根本一拨，则枝叶未有不凋者也。夫五脏之根本脾也肾也，而五脏之枝叶心也肺也。脾不足，无以化精微，为痰浊；肾不足，无以纳真气，为短气；肺不足，无以肃清气，为咳逆；心不足，无以镇神志，为缥缈。肾为肝母，肺为脾子，肾病则肝木失滋养之权，脾病则肺金失相生之机。木能克土，金能制木，金虚不能肃木，木气势必横逆，土受木侮，下虚溏泄，金被火刑，上为咳呛。动则自汗，静则盗汗，脉象左右沉弦而微，舌苔滑白，尚未干燥。

夫人之扼要，阴阳气血是也。而人之至宝，精神魂魄是也。阴从下泄，阳从汗泄，气不生血，形色夭然不泽。精不御神，寐中蠕然而动。阴阳交离，气血交脱，精神不守，魂魄不安，则奄奄而困厄，岂不岌岌危哉。治分新久，药贵引用。新病阴阳相乖，补偏救弊，宜用其偏；久病阴阳渐损，补正扶元，宜用其平。阳脱于外，宜阳药中参阴药，从阴以引其阳。阴脱于内，宜阴药中参阳药，从阳以引其阴，使阴阳复返其宅，而凝然与真气同恋。经云：阴平阳秘，精神乃治，正谓此也。

脾不健运尤为呕呕，必当理脾。盖脾气者人身健运之阳，如天之有日也，脾旺则如烈日当空，片云织翳，能掩之乎？其次再用治肺，肺为气之帅，肺气清则严肃下行，气下行则精之借为坚城固垒者也。吸纳之气，难归于根，不得不增用收摄肾气，以资归纳。酌录数味，还须明政。

吉林参　於术　诃子　茯苓　蛤蚧　龙齿　熟地　川贝　牡蛎　橘红　肉果　伏龙肝

二诊：顷诊左部脉象细弦，细为脏阴不足，弦为肝阳有余；按得右部脉形小数，小为气虚，数为营热，但数不过甚，非实热可知。上有咳呛，下乃溏泄，胃纳索然，形色削瘦，是上下交损，而及于中焦。动定有汗，此阴阳两伤也。呼吸气逆，此出纳少权也。寤寐欠安，此精神失守也。调治纲领，只得不揭其形状，以力图补救之法，未知当否，请政。

吉林参　於术　橘红　淮山药　扁豆　白芍　川贝母　牡蛎　茯神　绵芪皮　诃子　糯稻根

三诊：金土失主，咳逆泄泻，水土失常，口渴恍惚，阴阳两伤，自汗盗汗，气血两耗，形瘦色夺。左脉关部细弦，右脉寸部小数，两尺均形柔弱，就脉而论，一派虚象，正合仲训男子脉大为劳，极虚亦为劳。总之虚久不复为之损，损久不复为之劳。损及三焦，劳及阴阳，昔贤皆谓不治之症，抑且奉藏者少，奉生者亦少，则阴阳从何维持，势必至竭蹶之虞。今订之方专培其脾，惟治脾者有一举而兼备三善，一者脾气旺，如天青日朗而龙雷潜伏；一者脾气旺，则游溢精气而上供于肺；一者脾气旺，而水谷精微以复生其不竭之血也。固敛阴阳，收纳肾气，亦须瞻顾，方呈政服。

吉林参　龙齿　牡蛎　冬虫夏草　川贝　橘红　诃子　山药　於术　黄芪皮　坎炁　扁豆

四诊：火不足无以温养脾土，土不足无以资生肺金。脾土无鼓舞之权，少食多泻，肺金无清肃之机，少咳多痰。久痢久泻无不伤之于肾，肾气不纳，固摄失司，上见咳逆，下为瘕泄，脉象细弦而弱，舌苔中黄边花。脏腑日损，阴阳日离，草木难效，生机绝望，欲求苟延残喘，惟有益火生土，以资补救，而拯困厄。

肉果　胡桃肉　补骨脂　川贝　诃子　五味子　罂粟壳　赤石脂　橘红　山药　扁豆　吉林参　於术

五诊：昨夜大便次数较少，而小溲甚多，咳呛气逆虽平，而寤寐欠安。脉象仍形如昨，舌苔依然点花，中脘似觉欠舒，下肢足跗浮肿，种种见症，其损者不独专在脏腑，而精神魂魄亦受影响。所进一日水谷之精华，不足以供一日之运用，阴阳渐耗，生机渐殆，病何愈哉，治当峻补。

罂粟壳　诃子　肉果　胡桃　补骨脂　五味子　橘红　麦冬　山药　川贝　吉林参　於术　牡蛎

六诊：阴虚及阳，上损及中，阴阳即气血也，上中即脾肺也。久咳久嗽，非肺之一家受伤，久痢久泻，又非脾之一脏受伤。经云，五脏六腑皆令人咳，少阴肾脏皆能作泻，其泻于五更者，已可想见。清气下陷为咳肿，浊阴上乘为舌腐。昨夜更衣少，纳食增，无足恃也。脉来细弱，两尺更乏神韵。仍拟诃子罂粟壳以养脏止泻，参用四神以益火生土，借此鼓舞中焦，以冀增谷，或可苟延。

诃子　罂粟壳　肉果　橘红　川贝　牡蛎　赤石脂　吉林参　冬虫夏草　鹿角霜　五味子

七诊：更衣溏薄较缓，小溲清长频频，脾气虽稍健运，肾家仍无固摄，盗汗未已，咳呛犹作，中脘舒适，纳食尚钝，舌中光剥、边起腐花，脉象沉细，两尺更弱。病久元虚，阴伤液耗，清阳从下而陷，浊阴从上而逆，目下所恃者，尚无寒热交争，阴阳或有一线之拘负焉。仍拟前法而引伸之，亦坚壁清野之义也。

诃子肉　罂粟壳　黄肉　白芍　牡蛎　川贝　五味子　橘红　冬虫夏草　赤石脂於术　鹿角霜　吉林参

八诊：喉痰唧唧之声较平，肠中濯濯之鸣未息。二便次数减少，两足浮肿尚甚。若论痰溲二端，似有转机之象，无如病久正虚，实有不堪设想。今脉仍然沉细，舌质犹见花白，经云，盛者责之，虚者实之，劳者温之，损者益之，调治之法不出此旨范围，但区区之草木，恐未必有挽回造化之术。

鹿角霜　龟板　诃子　罂粟壳　於术　黄肉　川贝　赤石脂　五味子　牡蛎　冬虫草　菟丝子　吉林参

九诊：肾为先天之根，脾为后天之本，肾虚则根怯，脾虚则本薄。呼纳之气无以归壑，游溢之精不获敷布，留蓄中焦，悉变痰浊，痰升气逆，其势可畏。肺金久失清肃之权，津液尤失灌溉之机，若见喘息汗泄，便有脱绝之虞，脉象弦沉不弱，舌质花剥不泽。根本日竭，生机日殆，施草木功，焉能补救，设有愈之之方者其仙乎？

菟丝子　燕窝　橘红　诃子　吉林参　茯神　川贝　麦冬　海石　於术　冬虫夏草　牡蛎

案二

肾水虚而金燥，肝木旺而土伤，金燥则作咳，土薄则便溏，胃纳日减，形容日瘦，营卫虚怯，寒热见端，阴液失固，盗汗频泄，咳逆甚自夜达旦，病起久根深蒂固，脉象数大较减，右手虚软，当用滋养金水以润燥止咳，参入柔润肝木以和脾安胃，然草木功微，恐难奏效。

大生地　橘红　川贝　稽豆衣　干姜　五味子　茯苓　黛蛤散　冬虫夏草　怀牛膝　谷芽　於术　炒白芍

案三

脉静舌光，气急痰嗽，起于已久，确是损症，当用清宣肺气，滋养真阴。

别直参　大生地　毛燕　盐水炒牛膝　灵磁石　青龙骨　煅牡蛎　麦冬（去心）　炙甘草　叭杏仁　川贝　冬虫夏草

二诊：前方清养肺气、滋补真阴，诸恙较减，脉亦柔和，正气之虚未复，仍宗前意出入。

别直参　茯苓　炙甘草　川贝　冬虫夏草　麦冬（去心）　毛燕根　炒谷芽　盐水炒大生地　於术　煅青龙骨　蒺藜

案四

阴亏阳弱，木扣金鸣，冷热无常，咳呛时作，水谷之精微不化精而化痰饮，痰饮阻于络，络血不归经。痰中带血，起于旧年，发于今春，动则自汗，静则盗汗，自汗多有阳越之虞，盗汗多有阴耗之虑，阳津从外而伤，阴津从内而耗，舌质为之光剥，口唇为之干燥，左脉弦芤而大，右脉弦滑而数，诸症猬集，诸虚必露。春升发泄，何堪维持，从阴则害阳，从阳则碍阴，欲使阴阳两顾，务使潜育二字，参壮水制火，令金脏得清化之权，复养金柔木，使土宫无戕贼之害。

牡蛎　白芍　炙甘草　川贝　毛燕根　麦冬　茅根　女贞子　桑叶　云茯神　西洋参　吉林参　黑栀衣

案五

咳呛无痰，非脾湿是肺燥，腹痛气逆，是肝气非胃寒，晡有面红目糊，定是阴虚阳亢，经停一年不转，显然血虚气滞，脉象细弦而数，舌苔薄黄而腻。清轻养肺阴而滋肾水，介类潜肝阳而泄肺火。

紫丹参　叭杏仁　白芍　牛膝　橘红　毛燕　旋覆花　玄参　牡蛎　枇杷叶

案六

阴虚于内，阳升于上，阴虚生热，阳升化火，两阳蒸灼，娇脏受伤，气急咳呛，咽燥喉痛，脉象均得数大，舌质光绛，届及春令，木火内燃，治当养金柔木，以潜浮火。

西洋参　天冬　麦冬　牛膝　黛蛤散　川贝　橘红　燕根　淡甘草　龟板　白芍　枇杷叶

二诊：阴虚阳亢，水亏火炽，肺脏受刑，清肃失权，气逆咳呛，咽燥喉痛，舌质光剥，脉象虚大，患起已久，金水两伤，前进介类潜阳，参麦甘凉养阴，尚见投合，兹当原意。

鳖甲　龟板　牡蛎　秋石　牛膝　丹皮　橘红　川贝　麦冬　毛燕根　西洋参　枇杷叶

案七

阳不外卫，阴不内荣，形寒肤痒，咽燥口渴，脉象沉弱，当益气以生阴，宗黄芪建中法加减。

别直参　於术　茯神　淡草　防风　炒绵芪　炒山药　广皮　木香　桂枝炒白芍　煅牡蛎　煨姜　南枣

二诊：前用黄芪建中法，寒热虽止而营卫究未和谐，脾胃气阴亦未振足，脉象仍形软弱，还宜益气以生阴。

潞党参　绵黄芪　於术　炒山药　淡甘草　茯神　龙骨　煅牡蛎　麦冬　远志　桂枝　炒白芍　南枣

案八

病起产后，迄今四载，下焦之损已及中焦，肝肾虚，脾胃弱，木土相侮，脘为之痛，痛甚则吐，脾肾少固，便为之泻，泻剧五鼓，督背酸楚，腰痛带下。脉象细弦，舌苔薄白，法当温养脾肾，参用通补督脉。

鹿角霜　杞子　杜仲　於术　巴戟天　补骨脂　菟丝子　扁豆　吴萸　半夏　广皮

案九

遗泄起于少年，乃先天肾之早亏也，便溏由来未久，是后天脾之亦亏也。年已四秩，阴气自半，半者谓营阴卫气半就其衰也。阴不足则生内热而舌剥，阳不足则生外寒而形拘，时或耳鸣，风阳不得潜藏，多梦少寐，肝魂失其归宁，纳谷易停，脾阳输运失权，谷食渐减，胃气醒豁失机，受病之机由于操持经营，真阴先伤，卫阳翕然从之，春夏病瘥，秋冬病剧，脉象左手关弦尺虚，右关脾胃部分似带缓大，当用双补脾肾，两益营卫。

桂枝　炒白芍　龙骨　牡蛎　巴戟天　肉果　於术　枣仁　胡桃炒补骨脂　防风　黄芪　麦冬　丹参　别直参

案十

喉痹失音，起于已久，肝肾下元阴伤，已及上焦阳分，阳虚生背寒，阴虚生腹热，水不归壑，气不归源，咳呛气逆，有所来也。形瘦纳减，时或便溏，不独营卫之偏虚，抑且脾土之亏损，脾土既虚，金无资养，清肃安能有权，气机多升少降，左右脉象沉弱。治当甘补上焦之阳，柔填下元之阴，方呈政服。

绵芪　米炒江西术　橘红　川贝母　白芍　五味子　麦冬（去心）　冬虫夏草　茯苓　煅左牡蛎　南枣　炙黑甘草

案十一

骨小肉脆，本非松柏之姿，咳呛形瘦，已现虚劳之候，先天既薄而水亏，后天亦损而土弱。先天者肾也，后天者脾也，脾为肺母，肾为肺子，土既不能生金，金亦无以生水，水不足以涵木，木火炽而刑金，于是上见咳呛，下有遗泄，痰薄味咸，中虚积饮也，肾水泛溢也，寐短盗汗，心营之衰也，虚阳之亢也，寒热交作，入暮汗泄更甚。叠进调补营卫，寒热似见退舍，肛痛之流水依然，大便之溏薄稍实，咽喉红肿微退，龙相浮火渐潜，音声重浊不扬，太阴浊痰尚盛，脉象右部小滑，左手弦数，有形之血液既见戕伤，无情之草木难期奏效。

党参　於术　辰茯神　甘草　枣仁　白芍　龙骨　牡蛎　仙半夏　橘红　白杏仁　稽豆衣　浮小麦

案十二

旧冬先有形瘦，今春复加身热，延热已越一月，身热又加形寒，营虚生热，卫虚生寒，营卫二气，昼夜循环不息，营卫两虚，日暮寒热不已。汗生于阴而出于阳，阴阳俱不固密，自汗时有泄越。木火上炎于金，清肃遂为失司，或有喉痒作咳，或有动辄气逆，大便乍燥乍湿，小便忽短忽长，大腹常有攻动，甚而噫气矢气。舌苔薄白，蒂丁起筋。左脉细弦而数，右脉小滑且数，细为阴虚，数为阳，阴阳久偏，防成劳损，滋阴妨碍脾胃，势难骤进；潜阳务使退热，理所必须，参用壮水涵木，使中土无戕贼之害，复以潜火清金，俾上焦得清化之权。

牡蛎　鳖甲　龟板　炙甘草　玄参　川贝　淮牛膝　苡仁　桑叶　炒白芍　鲜芦根　扁豆衣

案十三

经过病情，遗泄失血，现在病状，咳呛气急，左咽作痛，右喉起瘰，胃不思食，豁痰粘韧，六部脉象，均见弦细，多年经营失利，中年情志失畅，日积月累，致成七情，加以久嗽，致成劳损。正值春旺，木火用事，金被木扣，土受木侮，越人所谓上损过中，治法拟以调养上中。

磁石　川贝母　杏仁　橘红　怀牛膝　半夏　炒白芍　洋青铅　茯苓　淡秋石　白术　谷芽　冬虫夏草

案十四

先天不足而水亏，相火有余而金燥，不独此也；下焦冲海亦亏，月事为此不正，遂使逆而上行，或有咳呛，每至傍晚，烦冒冷热，喉间自觉梗痛，蒂丁已见下坠，右手脉象，独见弦数，右手寸脉，颇形虚数，法当壮水以涵木，参用潜火以清金。

怀牛膝　茺蔚子　旋复花　橘红　枇杷叶　粉丹皮　白茅根　冬桑叶　玄参　蛤壳　冬虫夏草　藕节

痰　饮

案一

中虚积饮，气升作喘，脉象虚软而滑，年逾五旬，殊难根杜，宜仿仲景温药和之。

东洋参　於术　炙甘草　冬瓜子　干姜拌五味子　姜半夏　茯苓　炙紫菀　怀牛膝橘红　竹茹　款冬花

二诊：前方温运和阳之法，服后诸恙渐见松象，究竟高年真阳虚弱，脾阳肾阴犹亏，终难骤然恢复，而痰饮之源，犹属深固，岂能杜根，所以气机之升降，总未能调养。胃亦失运，中脘时觉作痛，或有呕恶气逆，而大便亦欠坚实，脏阴亏乏，腑阳失司，脉象柔弱，左部略带弦势，届值春木司权，肝木不免凌犯脾土，且下元不振，则清气未便转旋，中宫气馁，则浊阴易于潜居，合理中扶阳之法。

东洋参　干姜　川附炒苡仁　姜半夏　茯苓　木香　采云曲　於术　广皮　谷芽　桂枝　炒白芍　蔻仁

三诊：脾不运则积食，胃不降则脘泛，究属高年中元将衰，则真阳无以鼓舞，脉象弦滑，温理中焦颇合，仍由旧章出入。

东洋参　姜半夏　干姜　於术广　皮云茯苓　谷芽　竹二青　藿香梗　佩兰叶　炒白芍　川附子

案二

脾为生痰之源，肺为贮痰之器，可见治肺为标，治脾为本。形寒畏风者，卫气虚也，卫即肺也；动辄气逆者，肾气虚也，肾主纳也，可见治喘急者，治肺为流，治肾为源。无如湿痰蟠聚乎中，滋补肾阳，恐助痰浊，然治肺者，即是顾肾，以金为肾母，母实则子实也，而水亏则木旺，冲激上焦则肺气反受害，金能克木，金虚难胜，所以养其肺金者，令其金实，则肝木上凌可以肃制也。诊脉左部弦数，右寸关部滑大，惟滑大有实象也，此为邪实，原非正实，所谓实者假实也，虚者真虚也。调治法程，当清其上，勿害其下，兼治其脾，亦可养金，是为脾肺子母相生之机，至于外卫少固，亦宜兼顾。

於术　防风　黄芪　桂枝　炒白芍　茯苓　姜半夏　橘红　川贝　怀牛膝　白前　浮海石　款冬花　枇杷叶

案三

左右脉象均见弦细，弦为饮邪，细为阴虚，饮食入胃，游溢精气，氤氲中焦，悉化痰饮，蓄于脾，贮于肺，妨升碍降，窒滞呼吸，时或嗽逆，时或喘急，顺上焦之呼，纳下焦之吸，呼气利则痰饮自化，吸气利则喘急自平，届值燥火司权，忌用温燥之品。

炙鳖甲　炙龟板　左牡蛎　旋覆花　杏仁　川贝母　广橘红　淡秋石　怀牛膝　殷磁石　青铅　枇杷叶

案四

痰饮之根起于脾肾阳亏，咳嗽之作由于肝肾气逆，平日操持萦思，肝胆气火易升，脉象均得柔静，两尺更见沉弱，惟左右关略带弦势，弦为饮邪，沉为阳亏，督背畏冷手指亦寒，是真阳鼓舞失司也。治当温养脾肾，清肃肝肺，复入煦阳。

防风　黄芪　炙甘草　姜半夏　橘红　桂枝　炒白芍　茯苓　巴戟天　款冬　干姜　五味子　旋覆　怀牛膝　别直参

案五

左部关脉独弦、尺弱、右关软滑，痰饮气喘，历久不痊，系是脾肾下元不振，有年衰象，殊难杜根。

潞党　沉香拌熟地　姜夏　叭杏仁（去表皮）　陈皮　茯苓　淡甘草　盐水炒五味　炒黑干姜　盐水炒牛膝　牡蛎　青铅

案六

痰与饮异名而同类也，终由中下脾肾阳亏，水谷积聚为湿，留于胸中，蒸于阳而为痰，凝于阴而成饮，蓄于脾，贮于肺，喘嗽由斯作矣，脉象左右濡软带虚，濡为气虚，弦为痰饮，调治之道，非温运扶阳不可，录方当仿金匮苓桂术甘汤主之。

茯苓　黑干姜　冬术　炙甘草　姜夏　橘红　东洋参　桂枝　炒白芍　冬瓜子　牛膝　车前子

案七

饮有内外之分，喘有虚实之别，痰带甜气，乃脾家外饮无疑，动辄短气，是肾虚气海少纳，阳虚于外，肢冷而形寒，阴凝于内，咳呛而痰多，脉象沉弦，舌质滑白，当用温肾以约气，补脾以蠲饮。

巴戟天　胡桃炒补骨脂　桂枝　炒白芍　干姜捣五味　怀牛膝　磁石　姜半夏　橘红　绵芪　银杏　茯苓　於术

案八

生痰之源在脾，贮痰之器在肺，脾气多升则为嗽，肺气少降则为咳，气虚不能逐其痰，痰出欠爽，不能送其便，便出不利，左右脉象均见弦滑，舌上满苔，质见淡白，治法建立中焦，借以疏化痰饮，加旋复以降肺气，加牛膝以纳肾气。

炙绵芪　枳壳　炒白术　茯苓　半夏　霞天曲　清炙草　旋覆花　牛膝　桂枝　炒白芍　广皮　竹茹　谷芽

案九

痰饮为患，变端百出，加以跌仆，遂使痰气互阻，胁肋掣痛，朦胧错语，手足振动，脉象弦滑，痰迷形状已见，风动端倪已露，急当涤络中之痰，借以泄胆中之风。

胆星　滁菊　龙齿　橘红络　茯茯神　礞石　郁金　石决明　桑叶　白芥子　丝瓜络　旱竹沥

案十

痰饮气喘由来已久，肺脾肾三脏均虚，盖以目下燥火正盛，与本有之浊痰交煽互蒸，势更鸱张，又且吸烟伤气，厚味滞中，于是喘急愈甚，浊痰愈多，壅滞胃中，寝不安寐，形寒形热，此表有新邪也，便溏便结，此肺热移肠也。舌质剥腐相兼，阴伤而兼浊盛，右寸关脉滑大，气虚中挟实邪，治热碍湿，治实碍虚，然上焦壅塞如斯，若不急为开涤，肺胃气机愈阻矣。

旋覆花　胆星　浮海石　茯神　桑叶　竹茹　赖氏红　西黄　蛤壳　甘草　枇杷叶　糯稻根

二诊：左脉大势较退，弦象未平，右部数象已减，滑势尚留。大退者，阳已潜藏也，弦者木火未静也，数减者，火势渐获廓清也，滑者浊痰尚盛也。浊痰之生本于脾胃，蓄于中焦，贮于上窍，上焦既为痰阻，则失其如雾之义。而肺气郁，于是痰出不爽，音出不扬。夫肺脏象天，脾脏象地，肺之通调水道下输膀胱者，有若天气降而为雨之义，脾之布散精微上归于肺者，有似地气升而为云之象，肺脾清肃健运，则升降无碍而呼吸自如，一经浊痰壅滞人身，亦同天地之晦塞矣，此咳呛气逆之由作也。舌中松白兼有绛色，四边白而起屑，全案为浊盛阴伤，于此显见一斑。

旋覆花　川贝　仙半夏　云茯神　枇杷叶　桑叶　糯稻根须　浮海石　蛤粉　橘红竹茹

案十一

体质清癯，阴分固形不足，咳嗽痰浊，气分亦形有亏。咳之原自水不涵木，木旺则气逆而为咳；痰之本由土不制水，水旺则溢泛而为痰。然而不特此也，所进水谷，化气血者少，化痰浊者多。舌质薄糙，色见微黄，真阴虽亏，真阳未露，咳是虚咳，痰是实痰，治法惟宜顾本清源。

西洋参　麦冬　冬瓜子　橘红　半夏曲　怀牛膝　川贝　枇杷

叶　茯苓　叭杏仁　霍山石斛　瓦楞子

二诊：气自左升，咳呛频仍，不独肝气多升而肺亦不降，《内经》所谓五脏六腑皆令人咳。痰如稀涎气味带咸，非特脾湿化饮而肾亦酿痰，叶氏所谓外饮属脾内饮属肾。食少痰多，阴伤液耗，形瘦便溏，已见气伤，液涸宜防，舌质薄糙，苔见微黄，左脉柔小，右脉滑大，壮水制火，令金脏得清化之权，养金柔木，俾土宫无贼之害。

西洋参　麦冬　霍石斛　冬虫夏草　白芍　半夏曲　川贝　橘红　茯苓　谷芽　南枣

三诊：饮食所进者少，痰饮所生者多，中焦日形薄弱，下焦日形亏乏，胃土不能培木，肾水失其涵木，木气由此冲急，金气因兹失降，咳呛气急在所不免。身体朝凉暮热，口中干而不渴，大便溏薄，小瘦短少，舌苔黄腻，并不枯燥，脉象弦滑又不空大，精神时觉狼狈，生色实在不易，肺为柔金，肝为刚木，治法惟宜甘缓介类，而肾恶燥，亦宜柔润。

西洋参　霍山石斛　冬虫夏草　石决明　牡蛎　川贝　茯苓　橘红　建莲肉　甘草白芍　茜草

四诊：肾为胃关，胃为肺母，肾不司胃，水谷之湿留蓄中焦，从阴化饮，从阳化痰，胃无供肺之资，清肃之气逆而上升，有时气急，有时咳呛。气觉左升属肝气也，痰为咸味属肾痰也。两手脉象寸盛尺虚，上实下虚，于此可见。舌布满苔、黄腻而润，火升痰多显然无疑，介类潜阳以柔肝木，甘平养胃借资肺金。

西洋参　霍山石斛　冬虫夏草　霞天曲　山药　石决明　牡

蛎　白芍　毛燕根　川贝　茯苓　橘红

案十二

痰为怪物，变幻不一，仲春先有咳呛，继而失音，现在复加喘急，甚而肢厥，内饮外饮同时并发，表邪里邪，俱形混淆，汗出过多表邪由汗而外泄，痰出颇多里邪由此而廓清。夫表里之邪者标病也，似难一咳一呛而除，喘急已平，肢厥又瘥，冲气亢阳俱有升炽，饮邪木火皆随上逆，肺脏独受窒碍，声音为之重浊，肝脏独见横扰，胁际为之掣痛、肝多升眠难安枕，肺少降喉有痰响，脘宇似有嘈杂，显是阳动于中，形瘦时有轰热，亦是阳罩于外，痰如稀涎，味带咸味，岂不属内外之饮哉！稀涎之痰，气味之咸，终不越肾脾之虚也。左右脉象均见弦滑，浮取有力，重按无神，舌苔薄腻而白，口燥不喜渴饮，标病风波始平，本病影响愈起，痰饮为患，牢不可破，虚损一端，尤宜防护。最关系者，时值湿火用事，调治法程，未可注重一方，设或滋腻填补，适为痰浊树帜，若用清宣疏豁，反而消耗真元，当从半虚半实着想，庶无畸轻畸重之弊，录方即请明政。

旋覆花　橘红　茯苓　川贝母　鲜竹茹　淡秋石　青蛤散　怀牛膝　白石英　枇杷膏

二诊：昨夜眠不安枕，气逆未平，痰味虽不觉咸，形色状似稀涎，声嘶音哑，诚属金碎不鸣；茎缩溲沥，显系肾关不禁，脘宇自觉不适，胃纳遂使锐减，脉象弦滑，重按殊少神力，舌质薄白，咽喉稍觉燥痛，金为火煅，木失水涵，上焦愈实，下焦愈虚，久而不复，势必成损，现在痰蓄于脾而贮于肺，治法注重于上而次于中。

旋覆花　川贝　橘红　茯苓　枇杷叶　怀牛膝　青蛤散　淡秋

石　甘草　扁豆衣　肺露①

三诊：刻见痰声漉漉，气逆难平，不得不急治其标，拟平气清金涤痰。

青礞石　蛤壳　白石英　怀牛膝　沉香　陈胆星　川贝　石决明　桂枝　海石　淡甘草　姜竹茹

案十三

论气喘者，有肺肾虚实之分，肺主出气，肾主纳气，肺气升为实喘，肾气升为虚喘。论痰者，亦有虚实之殊，如风湿阻气酿成为实痰，肾水冲逆酿成为虚痰。刻下喉中痰声如锯，咯之颇不爽利，粘如胶漆，此痰非虚痰也；视其面色并不红亮，抑且痰无咸味，气逆能卧，此气非肾气也。诊得脉象滑大，不满十至而代，五脏真气已散，诸气逆乱以上，喘脱在即，岂不危哉！勉拟人参竹沥汤，希冀挽回于万一。

吉林参　青礞石　风化硝　浮海石　沉香　郁金　石菖蒲　川贝母　橘红　茯神　栝蒌仁　甘草　竹沥

案十四

两举顺气涤饮，嗽逆逐渐平降，惟支脉中尚有饮浊羁留，故两胁下均有抽掣作痛，甚而牵及于腹则腹筒亦觉痛，肝脉布于胁肋，胆脉行于身侧，肝胆气滞不宣，故证见如上也。顷脉左关细弦，尺部左虚右弱，舌光无苔而绛，后天脾阳不足，厥阴气火有余，肝主经络，肝营有亏，灌溉失司，是以周身经络皆痛，当用养金制火，令肺脏得清化之权，壮水抑木，使土宫无戕贼之害。

① 肺露由猪肺加枇杷叶、川贝、活水芦根、生甘草同煎蒸馏而成，取同气相应，以脏补脏之。

北沙参　麦冬　橘红络　川贝　旋覆花　当归　小青皮　怀牛膝　桂枝　炒白芍　干姜捣五味子　红花拌丝瓜络　枇杷叶

案十五

平日操劳过思，心脾阴气暗耗，年已花甲有余，肝肾元海渐衰。心脾者，火土也，火虚则土弱，土弱则湿胜；肝肾者，木火也，水亏则木旺，水旺则火升。脾有湿火，肝有相火，是肺金所伤之源。湿火与木火交煽而互蒸结为脾浊，溢于上窍，久久欠散，结为窠囊，清气入之，浑然不觉，浊气入之，顷刻与痰浊狼狈相助，阻塞关隘，不容呼吸出入，而呼吸之气转触其痰，遂使气急如喘，痰壅咳逆，涎涕交出，状若伤风。

顷诊脉象左手三部虚大而数，右手三部滑大而数，舌苔黄腻，并不干燥，黄腻者湿火也，而脉滑大者痰火也，弦大者木火也，推测病情，总由浊痰随火而上乘，所谓火动则气升，气升则痰升，丹溪所云："气有余便是火"，故治痰以治火为先也。然气既与火而上升，亦可随火而下降，火降而气不降者何也？盖因窠囊之痰实其所造之区，不可以侨寓其中，转使清气逼处不安，亦若为乱者然，如寇贼依山傍险盘踞一方，此方之民，势必扰乱而从寇也。故虽以治火为先，然治火不治其痰者无益也，治痰不治窠囊之痰与不治等也。治痰之道，曰驱、曰导、曰涌、曰涤，前人之法不为不详。至于窠囊之痰，如蜂子之穴于房中，如莲子之嵌于蓬内，生长则易，剥落则难，由其外室中宽，任用驱、导、涌、涤之药，徒伤他脏，此实闭拒而不纳耳。究而言之，岂第窠囊之痰不易除，即肺叶之外，募原之内，顽痰凝结多年，如树之有萝，宅之有苔，附托相安，仓卒有艰于划伐哉！为今之计，当用泻肺之急以涤痰，潜肝之火以降气，务使左升不致太过，右降方可有权，则肺中之浊痰解散下行，从前后二阴而出，此上气喘急庶缓矣！

葶苈子　杏仁　橘红　白石英　仙半夏　茯苓　牛膝　川贝　丹皮　石决明　黛蛤散　括蒌皮

咯　血

案一

风邪伤肺，阻气作咳，咳伤阳络，已见痰血，脉象左缓右数，当以清肃顺气为要义。

旋覆花　川贝　丹皮　栝蒌皮　黛蛤散　橘红　前胡　女贞子　怀牛膝　杏仁　紫菀　白茅根

案二

呛经两旬余日，咳而呕恶带血，此肺伤已及阳络矣，稚年咳久，名曰天哮，当用清肃上焦，饮食须忌油腻。

金沸草　款冬花　浮海石　苏子　瓦楞子　仙半夏　桑皮　杏仁　淡甘草　川贝母　橘红　竹茹

案三

前经咯血，阴虚可知，此番失血，为暑热迫伤阳络，热如燎原，时带咳逆，胁痛牵及中脘，脉象芤大而数，目前宜乎清暑和络为要策，如热久炽，颇虑迁变。

鲜石斛　知母　丹皮　白茅根　细生地　玄参　象贝　青蒿子　益元散　山栀　栝蒌　丝瓜络

案四

经云："阳络伤血外溢"。自去秋至今，咯血曾经三次，血凝成囊，恐有愈吐愈多，气分尚有余浊，脉象左部沉数，法当清营宣气，祛瘀生新。

参三七　丹参　丹皮　牛膝（盐水炒）　旱莲草　山栀　橘红　茯苓　生苡仁　仙半夏　淡甘草　竹茹

案五

春令咳呛失血，显然金囚木旺，脉象芤大，舌质糙燥，冷热络酸，气逆喉痒，春尽夏初，火气泄越，力疲肢软，里热然也，宜养金柔肝，壮水制火。

西洋参　川贝　旱莲草　女贞子　白芍　茯苓　石决明　丹参　青蛤散　茅根　牛膝　丹皮

案六

阴虚失血，气升咳嗽，失血之根起于已久，咳嗽之患由来非暴，真元渐耗，浮火渐炽，肺被火刑，清肃无权，脉象两手均见弦细，虚久不复，延防成损。当用柔静之药，以潜浮火而安肺金。

黛蛤散　川贝　橘红　旋覆花　玄参　丹皮　牛膝　女贞子　旱莲草　生地　粉沙参　茅草根

案七

诸血由火而升，此君相之明征，梦遗亦火而动，此龙雷之不藏。血在上居多，故从君火上溢，精在下居多，故从相火下泄。投剂以来，未见复萌其血，夏至节后已经缓遗其精，掌心稍觉灼热，咽喉依然掀红，左脉尚大，右脉乃数，阳亢未潜，阴亏未复，离坎由此失交，精神因此失宁。滋真阴不足，宜咸寒；潜浮阳有余，宜介类，使阴平阳秘，则精宁神安。

炙龟板　陈阿胶　玄参　麦冬　甘草　炙远志　煅牡蛎　西洋参　鳖甲　茯神　枣仁

案八

七年吐血，三年大发，每剧于春，每吐盈盆，此番所吐，更多于前，动则即吐，静则稍，血后有汗，血前颧红，脉象大，重按毛涩。阴中之火上升，冲任之气上逆，血海为之沸腾，吐血为之莫遏，真气不摄，营卫不调，蓄瘀不去，新血不生，故当纳气以摄血，参用去瘀以生新。

大生地　川石斛　玄参心　生白芍　白茯神　代赭石　青龙齿　生大黄　怀牛膝　粉丹皮　参三七　清童便

二诊：血海沸腾，吐血盈盆，下焦龙雷之火失藏，上焦肺胃之络被灼，脉象仍见毛涩，尺部又见垂露，气为血帅，气升血溢，欲求止血，务在摄气。

玄参心　杭白芍　大生地　炙龟板　左牡蛎　粉丹皮　鳖甲　制大黄　怀牛膝　紫石英　参三七　清童便

三诊：盖气与血，两相维附，气不维血，则散而无统，血不维气，则凝而不流，故阴气动则阴火亦动，阴火上夺则阴血亦奔，上溢于口，吐有盈盆，急当潜降龙雷之火，参用固摄真元之气。

大生地　杭白芍　炙鳖甲　白茯神　炙龟板　真阿胶　女贞子　左牡蛎　紫石英　怀牛膝　炙甘草　吉林参

案九

脉来芤大，状似戴阳，九月初旬，忽然咯血，色紫有块，定系瘀血。吐血之后，阴分大伤，久则不复，以及于阳，男子脉大为劳，仿用建中，宗旨本重标轻，故当治本。

绵芪　云茯苓　叭杏仁　杭白芍　党参　甘草　牛膝　冬术　川贝　广皮　女贞子南枣

案十

吐血太多，力有不逮，内有浊痰蒙扰，外有阴阳离决，头有汗泄，肢有厥冷，昨宵不得寐，今朝多烦躁，君火炽旺，相火妄动，正符《内经》所谓一水不胜两火。脉不起，苔黄腻，救阴则湿痰树帜，涤痰则正气耗夺，血脱补气，古有明训，今当仿之，以观何如，种种所见，病情危殆，在于旦夕。

吉林参　龙齿　牛膝　西琥珀　橘络　浮小麦　清炙草　牡蛎　白芍　濂珠粉　茯神　黑豆衣

肺　痛

案一

辛伤于肺，痰入于络，胸胁掣痛，引及腰背，冷热频作，口秽痰臭，脉来滑大，病起匝月，非肺痈即胁痛也，当泻肺，参用宣络。

冰糖炒石膏　白芍　川贝母　橘红　生苡仁　丝瓜络　青蛤散　桔梗　桃仁泥　淡甘草　旋覆花　芦根

二诊：口秽痰臭，由来月余，胃通于口，痰生于胃，秽气臭气皆属于胃火，火旺乘肺，则清肃之气失司，故咳逆绵延不已，有时骨节酸楚，有时形体畏寒，眠难胃纳式微，左脉小、右脉大，仿用千金苇茎汤，参用喻氏救肺汤。

冰糖炒石膏　丝瓜络　生苡仁　白芍　白前　淡甘草　川贝母　青黛拌蛤壳　橘络　桔梗　枇杷叶

胃脘痛

案一

土被木侮，肝厥脘痛，痛久入络，胁背亦痛，久病伤阴，掌心微热，心悸胆怯，多梦少寐，更衣燥结，脘腹不舒，脉象弦滑，舌质中剥，当泄厥阴以舒其用，和阳明以通其腑。

西洋参　川贝　橘红　白芍　云茯神　栝蒌皮　木蝴蝶　左金丸　枳壳　竹茹　代代花

二诊：木失水涵，土被木侮，肝厥脘痛，频频举发，久痛入络，于是胁背皆痛，久病入阴，遂令掌心微热，心悸胆怯，多梦少寐，龈痛头痛，形寒形热，乃营阴之不足，而浮阳之有余，阴虚则血燥，更衣为之艰难，阳盛则气痹，脘腹为之窒塞，脉来弦紧而滑，舌质中有块剥，胃津日耗，肾液日衰，肝气愈失条达，胃气愈失和通，胀闷之势在所难免，治法泄厥阴以舒其用，和阳明以通其腑。

左金丸　白芍　木蝴蝶　竹茹　代代花　枳壳　西洋参　云茯神　橘红　川贝　括蒌皮　谷芽

案二

脘痛及背，背痛及胁，辗转不痊，已越四日，痛而且胀，中脘积湿积痰，阻气阻络，肝木素有郁勃，郁则化火，自觉腹有热气，即郁火也。旧春右手似痹似酸，今春左足似麻似木，左右升降交错，阴阳道络窒碍，升多降少，肺亦受害，喉痒咳呛是其征也。一团气火湿痰互相胶聚于中，遂使脾失其运，胃失其布，饮食易停，更衣为艰。痛属乎气，气属无形，气之升降无定，痛之上下无常。脉象两关弦涩，舌质中央薄腻，治法疏肝之郁，宣胃之滞，借此潜降其火，疏化湿痰，俾肝胃和则气络自通，气络通则胀痛自止。

八月札　姜半夏　栝蒌仁　青皮　桂枝　丝瓜络　竹茹　九香虫　金铃子　玉蝴蝶橘络　白芍　玫瑰花　郁金

案三

肝肾阴分不足，延及奇经八脉，汛水先期，时或带下，近以挟食阻气，加以夏令之湿随气逗留，致使脘腹作痛，痛久入络，故胁肋前后皆痛，胃纳式微，大便维艰，脉来濡而不畅，右部小软带弦。体虚湿留，未便峻补，当先疏木以舒络，和胃以通腑，务使络隧流通，腑气宣畅，庶有通则不痛之义。

桂枝　炒白芍　川楝子　延胡　青皮　吴萸　炒川连　枳壳　豆蔻　橘络　半夏　茯苓　栝蒌　丝瓜络（红花染）

案四

纳谷式微，中土少砥柱之权，胃脘作痛，气分失宣运之机，痛剧入络，故心背牵引亦痛，痛剧动肝，故肝气上乘作噫，胸中自觉冷者，清阳失展何疑，脘次颇觉闷滞，浊阴蟠聚使然，左关脉象弦紧而大，右关脉来软涩带滑，舌苔薄白，根底微腻，当用疏肝调气，宣中理湿，使肝胃气机得畅，有通则不痛之义。

丁香　炒白芍　九香虫　青皮　云神曲　谷芽　八月札　香附　茯苓　姜半夏　川郁金　枳壳　猺桂

案五

肝强脾弱之质，中焦易受湿浊，浊阻气分，不通则痛，连及胁肋，半由病久入络，半由肝木横逆，因肝脉贯于膈，布胁肋所致。脉象左部紧大，右手滞窒欠利，时或呕恶吐酸，纳谷索然，由其肝木乘犯阳明，遂使胃失下行为顺之旨。痛甚之际，稍有汗泄厥冷，乃胃阳已久戕伤也，当于温运理中，佐以辛香宣络，且肝得辛香，亦有泄肝之一助。

吉林须　於术　黑干姜　茯苓　姜半夏　橘红络　淡川附　乌药　桂枝　炒白芍　枳壳　带壳豆蔻　红花拌丝瓜络

案六

证由气营二亏，外乏卫阳之充养则形寒，内失营阴之灌溉故经少，然阳能生阴，气能生血，所以补气即可以生血也，见症面黄乏华，大便欠实，腹筒常痛，按脉弦细而涩，左脉更弱，脉症参论，系是肝木少柔润之机，脾土失输化之权，清阳少升，浊阴失降，气虚胜于阴亏，专用重培其气，仿东垣补中益气汤，参入柔药和肝。

绵黄芪　米炒党参　熟於术　广皮　茯苓　白芍　归身　胡桃肉拌补骨脂　升麻　柴胡　盐水炒甘杞子　南枣　煨老姜

案七

平日静而多郁，思而多虑，郁则伤肝，虑则伤脾，木土同仇，升降窒阻，纳谷久废，胃气大伤，清阳不展，浊饮盘聚，浊为阴邪，随气上乘，气逆浊升，涎沫泛泛欲吐，中脘温温作痛，气乘于络，脘胁为之觉胀，邪伏阴脏，三疟为之纠发，脉象左右两关略带弦紧，按之不大不小，舌质薄白而净，二便俱欠通利，九窍不和，都属胃病，浊乘清位，头晕而痛，症见丛杂，调治甚幻。目前只从于胃，以冀得谷则昌，至于浊饮留聚，非温运扶阳不可，第其肝气横逆，非旋覆代赭不平。现在不必瞻顾三疟之症，先贤所谓无痰不作疟，痰与饮同类相从，俾得饮蠲则疟不治而自罢矣。

吴萸　枳壳　炒白术　青皮　炒白芍　川郁金　旋覆花　吉林须　猺桂　茯苓　姜半夏　谷芽　生姜　大枣

案八

久患中脘作痛，近有两旬不发，脉见沉细而弦，舌质薄白少苔，究其脘痛之因，必是木土失和，木郁则气机易升，土弱则湿痰易聚，痰气互相胶结，中脘为之作痛，治当疏肝调气，和脾利痰。

仙半夏　茯苓　橘红　香附　川郁金　桂枝　炒白芍　乌药　枳壳　炒白术　佛手柑　牛膝　丹参　杞子

案九

胃脘痛，喜休息，中嘈知饥难纳，入暮痛势更剧，时或呕泛清水，右部关脉紧滑而大，有年胃阳孱弱，浊饮盘踞不撤，治当两和肝胃，用苦辛温合法。

吴萸拌黄连　枳壳　炒白术　干姜　丁香　炒白芍　桂枝　姜半夏　茯苓　川郁金蔻壳　广皮　谷芽　八月札

案十

头痛逢冬则剧，此水不涵木也。脘痛五月，肢末常冷，得甜始缓，纳食如常，此肝厥中虚也，两关脉来紧大，先当健中理胃。

西党参　茯苓　桂枝　干姜　饴糖　於术　炙甘草　白芍　仙半夏　红枣

呃　逆

案一

呃逆一也，中下判焉，中焦呃忒，其声短，浊饮蟠聚也；下焦呃忒，其声微，正邪搏也。今见呃忒，甚而呕恶，责之中焦为患，经云脾气散精，上输于肺，地气上升也；肺主治节，通调水道，下输膀胱，天气下降也。试观天地间有时地气上为云，必得天气下降为雨，二气相合，晴爽立至，设或地气多升，中焦必有晦塞，浊饮无以所化，上逆于肺，呃逆作矣。丹溪云上升之气多从肝出，肝有相火所寄，气升则火升，火升则浊升，浊升则呃升，呃升则呕升。脉象左部柔细而缓，右部偏大而滑，舌苔满布腻白，尚无枯燥索饮，患起多日，纳谷如废，后天胃气已少坐镇之力，厥阴肝木似有上乘之势，今订理中汤加附子，以扶胃阳而搜浊饮。

别直参　於术　茯苓　黑甘草　广皮　牛膝　丁香炒　白芍　代赭石　干姜　川附子　姜半夏　荷蒂　上上真肉桂

二诊：身半以上阳主之，身半以下阴主之，阴气过甚而乘阳位，则有气满呃忒，所谓地气上为云者是也。浊邪本居下焦，每随火势而上升，所谓火升者浊气升也，然浊气随火而升，亦可随火而降，但阴火本非实火，原非苦寒泄降以为善策，昨投理中汤加附子以扶胃阳，而逐浊阴，顷已呃忒平复，胃纳亦进糜粥，脉象右部仍形偏

327

大，较之于昨略见和缓，兹当仍蹈前辙，第其大便未更，腑尚窒滞，略佐和胃通腑，按腑以通为补之义。

　　附子　干姜　黑甘草　广皮　牛膝　冬术　广郁金　谷芽　摇桂　云茯苓　麻仁

泄　泻

案一

积食伤脾，挟湿阻气，脾伤则运迟，湿胜则成泻，升降之机失司，清浊之气欠分。夫中焦主泌别清浊者，中焦脾胃既窒，不独清浊混淆，而大肠小肠膀胱亦受其病。盖胃为六腑之总司，因小肠居于巨虚下廉，大肠居于巨虚上廉，此二穴皆在三里穴之下，故大肠小肠皆禀受其气，而膀胱之气化亦赖中气之运行，胃气不循常度，则六腑为之欠利。大肠不畅则里急后重，小肠不利则瘦溺艰少，膀胱不司则少腹作胀，气乱于中，腹筒鸣动，患起浃旬，纳谷式微，乃津液虽未戕害，其真气已受屡伤，易曰：履端于始，序则不愆，升已而降，降已而升，如环无端，主化万物。盖胃为水谷之海，饮食入胃而精气先输脾归肺，行春夏之令，乃清阳为天者也，升已而降，下输膀胱，行秋冬之令，乃浊阴为地者也，设或升降乖违，不病而自病焉，求之于此，则知履端之义。顷诊脉象左右均得弦细，重按根基颇欠流利，舌根脱苔，中甚黄腻，腻为浊邪，黄为湿热，调治之道，未便偏补偏攻，攻则清气易陷，补则浊气易升，且混浊为粘腻之性，最难骤然廓清，如再酿蒸，防成滞下，为今之计，当分清浊为上策，调行腑道为辅佐，务使清者升浊者降，则泄泻不治而自止，腑阳通脾气运则混浊不攻而自罢。

江西术　云神曲　川萆薢　广皮　姜半夏　扁豆　车前子　赤白苓　广木香　葛根阳春砂仁　谷芽

案二

三岁稚子，仅进乳汁，脾胃势必娇嫩，湿邪乘虚蟠聚，湿愈胜脾愈虚，健运之机必失其度，升降之机亦有窒碍，忽水泻，忽溏薄，绵延二旬，次数日甚，自昨至今，遍数减少，手指厥冷已将过肘，足趾不温已经越膝，顷刻间稍觉温暖，左指纹已越辰关，脉数促，苔薄腻，土既不足，木将乘侮，治法和阴阳之逆乱，参用分清浊之混淆，调脾土以熄肝木。

米炒於术　仙半夏　广皮　扁豆　钩钩　车前草　茯神　神曲　桂枝　炒白芍　炒苡仁　木香　姜炒竹茹

二诊：后天失培，乳汁酿湿，脾家输运失灵，胃家宣通失司，清浊因之混淆，阴阳因之逆乱，忽有大便溏薄，忽有更衣泄泻，下而不多，色见深黄，身体不甚壮健，四肢不甚温暖，左指纹隐而不见，右指纹露而带紫，脉濡数且大，舌质黄且绛，溏泄淹缠已越两旬，脾愈伤胃愈弱，消磨更失常度，纳食间有呃逆，和阴阳之逆乱，调脾胃之升降。

米炒於术　炒扁豆　茯茯神　山楂炭　神曲　新会皮　苡仁　桂枝　炒白芍　仙半夏　冬瓜子　木香　鲜莲子

痢 疾

案一

先痛后泻，肝病传脾，先泻后痢，脾病传肾。痢之为病，虚实各殊，夏秋得此，每属多实多湿，病久得此，每属多虚多寒，气伤及血，痢见红色，肠失关闸，痛痢无度。胃失容纳，饮食不进，寐有恍惚，心肾已失交济。舌有腐白，津液已失灌溉，左脉转形细弦，右脉仍形细涩。多泻脾伤，多痢肾伤，脾为万物之母，肾为万物之元，脾肾两经，关系根本。脾肾俱伤，根本俱竭，关闸从何而固？泄泻从何而止？气已下陷，设再行其气，后重岂不更甚乎？阴本消亡，若再通其滞，津液岂不愈竭乎？火者土之母，虚则补其母，立方拟用益火生土。务使火强则转运不消，土强则升降自如，添入堵截阳明，以固蓄漏后。

别直参　补骨脂　五味子　炙甘草　禹余粮　淡吴萸　赤石脂　大熟地　伏龙肝　炮姜炭　煨肉果　奎白芍

案二

年方强壮，体素清癯，肝脾二气向欠条达。肝郁则下焦为瘕疝，脾郁则中焦为停饮，旬日间来复添腹痛肠澼，肝脾气营更形受损。肝伤则下青，脾伤则下黄，气伤则痢白，营伤则痢红。胃纳日减，生机日钝，痢下既多，脾阳伤及肾阴，肾司五液，而主开合，肾伤则关闸易开，阴虚则津液自燥，而腑肠之浊邪挟肝脾之阴火，互相升腾，咽喉腐菌。舌苔垢燥，舌尖色绛，两关脉象弦细，两尺俱见镇静。治当清养胃腑以保津液，滋益肾阴以救本原，俾容纳有权则中气自振，有不治痢而痢自止。若徒以补脾是务，温燥浪投，所谓抱薪救火耳。

西洋参　麦冬　阿胶　石莲肉　云茯神　银花　霍山石斛　生地　白芍　扁豆　炙甘草　糯稻根须

二诊：年当方刚，体亦清癯，阴虚火旺，固其常也。肝脾二气，素失条达，肝郁则下焦为之瘕疝，脾郁则中焦为之停饮，腹痛肠澼，经有浃旬，肝脾气营大为受伤，肝伤则下青，脾伤则下黄，气伤则痢白，营伤则痢赤，胃纳日钝，生机日减，痢多不独脾伤，肾阴亦受戕损，肾司五液，而主开合，肾无摄纳之力，关闸易开，脾无灌溉之资，气阴易燥，而肠腑之浊邪，挟肝脾之阴火，互相升腾，咽喉腐菌，有由来也，舌苔垢燥，舌尖色绛，两关脉象弦细，两尺俱见镇静，调治之法，颇有偏倚，养阴则碍脾，补气则碍胃，而阴中尚有伏火，则主治更为棘手，为今之计，无暇论及伏邪，扼要以图，姑当补救阴液，以救竭蹶，而熄焚燎。

阿胶　麦冬　西洋参　甘草　白芍　银花　大生地　石莲子　茯神　糯稻根　扁豆霍山石斛

案三

大衍之年，阴气始衰，操劳之体，真元暗耗。脾家素所不足，遇感即有滞下。现因暑湿相乘，由气分而入脾营，酿成赤痢，间兼白积，临厕腹痛后重，小溲欠利。一经培土生津，痢行较减，但为日无多，其邪断难廓清。夫暑为熏蒸之气，最易销烁津液，而湿为重浊之邪，尤易窒滞气机，所以脘腹自觉满闷，咽喉曾起腐白，脉象左右滞涩，舌质燥而欠润。顷有体热，口渴索饮，显是邪热之炽盛，种种病状皆由真阴未病先虚，现在虚多邪实，攻补甚为牵制。当先急治其实，实者邪也。因邪亦能耗元，故从其标，俟诸暑邪廓清，气腑宣利，然后专用培元扶土。

白头翁　秦皮　吴萸　炒川连　川柏　熟扁豆　银花　广木香　赤苓　采云曲　山楂炭　车前子　荷梗蒂

案四

《内经》云肠澼下血，脉悬绝则死，滑大则生。痢有半月之久，顷诊左脉弦大，右部濡细，重按颇有断续。左脉弦大者非佳兆也，是厥阴挟热下痢之征也；右部濡细断续者，乃脾胃全无生气之机也。肛门如烙，血来如箭，挟热下痢，理有可征，肝不藏血，脾不统血，故痢血愈下愈多，中脘似觉满闷，胃纳所进式微，此肝火壅遏胃口，所谓噤口恶痢也。血去阴伤液耗，舌苔黑似烟熏，为闭塞欠利，仿仲景法以白头翁汤入固摄营阴以塞漏卮，培益坤土以资运纳，方冀得谷则昌，否则岌岌可危。

吴萸　炒川连　禹余粮　白芍　於术　白头翁　丹皮　赤石脂　银花　新会皮　川柏　地栗　秦皮

案五

暑湿热与血气混淆，酿成僻痢，痢见赤白，气血俱虚，临厕甚密，腹痛里急，脉象小滑而数，纳废呕恶，似属噤口痢也，当用培土和中，以冀得谷则昌，否则恐难治也。

熟於术　木香　秦皮　白头翁　上川连　广皮　姜半夏　车前子　制川朴　银花　山楂炭　鲜稻头

案六

伏暑至深秋发现，其气道深远，留入肠腑，郁遏难伸，近挟食滞油腻，伤其脾胃，输运失职，食与伏邪互郁相结，酿成滞下，日夜无度，腹痛溲少，努责后重，脘满纳废，舌苔腻白，脉象左部弦紧，右手寸关独大，两尺柔弱，病起浃旬，脾少运行之权，胃失醒豁之机，清气不得上承，浊气焉能下降，证名噤口痢也，目下以胃气为要务，姑当辛芳醒胃，以冀得谷则昌，参入疏运腑气，以宣伏邪，务使通则不痛。

藿香梗　白豆蔻　煨木香　姜半夏　新会皮　采云曲　吴萸　炒川连　川萆薢　山楂炭　车前子　炒枳壳　炒於术　鲜稻穗、伏龙肝二味煎汤代水

案七

暑湿热与食滞交阻不化，浑入肠胃气血，酿成滞下，邪伤血分居多，所以痢见红色，腹无痛楚之形可见，气分尚无大窒，起于一旬，胃不纳谷，此噤口痢之候也。胃气困乏，浊阴上僭，遂使清阳不得伸展，所以昨日已有呃逆，顷诊脉象颇有阳刚之势，右尺更见滑实，舌苔腻白，喉起腐肉，在高年患此，大为棘手，姑拟疏肠府之积滞，培气营之不足，参入醒豁胃气，以冀得谷者昌。

京中尾　於术　炒黑干姜　当归　白头翁　秦皮　吴萸　炒川连　谷芽　车前子　神曲　枳壳　楂炭

便　血

年逾花甲，精神矍铄，体质丰腴，湿痰偏胜，素患痔漏，气虚断然无疑，今因便血下注，营虚自可想见。营血生化之源在于脾胃，胃为水谷之海，多气多血之乡，脏病腑病无不兼之。脾为运磨之职，又为统血之司，积食积血悉属于脾，运磨失职，统血失权，血为离络，食为积滞。血离则成瘀，食郁则生痰，痰阻气道，膺胁

为之作痛，瘀蓄阴络，便后为之下血。《内经》所谓阴络伤血内溢，血内溢则后血。阴络者，脏腑隶下之络也，后血者，便后见血之名也。顷诊脉象左手三部小软而弦，右关尺部缓软而涩，惟气口部分独见虚滑。气口属肺，脉见如是，半由真气之不足，半由湿痰之有余。气虚是本病，湿痰是标病，治本为宜，治标为劣。况有形之血虚伤于下，而无形之阳渐升于上，若不固摄培补，阴阳从何交恋。拙拟大补元阳，以冀阳生阴长，佐与龙牡介类，使其浮阳潜降，而湿痰之阻留，还当瞻顾一二。

绵黄芪　当归　於术　黑甘草　茯苓　龙骨　牡蛎　姜牛夏　橘红　白芍　鳢肠　别直参

二诊：经曰：阳络伤则血外溢，阴络伤则血内溢。络者脏腑所出气血之别络也。阳络者上行之络也，伤则血外溢，血外溢则衄血，阴络者下行之络也，伤则血内溢，血内溢则便血。前经下血如注，并无腹痛后重，似非气分有滞，定是营分有热。血为热迫，遂使动则下血，究其血之原委，肝脾实属有关。肝藏血，脾统血，肝有风热蒸扰，藏血为之失司，脾有湿热蕴蓄，统血为之失权，肝不藏，脾不统，则血不得宁静，随气从下为注。血去则阴伤，肝木更欠镇摄，寐中似有恍惚，下多则气伤，脾土愈失健运，饮食似觉懈纳。气分虽不窒滞，水谷定有凝聚，留于胸中，悉化为痰，痰阻络道，胸乳隐痛。下虚上实则耳鸣，气虚络空则体倦，肝家郁热上升为口苦，脾家湿浊蕴积为舌白。脉象左三部虚弦而细，右寸关部仍形滑，两尺颇觉藏蛰，重按似欠振足。血为气配，气升则血升，气降则血降，调治仍用峻补气分，务使气升则血不得下注，佐以龙牡潜阳，以冀阳藏则寐自然安宁，复入养肝之阴以清营，补脾之气以搜湿。

炙绵芪　归身　白芍　於术　姜半夏　丹皮　橘红　茯苓　地榆炭　龙骨　牡蛎　别直参　红花染丝瓜络

臌　胀

病案

三春木旺用事，木气激伤阳络，始患失血，继而腹胀，延绵以来，气血失畅，清浊欠分，浊气在上，腹大如鼓，脐亦凸，腰亦圆，满腹青筋突露，两足跗面俱肿，脉象左右沉滞而弦，舌苔薄白，口渴引饮，病属脏阴受耗，腑阳痹阻，经络肌肉壅滞，种种病源，根蒂牢固，草木功微，诚恐难图。录方宣通气血之凝结，开导六腑之窒阻。

贡沉香　香橡皮　茯苓皮　猪苓　牛膝　车前子　软柴胡　升麻　当归　冬瓜皮　猺桂　炒白芍　青皮

癃　闭

病案两足酸楚，不便行动，起于十月初旬；少腹高突，小便癃闭，发于本月中旬；大便将旬始得更衣，小溲点滴不获通行，当脐之下少腹之上，有形横突日益增大。水道一日不通，气道一日不畅，渐至气人于络，胸膺胁肋俱胀，形寒形热，忽来忽去，舌质糙黄，脉象弦紧，三焦决渎失司，膀胱气化失职，升降交阻，津液互伤，急当通其气道，参以和其水道。

上猺桂　制甲片　桃仁　牛膝　丝瓜络　知母　海蜇　川黄

柏　车前草　木通　蟋蟀　地栗　金铃子

二诊：十月初头发现两足酸楚，本月中浣又加小溲闭滞，此三焦失决渎之司，而六腑失传输之职。近来大便亦不畅下，小溲又见涓滴，水道日窒，气道日塞，旧湿从何而去，新湿乘机而来，通泄愈滞，升降愈阻，少腹高如阜，按之坚如石，流行之气留于经络，胸膺胁肋皆见胀满，脉息弦细，舌质灰燥，治法通腑通络，藉此和气利水。

川萆薢　猺桂　川萆　川柏　控涎丸　牛膝　海蜇　车前子　甲片　桃仁　知母　两头尖　红花染丝瓜络

三诊：大肠传导失司，大便二日一行，小肠受盛失职，小溲不循常度，有时频多；有时涓滴，当脐之下，少腹之上，忽而有形，忽而无迹。惊蛰将届，春阳萌动，肝木由此怒张，胃气竟受戕侮，夜寐不多，胃纳颇少，身半以上经络掣胀，身半以下经络酸楚。病缠已将三月，肝肾精营两伤，六脉弦细，舌质净白，猛剂妨碍气血，断不可施，缓剂宣通经络，似为妥当。

归须　桃仁　炒知母　茯神　枣仁　红花染丝瓜络　猺桂　栝蒌　黄柏　芽谷　盐水炒牛膝　海蜇　大地栗

癫　狂

案一

体素清癯，阴分必虚。虚则木火易升，兼挟酒醴化湿，湿火相互酿痰，蒙扰精灵，发生怔忡。癫狂已阅两年，发时神昏语乱，逾时神清志宁，脉象弦细，舌苔白腻。病是七情致伤，遂使五志逆乱，录方养心之荣，参用豁痰潜阳熄风。

丹参　枣仁　云茯神　橘红　竹茹　胆星　远志　怀小麦　炙甘草　白芍　柏子仁滁菊　桑叶

案二

胃热则虫动，虫动则胃缓，胃缓则廉泉开，则涎下，此病机篇之言也。夫涎唾之源也，一由脾不摄其精，一由肾不纳其水，半由木火之升腾，半由胃热之蒸灼。木火消烁精华，形容为之日瘦，阳气不潜于阴，寤寐为之日少，涎入于胃，与火相搏，上扰清阳，神识有时烦躁，下阻浊道，更衣有时坚结，左脉搏指而滑，液沫即是津液，津液即是至宝，愈唾愈伤，阳动阴涸，在所不免，欲保阴液，务在甘酸，欲潜气火，端在咸苦。

青龙齿　橘红　白芍　贝母　淡甘草　犀角汁　陈胆星　枣仁　茯神　牛膝　左牡蛎　生竹茹

二诊：夙有癫证，近加唾涎，肾不纳气而为唾，脾不摄津而为涎，就此而论，关系脾肾，《内经》云脾为涎，肾为唾也。涎沫为胃中之津液，津液乃身中之元气，自唾涎沫已逾匝月，津液竞日趋于困穷，元气遂日沦于凋敝。胃纳尚强，定是胃火，火盛不独令涎沫而上涌，亦且灼津液而酿痰，痰盛非特阻娇脏之清肃，抑且窒气分之升降。寤寐或有或无，神色时躁时静，左脉搏指而大，右脉弦急而滑，治当甘酸，一可补救津液，一可约束涎沫，参用咸苦，半泻胆胃实火，半潜龙相虚火。

青龙齿　川贝　淡甘草　橘红　玄参心　白芍　竹茹　犀角汁　茯神　左牡蛎　枣仁　陈胆星　丹皮

三诊：本病癫证大发，昨夜不寐达旦，烦躁狂舞，起坐不定，总有阴阳错乱，木火相戾，遂使阳动化风，火盛生痰，痰火相搏，蒙蔽胆胃，胆失中正，言语处世不获周施，胃失通降，水谷精华徒化痰涎，涎沫滔滔于口，竟未有所底止，津液腾腾于上，逐渐枯耗形容，五志之阳，由此煽动，七情之火，亦为炽升。阳极似阴，手指似觉厥冷，阳蒸于阴，胸膺时觉有汗，左脉搏手，右脉急疾，重按六脉至数不明，口渴欲饮，舌苔薄白，诸躁狂越皆属于火，诸唾涎沫皆属于水，治法大旨，援此二义。

真西珀　川贝　石决明　橘红　玄参　白金丸　龙齿　左牡蛎　茯神　陈胆星　竹茹　净枣仁　犀角汁

四诊：癫与狂有阴阳之分，狂与癫有痰火之殊，历久不痊，根蒂固深，非草木所能疗，有愈之方其仙乎？要知人之言语处世周旋，全赖胆腑决断有权，胆失决断，源由痰蒙，则枢转失司，而机关欠利，久而久之，牵及神志。心为藏神，肾为藏志，心肾不交，水火不济，有时恬寐，有时不寐。口唾涎沫，由来已久，涎为阴之静物，无有不从火升，脉象搏指，左弦滑，舌难伸越而质灰色，病虽由于根本发生，而目前图治仍宜以涤痰为君，潜火为臣。

青龙齿　川贝　净枣仁　橘红　白金丸　玄参　犀角汁　左牡蛎　茯神　陈胆星　远志　濂珠粉　竹茹

五诊：旧恙癫狂未剧，新患涎沫已减，癫狂是阴阳之错乱，遂使神不清，志不宁，涎沫乃君相之蒸腾，致令津不敛，液不藏。神气多动少静，有时面红戴阳，寐寝多醒少恬，有时肉颤身掣，火炎于上，胃不减食，食停于中，脾不输精，从化湿浊，酿成顽痰，肾之坎水枯耗，损及脏阴，肝之寄风掀腾，牵动脑筋。有限之阴水日少，无潜之阳火日炎，转瞬一阳萌动，或有火兴风波，左脉仍然弦滑，壮水潜阳，以宁神志，熄风涤痰，以宣清窍。

青龙齿　辰远志　玄参心　牡丹皮　云茯神　白金丸　濂珠粉　左牡蛎　枣仁　广橘红　川贝　竹茹　犀角汁

痉症

案一

无痰不作眩，无风不作痉。头晕由来七日，痉厥发现昨日，大便不下已将一周，神气乍清乍昏，语言忽乱忽静，寐不宁恬，转侧似难衽席，身不甚热，痉时频多汗泄，左脉弦动，尺部尚见敛静，右脉柔软，关部略形滑实，舌质净白，并无干燥，病由六淫之暑湿外袭，益以七情之气火内起，饮食由此积滞，逐渐陈腐酿痰，阻遏升降之机，脘宇为之懊侬，真阴未免先虚，真阳易于鼓动，如再肝风痉厥，防有真气逆乱。与艺城、远乎先生互相酌议，方法先以潜阳通腑为第一要务，录方再请政服。

鲜生地　风化硝　栝蒌仁　川贝母　真滁菊　白金丸　冬桑叶　茯神木　陈胆星　新会皮　石决明　石菖蒲

二诊：风痰内阻外窜，发现似痉似痫，牵及全体络脉，角弓反张，离坎失济，水下火上，变幻独语，遂使损及精神，几有妄见鬼神。幸至寐寤通宵安谧，精神得以相交，语言亦不错乱，时觉院宇嘈杂，时或头目眩晕，身体并不灼热，舌苔亦见润泽，左脉弦而俱细，右脉沉而带滑，外感之湿暑者少，内伤之神志者多。大便不下，小便滴少，半由风胜则肠燥，半由垢留则肠阻，湿痰气火难免蕴蓄，治法潜阳熄风，参用豁痰利窍，录方仍请艺城、远乎先生酌政。

鲜生地　石决明　川郁金　栝蒌仁　粉丹皮　石菖蒲　真滁菊　陈胆星　茯神　远志　濂珠粉

三诊：风痉痰痫两日不见复至，据此一端，足见峰回路转。第其大便仍未见下，中脘嘈杂，时作时辍，身热如潮，或起或平，种种皆由肝阳炽升，头晕肢掣肢掉，无非风阳上乘清窍。风为百病之长，善行数变，窜经入络，在所不免。腑气一日不通，浊气一日不下，浊既不降，清又不升，阳明胃火独受迷雾，不饥不食理所当然。卧欠安恬，事有必至，左脉弦而不张，右脉细而不数，舌质薄灰，口不恣饮，六淫之邪颇少，七情之火殊多，治法潜亢阳之上升，参用润六腑之下降，藉此廓清浊痰，或冀神气清爽。

鲜生地　丹皮　石菖蒲　茯神　石决明　栝蒌仁　真滁菊　川贝　陈胆星　远志　新会皮　濂珠粉

四诊：过嗜酒体，令肝胆之相火煽动风阳，恣食麦曲，阻肠胃之通降徒酿痰热。风为百病之长，痰为五谷之变，所以风痰两字最能变幻多端。经络有时伤然而动，神识有时寂然而昧，风乘清窍，头目或重或胀或痛或眩，痰阻气窍，脘宇乍嘈乍悸，乍咳乍吐。最关系者大便不通，浊气由此上干，清阳愈形窒碍。目前所持，似痉似痫经已三日不复发现，精神形虽狼狈，元阳决无脱暴，时在炎暑蒸腾，元阳为暑迫伤，肢软神倦，固不待言，据云脉象素见六阴，顷诊脉息与昔相符。舌质仍形薄白罩灰，扪之并不干燥无液，治法潜上亢之阳，以利清窍，参用润下焦之腑，以导浊气。

真滁菊　栝蒌仁　濂珠粉　橘红　石菖蒲　竹茹　桑叶　陈胆

星　明天麻　钩钩　茯神　石决明

五诊：昨晚又发痉厥，顷见身体瘈疭，中医谓之肝风，西医谓之脑炎。风为百病之长，脑为一身之束，风起于肝，善行数变，脑位于头，能系诸经，人之神经思想无不出之于脑，人之知觉行动皆不越乎魂魄。见症知觉少灵，手指把握无力，头目昏蒙或重或胀，脊背反张时作时休，大便旬余未得其下，胃口累日勺米不进，左脉仍形弦细，右脉依然沉细，舌苔中间渐灰，根亦并不过腻。有形之痰浊阻填于内，无形之风阳走窜于外，一身经络悉受其伤，治法潜风阳之亢，以和肝脑，参用涤痰火之焰，以清肺络。

真滁菊　川贝母　真西珀　陈胆星　淡竹叶　茯神　石决明　桑叶　明天麻　栝蒌仁　濂珠粉　钩钩

六诊：停厥三日，前昨又厥矣，颈项反张，此厥而兼痉。昨日之厥，喉有哕气，此厥而兼痫，痰与厥属风阳，流走经络，厥与痫属痰壅火，填机窍，口有血涎，唾有血痰，身体颤动，手足抽掣，头胀目眩，大便窒塞，小便短少，左脉弦多动少，右脉有沉无浮，舌苔状如烟熏，根底稍有润白。火阳毕集于上，风痰气火随之，一身经络受伤，精神为之狼狈。治法清营分之热，以潜亢阳，参用润气分之燥，以涤痰火，录方于下，仍请艺城、远乎先生政之。

香犀角　鲜生地　丹皮　生桃仁　赤芍　濂珠粉　真滁菊　栝蒌仁　茯神　石决明橘红　川贝母

七诊：诸风掉眩皆属于肝，脑中之系亦属于肝，头为六阳之交会，脑为一身之总司。头目每多眩晕，身体不能自主，此肝阳之病状，即脑膜之发炎。消烁津液，莫如风火，风胜则燥，火胜则干，大便秘结，此其常也。风火无形，善行脉络，手指为之抽掣，痰浊有质，易填机窍，神志为之昏昧。气火自腾，营血日沸，每发痉厥，必吐血沫。六部脉象左胜于右，中间舌苔黑如烟熏，口觉苦腻，喜嗜汤饮，羚羊性灵，务使通神而潜其肝，珠母色亮，藉以制阳而守其心。

羚羊角　石决明　丹皮　茯神　白荷花　濂珠粉　桑叶　犀角头　真滁菊　橘红　蝉衣　鲜生地　真金箔　栝蒌仁

八诊：头为阳之会，脑为肝之属，头痛头胀头晕头眩，皆不出乎肝阳脑炎。心者神之舍也，肝者魂之藏也，身体痿疯而不自主，心神失镇摄之司，寐寤缥缈而不安恬，肝魂失归藏之职。气与血逆乱而行，痉与痛相牵而来，气腾血沸，络中必有留瘀，痉发痛剧，窍中必有蓄痰。瘀凝痰阻，风动火旋，神迷昏荡，无所不至。津液枯燥，肠痹便结，舌苔灰腻，口觉苦燥。左脉弦细，右脉沉细，潜阳育阴，以平气血之逆乱，涤痰熄火，以杜痉痫之剧烈。

鲜生地　栝蒌仁　建兰叶　茯神　羚羊角　鸣蝉　橘红　石决明　真滁菊　濂珠粉　粉丹皮　犀角尖　荷叶

九诊：清阳出上窍，浊阴出下窍，头面七窍，清阳居多，为天之气；下部二窍，浊阴居多，为地之气。天气下降则清明，地气上升则晦塞。上焦不行，如天之雨露少施，沟渎皆为干燥，大便秘结，宜其来也；下脘不通，似地之云雾多升，窍络皆为蒙蔽，头目眩晕，此明征也。痉厥痫厥属痰，身动肢动伤络，舌苔灰腻较减，左脉弦势亦减，清上焦之燥以潜亢阳而利清窍，润下焦之燥以熄风火而宣浊窍。

犀角尖　生地汁　火麻仁　人乳　柏子仁　石决明　栝蒌

仁　郁李肉　梨子汁　桃仁　鲜藕汁

十诊：人之动属阳，人之静属阴，寤则属动，寐则属阴。头旋头胀，身掣自动，作于寤时，休于寐时，阳动之变牢不可破，内风乘阳鼓动，痰火胜于中脘，脘宇为之嘈杂。清阳居亡，即头目七窍是也，浊阴居下，即前后二阴是也，清窍迷雾，浊窍窒阻，上有巅痛，下乃便结。清浊倒置，风痰胶滞，发肿发痛，或作或辍。左脉弦细，舌苔灰腻，治法清上窍以潜亢阳之盛，参用润下焦以涤垢滞之邪。

生地汁　栝蒌仁　藕汁　甘蔗汁　人乳汁　生梨子　巨胜子　濂珠粉　桃仁　郁李仁　海松子　怀山药

十一诊：昨夜大便所下甚多，肠中积垢廓然而清。惟下后阴分愈伤而上焦阳火愈亢，头旋头晕概未除去，痉厥痫厥虽不复见，身体肢动尚觉如前。此肝阳狂澜虽倒，而未能安似磐石。掣动属阳，风从阳化，旋晕属火，风随火升，种种变幻情况，不越风阳痰火，损伤脑府在所不免。左脉虚弦，右脉沉细，治法甘缓其急，参用介潜其阳。

怀小麦　左牡蛎　冬桑叶　石决明　怀牛膝　滁菊　巨胜子　粉丹皮　淡甘草　丝瓜络　生鳖甲　剖麦冬　肥知母

十二诊：厥者，自下而上之病也；痉者，筋掣络动之状也。自下而上，由肝而出，筋掣络动，由阳而化，现在症状不复，痉亦不见，头旋头痛身动肢动顷息。呕吐浊痰绿水，定是中乏砥柱。胆气乘虚阳冒于上，清窍多蔽，头目皆欠清明；风趋于络，筋络多碍，身体不能自主。脑起头巅，巅疾则脑受伤，络附以身，络动则身不宁。左脉弦细，重按似欠流利，右脉沉重，重按亦欠振作。以脉参症，虚多实少，内风之虚阳为之鼓动，诚恐又有一番之剧烈。治法育阴潜阳、熄风利络之余，别无良策。录方仍候艺城、远乎先生察核脉症，酌政施行。

　　紫丹参　茯苓　淡竹叶　丹皮　代赭石　真滁菊　冬桑叶　牡蛎　怀牛膝　白芍　青龙齿　石决明

神志病

案一

心主神明，肝主谋虑，平时操心，神明易致内乱，益以远虑，肝阳善于炽动，喜嗜酒醴，肝火更为蒸腾，恣嗜肥肉，脾湿遂为盘聚。肝火旺则生风，脾湿胜则生痰，风痰互相胶固胆胃，胆失中正，胃失下降，诸阳乘机，毕聚于上，上焦清窍，悉受其蒙，耳聋不灵，目昏不明，有时面红如妆，有时面亮如油，语无伦次，寐不安恬，左脉细而无神，右脉滑而有力，舌根腻黄，舌尖厚白，论本神志混淆，论标浊痰蒙闭，一言而蔽之，多主于七情。水火日失交济，阴阳日失相恋，届及春令发泄，阴阳防其离脱。镇固阴阳以摄神志，清肃湿痰以通机窍，但见症如此，断难生效力。

　　龙齿　炙甘草　茯神　远志　杏仁　川贝　牡蛎　怀小麦　龟板　胆星　橘红　竹沥

案二

人之气血精神者，所以养生而固于性命者也。血气赖于水谷以资生，水谷多则气血亦多，水谷少则气血亦少，精神藉阴阳以维持，阳气足则神有归宅，阴气足则精有贮蓄，一言以蔽之，血气即阴阳。发病以来，纳食其微，气血之源从何丰裕，阴阳二气由何振作。少寐者，阳不入阴之预兆；颤掉者，气不充络之明征。头不晕目不眩，肝阳固无动摇。左脉涩多弦少，舌中光而边白，人身之阴庇于阳，人身之血生于气。调治之法，不可呕呕以滋阴，庶免窒碍其胃气，为今之计，似宜温其宗阳，藉以充长肝营。

蜜炙绵芪　远志　茯苓　淡甘草　冬桑叶　乳蒸於术　枣仁　归身　滁菊　黑芝麻别直参

二诊：少寐者，责之营卫循行有偏，少食者，责之胃阳健运无力。脾胃主乎营卫，营卫即是气血，气血生于水谷，水谷蒸化为清浊，清者为营，浊者为卫，卫行脉外，营行脉中。经络跳跃，定是营卫之空虚，无以灌溉于脉络；头为颤掉，亦是筋络之牵动，并非内风之鼓舞。更衣不通，已有三日，非血液之枯耗，属气失其传导。左脉独涩不弦，涩为血少，右脉独沉不浮，沉为阳虚，阴血既亏，则阳未尝不亏，阳气既伤，则阴焉能不伤，治以两益气血，以调营卫，参用疏补脾胃，以安寐食。

别直参　绵黄芪　白芍　归身　辰茯神　红花汁染丝吐头　远志　霞天曲　枣仁　乳蒸於术　栝蒌　仙半夏　带皮苓

三诊：人身之动属阳，人身之静属阴，寤则动气，寐则属静。盖多动而少静，致有寤而失寐，无梦不寐，无寐不梦，亦阳动之征，属阴虚之踪。头掉向右，足掣偏左，此肝血失藏，则经络遂无涵养之司。昨解大便稍有黑色，非有形之积，是无形之气火灼于营液。大病之后，气血并耗，五志之火，由此易动，七情之气，随之而起，自觉气逆，并非有余之气逆，大凡阳升则肝火亦上升。左脉虚弦，重按似涩，右脉沉细，重取颇弱，舌苔燥湿不一，起而红白无常，治法两益阴阳，参用交媾精神，使阴平阳秘，则精宁神安。

绵黄芪　乳蒸於术　石菖蒲　川贝　远志　归身　青龙齿　丝吐头　白芍　茯神

四诊：万事之变，不出乎阴阳偏胜四字，百病之起，总不离六淫七情两端。出于阳则寤，入于阴则寐，昨夜似朦似胧，达旦寤而不寐，阴阳之偏，固无疑义。病缠既久，源出内因，五脏俱虚，七情易感，惊怖疑恐，惊为肝主，恐为肾主。肝为藏血之司，肾为主水之职，多惊多恐，伤肝伤肾。血不足无以灌溉经络，水不衡无以承制君火，不寐颤掣其由来也。左脉涩势较减，稍有搏指之象，右脉弦势殊少，重按弱而无力，治法暂辍温养脾胃之气，前方增用滋育心肝之营。

丹参　白芍　青龙齿　川贝　橘红　夜交藤　远志　枣仁　怀小麦　归身　茯苓　鸡血藤膏

五诊：左手之脉复见虚细而涩，并无搏指形状，右手之脉依然细弱而沉，又无弦滑现象，舌质不红不燥，苔色有白有润，昨夜阴阳稍有交济，所以寤寐略见目睫。惟头尚为颤掉，而足亦见抽掣，其动在络而不在脏。一身经络皆主于肝，人身牵动皆属于气，气主动，血主静，肝血无藏，肝气无摄，其前之头足动摇总不出气乘于络，设或肝风妄动，何以头目不眩，静以制动，血以濡气，姑从缓投，敛阴养胃，理所必需。

白芍　远志　清炙草　川贝　丝吐头　茯茯神　小麦　枣仁　青龙齿　归身　炙橘红　鸡血藤膏

妇女病

案一

汛事愆期，带下无常，关系均在八脉，八脉隶于肝肾，欲调八脉，须养肝肾。

熟地　川芎　杞子　鹿角霜　当归　党参　杜仲　龟板　白芍　冬术　苁蓉　牡蛎　香附　绵黄芪

案二

肝肾营虚气滞，月事不以时下，奇经冲任少摄，带下频频不止，肾为胃关，肾虚关窒，腰酸脘胀，纳谷呆钝，脉象弦数，当益乙癸之虚，兼调八脉之滞。

小茴　当归　桂枝　白芍　防风　炒绵芪　柴胡　茺蔚子　杞子　冬术　云茯苓　杜仲　佛手　青皮砂壳

案三

冲任积受寒湿，气街欠通，腹筒为之作痛。气郁及营，月事为之愆期。近加形寒身热，发作无序，似非外感，良由营卫失和所致。诊得左右弦涩，法当两和肝脾，双调营卫。

白归身　白芍　软柴胡　川芎　制香附　牛膝　炒枳壳　冬术　桂枝　茺蔚子　小茴煨老姜　红枣

案四

妇人以肝为先天，肝藏血而脾统之。肝有宿热，则肝阳偏强，藏失其职，则疏泄太过，经水来时不能摄止，且脾脏有湿，阴分日亏，而带下不止矣。益以悲愁交集，抑郁不舒，肝木失条达之性，而心神亦耗。心肾失交，不能主血，此崩漏所以日盛也。腰痛腿酸，眩晕耳鸣，胃钝口苦，面浮腹痛，动辄气喘。脉左关独弦，余部濡细，拟治当以柔肝凉血为主，而以养心滋肾辅之。

生地炭　乌贼骨　柏子仁　炒白芍　炙龟板　丹皮　黑茜根　龙齿　九孔　石决明　佩兰叶　生谷芽　焦山栀　黑地榆　左金丸　茯苓　砂仁　棕榈炭

案五

肝肾二脏不振，奇经八脉不固，月事早期，来如崩漏，甚而有块，净后带下，少腹作痛，腰脊亦痛，木乘于中，屡患脘痛，当用固摄下元八脉，参入两和肝胃。

菟丝子　芡实　牛膝　白芍　茺蔚子　归身　丹参　丹皮　栀子　杜仲　牡蛎　海螵蛸

案六

先由白带，继而赤带，益以经水淋漓，甚而色紫成块，少腹抽痛，牵及经络，形寒头痛，脘满食少，脉象弦芤，舌苔腻白，病在奇经八脉，兼挟寒湿阻遏，治法益气血之虚，参用通气血之滞。

丹参　白芍　牛膝　新绛　丹皮　茺蔚子　驴皮胶　海螵蛸　紫石英　法半夏　橘络　甘草

二诊：肝肾阴虚，冲任失固，自白带而转赤带，由经漏而致成块，血去气无所附，气逆乘于络脉，少腹掣痛，面目浮肿，冷热头晕，耳鸣盗汗，脉象弦芤而滑，舌苔薄腻而白，脾胃为湿所困，治法缓投滋腻。

旋覆花　归须　白蒺藜　杜仲　丹参　炒白芍　新绛　甘
草　茯苓皮　海螵蛸　丹皮　枳壳　炒白术

案七

肝脾肾脏阴虚，奇经八脉交亏，下焦固摄失权，腹痛漏红带
下，左脉关部弦涩，右部虚大。当用滋填三阴足经，参入固纳下
元，以充冲任。

茜草根　炙龟板　白芍　海螵蛸　粉丹皮　大生地　紫丹
参　枣仁　甘杞子　怀牛膝　腺鱼胶

案八

胎前浮肿名谓子肿，胎前咳嗽名谓子嗽。昨日带病分娩，今朝
腹筒未瘪，自觉有形如块，甚而动定无常，面部浮肿，肢体亦肿，
恶露颇少，带下不多，皆由平时气血亏虚，加以气血凝滞，最危险
者，气上冲逆，坐不得卧，咳不得息，幸无面红烦热，而不阳飞阴
随。脉象颇具滑芤，重按殊觉无神，面无华色，舌有白苔。阳气虚
于上，阴气耗于下，俾得扶过三朝，或无变生枝节。血虚之体，无
须化瘀。气滞已见，务宜顺气，气顺则血行，气调则血和，暴产赖
乎阳气，益气万不可少。

人参　干姜　五味子　牛膝　川芎　当归　川贝　附块　紫石
英　甘草　橘皮　枳壳

案九

胎前泄泻，绵延三四月；产后下利，经有十六朝。久下伤阴，
阴虚则生火，火性急速，下而不禁，火升面红，烦冒艰寐。脉象滑
疾，重按柔软，舌质干燥，苔见松白。咽喉有糜，两腮有点，阳脱

阴耗宜防，育阴潜阳为亟。

盐水炒川连　生地炭　龙齿　牡蛎　蛤粉炒驴皮胶　枣仁　白芍　麦冬　炙甘草　云神　橘红　谷芽

案十

屡屡胎漏成堕，总由木火扰动。现经二月不行，脉已流动似滑，定有妊兆，无如带下频频，诚恐有伤下元。当用保护冲任，以益下元，即可安胎。

归身　白芍　盐水炒杜仲　盐水炒菟丝子　苏梗　川断　广皮　砂壳　芡实　莲须　枳壳　炒白术　牡蛎　子芩

案十一

左脉弦涩，血虚肝旺也；右关流滑，湿胜痰滞也。经事愆期，得食欲吐，系是恶阻之兆，原非经阻之候；心悸难寐，腰痛带下，此由肝肾阴亏，冲任欠摄；时或温温腹痛，虽由腑气失和，严防小产之患。治当和肝胃以止吐，参入养肝肾以固下，而中焦略有痰浊者亦须顾及。

米炒党参　枳壳　炒於术　广皮　云茯神　白芍酒炒　归身　盐水炒杜仲　绿萼梅　煅牡蛎　公丁香　盐水炒吴萸　潼蒺藜

案十二

阴虚之体，营分有热，经停四月，脉象流疾，可卜有珍无疑，然营中既有热留，血海不得宁静，冲任八脉，咸失其职，胎漏自由来也。近挟时气，燥火侵入肺胃气分，遂使咽喉燥痛，脘满纳减。当用柔静养血之品，以制冲任血海之动，佐以甘凉轻飚之味，以泄中上无形之邪。

海螵蛸　白芍　归身　牡蛎　茜草根　钩钩　条芩　桔梗　桑寄生　橘红　玄参　甘草

案十三

难产气血错乱，下焦瘀露尚阻。而胎前之暑风乘机而发。暑为火邪，先伤气分；风为阳邪，尤伤上焦，清肃失司，邪阻酿痰，痰聚气机，清阳为痹，胃纳顿减，大便窒滞，略有身热，稍觉头痛，脉象均觉滑大，舌苔满布燥白，上为邪羁，下为瘀留，当用轻清宣上，毋碍其下，佐以芎归逐瘀，毋碍其上，第其遍体斑垒，还须甘凉解毒。

当归　益母草　川芎　怀牛膝　荆芥　丝瓜络　丹皮　净银花　连翘　益元散　橘红　漂象贝

案十四

产后腹筒膨满，小溲约束不循常度，决非脾胃湿浊之阻痹，亦非膀胱州都之失职。细参病源，系是临产过久，冲任奇脉致伤，冲任二脉行于腹里，二脉既伤，气街不和，故腹筒不为产后软小也。肝肾居于下焦，以产先伤其下，肝肾受伤则冲任未始不受其害，因冲任隶属肝肾也。肝主疏泄，肾主封藏，肝不足相火易动，动则关窍愈通，肾不足津易燥，燥则大便维艰。左部脉象弦大，右部亦欠柔静，舌质中央淡绛，两边略起薄白。真阴无有不虚，营分岂有不热，法当养肝肾之阴，以固下元，参用通冲任之气，以调机关。

白归身　杞子　鹿角霜　麻仁　肉苁蓉　白芍　炙龟板　牛膝　菟丝子　小茴　左牡蛎　橘络核

案十五

丰腴之体，脂膏充满，子宫满塞，故难孕育，询知月事准期，来而甚少，脉象滑大，病关八脉，治当温养下元，以涵奇经。

炙绵芪 党参 熟冬术 广皮 茺蔚子 杜仲 鹿角霜 白芍 潼蒺藜 归身 刺猬皮 菟丝子

目疾医障

案一

操用心机，血为之耗，丧明多郁，气为之伤。肝为风木之脏，其体阴而用阳，又为将军之官，其性急其气躁，多烦多劳，肝阳必炽，多郁多嗔，肝火必旺。乘仲夏阳气之升泄，挟时令暑火之蒸腾，互相煽动，胶结募原，欲疟不达，久缠阴耗，以致阳失依附，亢而化火，上热下冷，烦冤自汗。因虚误补，投用别直，阳得参力而更张，火得参力而益横，浮阳难以扑灭，无隙可出，上注于目，左目已眈无所见，右目起翳而昏糊。现在纳食如昔，寐寤如常，口中自觉干燥，两足自觉虚软，肝胃络热，显然昭著。年逾六秩，下元已虚，肝肾精营渐竭，筋骨荣养失司，痿躄之患，不得不防。更衣燥结，是属血燥，所谓大肠得血始润也。左右脉象弦细而数，舌质满苔薄白而腻，细按病情，都属内伤，欲求渐图恢复，端在怡悦性情。

西洋参 首乌 柏子仁 滁菊 桑叶 夜明砂 霍山石斛 女贞子 石决明 丹皮蝉蜕 谷精草

二诊：五脏之精华皆上注于目，精有亏，目不明，目为肝窍，目疾无不注重于肝，肝气通心，肝病无不牵连于心。心主君火，肝主相火，从中煽动，乘机旋扰，左目之瞆，无从措施，右目之翳，亟应预图，若再因循贻误，恐亦难保无虞。头痛耳鸣，风阳上乘也，矢气肠鸣，风阳下趋也，足部痿软，属胃络弛缓，以胃脉主乎机关也，便溺涩滞，属肾阴亏乏，以肾窍开于二阴也。左寸关脉独见弦数，肝阳心火炽盛显然无疑。昨宵不成寐，亦是肝阳扰胃，所谓胃不和则卧不安也。治法壮水以制火，参用育阴以潜阳，希冀缓图，难期速效。

生首乌　白芍　丹参　黑芝麻　桑叶　木贼草　女贞子　石决明　丹皮　夜明砂　滁菊　谷精草